MTA 쉽게 배워 바로 쓰기

MTA

쉽게 배워 바로 쓰기

최 성 백 · 장 석 우

대한나래출판사

서문

1990년대부터 근관치료 영역에서 많은 변화가 있었습니다. 그중에도 대표적인 것이 근관치료 시 microscope의 사용, 다양한 NiTi file, 근관 내 irrigation method, 재생근관치료학 관련 MTA 및 MTA sealer 등을 대표적인 예로 들 수 있습니다.

본 저서에서는 공동 저자이신 경희대학교 보존과 장석우 교수님께서 MTA에 대한 기본적인 내용을 이해하기 쉽게 적어주셨고 아래와 같이 구성되어 있습니다.

제 1 장 MTA의 이해

1. MTA의 역사와 개발 / 2. MTA와의 인연
3. MTA와 포틀랜드 시멘트 / 4. MTA의 구성 성분
5. MTA의 사용 방법 / 6. MTA의 단점
7. 현재 우리나라에서 시판되고 있는 MTA 종류
8. MTA로 다른 치과 재료까지 만들어 낼 수는 없을까?

저는 임상 및 방사선 사진을 중심으로 실제 임상 시 MTA의 적용 방법에 대하여 적어 보았으며 아래와 같이 구성되어 있습니다.

제 2 장 MTA의 종류와 사용되는 기구

1. MTA의 종류
2. MTA 관련 기구

제 3 장 임상 증례별 적용 범위

1. Pulp capping / 2. Perforation repair
3. Apexogenesis / 4. Revascularization
5. Retro-filling / 6. Canal filling

MTA에 대한 내용이 워낙 방대하기 때문에 학문적인 내용으로만 구성하게 되면 지루한 감이 있을 것 같아 임상 case별로 설명을 드렸지만 막상 교정하면서 보니 아직 case가 많이 부족함을 느꼈습니다. 이 책을 계기로 좀 더 체계적인 case 관리가 필요하다는 것을 알게 되었습니다.

이 책이 개원하고 계신 많은 선생님의 임상에 조금이나마 도움이 되는 MTA 가이드라인이 되면 좋겠습니다.

이 책이 나오기까지 고생해 주신 장석우 교수님과 항상 많은 가르침을 주시는 보존과 교수님들, APEX 선생님들께 감사드립니다.

끝으로 많은 관심과 격려, 그리고 직접 교정까지 봐주신 대한나래출판사 최용원 사장님께 감사드립니다.

2016년 9월

최 성 백 올림

서문

요즘 치과대학 동창 모임에 가보면 여기저기서 MTA와 관련된 이야기가 많이 들립니다. 잘 해결되지 않는 어려운 증례에서 MTA를 적용하여 큰 효과를 보았다는 이야기도 들리고, 이러한 말씀을 열심히 듣고 있는 동료 선생님들의 표정에서 이제는 MTA가 치과계에 꼭 필요한 재료가 되었구나 하는 느낌을 받고는 합니다.

또한, 간혹 외부에서 강의할 기회가 있을 때는 선생님들께 궁금한 점에 대한 질문을 받곤 합니다만, 그때마다 나오는 질문 중의 하나가 MTA에 관한 것입니다.

MTA를 어떻게 써야 하는지에서부터, 어떤 경우에는 MTA를 쓰고, 어떤 경우에는 MTA를 쓰면 안 되는 것인지, 그리고 우리나라에 시판되는 많은 MTA 제품 중 어떤 MTA를 골라서 쓰는 것이 좋은 것인지에 대한 질문을 받게 됩니다.

이러한 질문들을 접하면서 저도 잘 알지 못하여 문헌을 찾아보고 공부도 하게 됩니다. MTA는 무슨 재료인가? 어떤 성질을 가지고 있으며, 어떤 증례에 써야 좋은 효과를 보게 될까? 이런 생각들을 스스로 떠올려 보곤 합니다. 그러던 차에 평소 존경하는 최성백 원장님으로부터 임상의 선생님들께 도움이 될 수 있는 MTA에 관한 책을 같이 집필해 보자는 영광스러운 부탁을 받게 되었습니다.

이 책을 통해서 먼저 저 자신부터 이러한 주제들에 대해 차근차근 정리해 보았고, 같이 책을 저술하신 존경하는 최성백 원장님과 의견을 나눈 후 독자 여러분께 그 의견들을 들려드리게 되었습니다. 이 책이 MTA라는 재료에 대한 좀 더 쉬운 이해와 임상에서의 MTA 의 바른 사용에 도움이 된다면 더 바랄 것이 없겠습니다.

이 책의 집필을 제안, 수락해 주신 최성백 원장님과 대한나래출판사 최용원 사장님께 감사드리며 항상 도와주시는 보존과 교수님들, 선·후배 의국원님들께 큰 감사를 드립니다.

2016년 9월

장 석 우 올림

목차

서문 ii

제 1 장 MTA의 이해 1

1. MTA의 역사와 개발 3
2. MTA와의 인연 5
3. MTA와 포틀랜드 시멘트 6
4. MTA의 구성 성분과 수화(경화) 작용 8
5. MTA의 사용 방법 57
6. MTA의 단점 60
7. 현재 우리나라에서 시판되고 있는 MTA 종류 63
8. MTA로 다른 치과 재료까지 만들어 낼 수는 없을까? 67

제 2 장 MTA의 종류와 사용되는 기구 71

1. MTA의 종류 73
2. MTA 관련 기구 77

제 3 장 임상 증례별 적용 범위 83

1. Pulp Capping 86
2. Perforation Repair 93
3. Apexogenesis 110
4. Revascularization 115
5. Retro-filling 129
6. Canal Filling 138

제 1 장

MTA의 이해

1 MTA의 역사와 개발

사실 아말감이나 거타퍼챠와 같은 치과 재료들이 100년 넘게 치과에서 사용된 역사를 가지고 있는 것과 비교하면 MTA의 역사는 매우 짧은 편이다. MTA는 미국 Loma Linda 대학의 Torabinejad 교수가 Dentsply사와 함께 개발한 것으로 알려져 있으며, 필자가 전해 듣기로는 MTA의 초기 연구에 한국의 많은 교수님들이 참여하여 같이 연구를 하였다고 하고, 실제로 MTA에 관한 초기 논문들에 한국 교수님들이 공동으로 참여하고 필자로 등재되어 있는 것을 확인할 수 있다.

Torabinejad 교수(그림 1-1)의 초기 연구 논문의 필자란에서 연세대학교 이승종 교수님, 단국대학교 홍찬의 교수님 등 한국의 근관치료학 교수님들의 이름을 발견하고, 매우 반갑고 존경스러운 마음을 갖게 되었다. 그만큼 MTA는 개발 단계에서부터 한국 치과의사들에게는 친숙한 재료가 될 운명이 아니었을까 싶다.

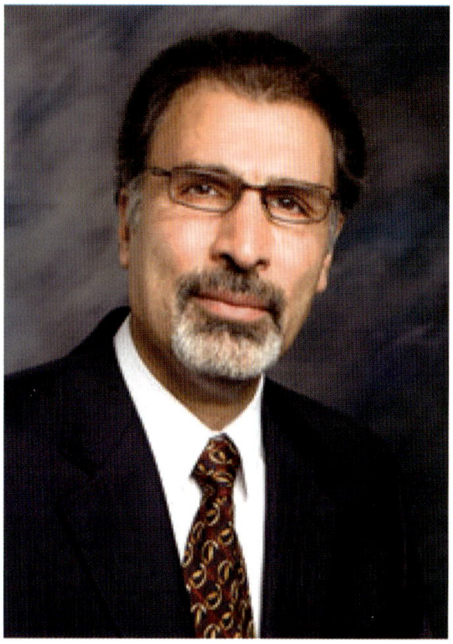

그림 1-1

MTA를 개발하고 연구한 미국 로마린다 대학의 Torabinejad 교수.

* Sealing ability of a mineral trioxide aggregate for repair of lateral root perforations. Lee SJ, Monsef M, Torabinejad M. J Endod. 1993 Nov;19(11):541-4.

펍메드에서 검색하였을 때 MTA에 관한 첫 논문으로 검색되는 역사적인 논문의 제1저자는 연세대학교의 이승종 교수님이다.

* Use of mineral trioxide aggregate for repair of furcal perforations. Ford TR, Torabinejad M, McKendry DJ, Hong CU, Kariyawasam SP. Oral Surg Oral Med Oral Pathol Oral Radiol Endod. 1995 Jun;79(6):756-63.

1995년 발표된 MTA의 치근 천공 처치 능력에 관한 논문으로 단국대학교의 홍찬의 교수님께서 공저자로 연구에 참여하셨다.

2 MTA와의 인연

필자가 처음 MTA라는 재료를 듣게 된 것은 서울대학교 보존과에서 수련을 받고 있었던 2000년 경이었다. 당시에는 MTA라는 재료가 무척 생소했고, 포틀랜드 시멘트와 같은 구성 성분으로 되어있다는 말을 풍문으로(?) 들었는데, 건축용 시멘트가 인체에도 사용된다는 사실이 매우 신기하게 느껴졌다. 그러면서 포틀랜드 시멘트가 인체에 좋다면, 인체에 매우 좋은 것이라고 알려진 황토(?)는 더 좋지 않을까 상상해 보았던 시절이었다. 이렇게 MTA라는 재료에 관심을 갖게 되어 지금으로부터 16년 전인 2000년 보존과 의국세미나 시간에 여러 교수님과 선후배 앞에서 MTA라는 제목으로 발표하게 된 것이 MTA와 필자의 첫 번째 인연이었던 것 같다(그림 1-2).

이때만 해도 MTA에 대해서 모르는 치과의사가 더 많았고 생소한 재료이기도 했다. 치근 천공의 처치나 치근단 역충전에 사용되어 좋은 결과를 보인 신재료라고 소개되었지만, 16년 후인 현재 이렇게 센세이션을 일으키는 재료가 될 것이라 한낱 전공의인 필자로서는 예상할 수 없었다. 지금 생각해도 포틀랜드 시멘트와 성분 및 화학 기전이 거의 비슷한 MTA를 치과 재료로 사용하려고 개발한 분은 엔도계의 천재가 아니었나 싶다.

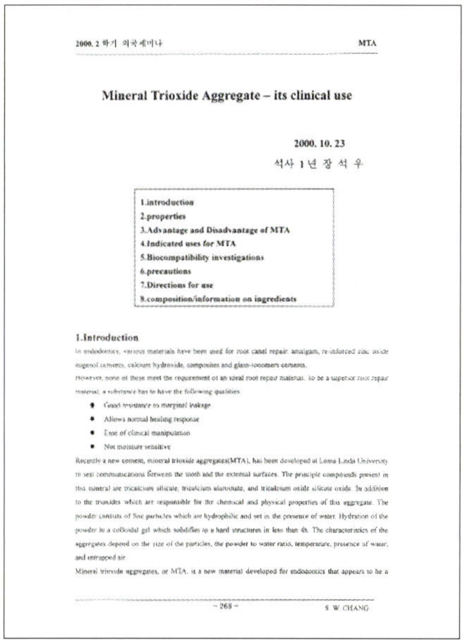
2000. 2 학기 의국세미나 MTA

Mineral Trioxide Aggregate – its clinical use

2000. 10. 23

석사 1년 장 석 우

1.introduction
2.properties
3.Advantage and Disadvantage of MTA
4.Indicated uses for MTA
5.Biocompatibility investigations
6.precautions
7.Directions for use
8.composition/information on ingredients

1.Introduction

In endodontics, various materials have been used for root canal repair: amalgam, re-inforced zinc oxide eugenol cements, calcium hydroxide, composites and glass-ionomers cements.
However, none of these meet the requirement of an ideal root repair material. To be a superior root repair material, a substance has to have the following qualities.

- Good resistance to marginal leakage
- Allows normal healing response
- Ease of clinical manipulation
- Not moisture sensitive

Recently a new cement, mineral trioxide aggregates(MTA), has been developed at Loma Linda University to seal communications between the tooth and the external surfaces. The principle compounds present in this mineral are tricalcium silicate, tricalcium aluminate, and tricalcium oxide silicate oxide. In addition to the trioxides which are responsible for the chemical and physical properties of this aggregate. The powder consists of fine particles which are hydrophilic and set in the presence of water. Hydration of the powder in a colloidal gel which solidifies to a hard structures in less than 4h. The characteristics of the aggregates depend on the size of the particles, the powder to water ratio, temperature, presence of water, and entrapped air.
Mineral trioxide aggregates, or MTA, is a new material developed for endodontics that appears to be a

– 268 – S. W. CHANG

그림 1-2

필자가 전공의 시절인 2000년에 의국세미나에서 발표했던 MTA에 관한 내용으로, 벌써 16년의 세월이 흘렀지만 아직도 MTA에 대한 연구는 매우 활발하다.

3 MTA와 포틀랜드 시멘트

사실 그 당시에는 MTA가 그야말로 포틀랜드 시멘트와 모양과 색깔 면에서 매우 유사해서 "이거 포틀랜드 시멘트를 곱게 갈아 잘 정제한 것 아닌가?"하는 생각이 들기도 했다. 실제로 당시에는 포틀랜드 시멘트를 잘 소독하여 방사선 불투과제와 섞어서 MTA 대용으로 사용하려는 생각들도 많이 있었다고 들었다. 그러나 MTA에 대한 개인적 관심은 군의관으로 입대하면서 잠시 뒤로 밀리고 말았다.

그로부터 3년이 흘러 필자가 군의관을 마치고 교직에 첫발을 내딛게 되기까지 MTA에 대한 연구 결과도 많이 쌓였다. MTA가 생체친화력이 우수하고(즉, 인체에 무해하고), 경조직 형성을 유도하는 능력이 뛰어나다(즉, 치아에 발라 놓으면 접촉하고 있는 세포들이 상아질이나 백악질을 잘 형성한다)는 등 MTA의 예찬론은 연구 결과를 바탕으로 조금씩 더 커져가고 있었다. 하지만 필자는 아직도 MTA가 도대체 무엇인가? 포틀랜드 시멘트와 정말 같은 것인가? 똑같다면 포틀랜드 시멘트를 쓰면 안 되는 이유가 무엇인지 너무 궁금했다. 공부는 궁금함에서 시작해야 그 에너지를 얻을 수 있는 법이어서, 필자는 궁금했던 부분을 한번 파헤쳐 보기로 마음먹고, ProRoot MTA와 포틀랜드 시멘트의 화학적 성분을 면밀히 비교하여 보았으며, 그 결과를 2010년 "Oral Surgery Oral Medicine Oral Pathology Oral Radiology and Endodontology"라는 국제 학술지에 발표하였다. 내용은 '포틀랜드 시멘트와 ProRoot MTA의 화학적 성분 비교'였다. 이 분석을 통해서 필자는 '아, ProRoot MTA와 포틀랜드 시멘트는 많이 다르구나.'라고 깨달을 수 있었는데, 그중 중요한 것이 포틀랜드 시멘트에는 ProRoot MTA보다 12배 많은 비소가 포함되어 있었고, ProRoot MTA에서는 검출되지 않는 납 성분이 91ppm이나 검출되었다는 것이었다. ProRoot MTA는 정제된 medical grade의 제품이고, 포틀랜드 시멘트는 그야말로 건축 재료였던 것이다. 재미있었던 것은 같은 포틀랜드 시멘트라 하여도 백시멘트는 회색시멘트에 비해 비소의 함량이 반밖에 안 되었고, 백시멘트에서는 납이 발견되지 않았다. 꼭 포틀랜드 시멘트를 써야 한다면 백시멘트를 써야 한다는 위험한 생각(?)도 잠깐 들었다.

* Analysis of heavy metal contents in gray and white MTA and 2 kinds of Portland cement: a preliminary study. Chang SW, Shon WJ, Lee W, Kum KY, Baek SH, Bae KS. Oral Surg Oral Med Oral Pathol Oral Radiol Endod. 2010 Apr;109(4):642-6.

필자가 포틀랜드 시멘트와 ProRoot MTA의 중금속 함량을 비교하여 국제학술지에 발표한 논문에서 중금속을 비교한 결과를 그림으로 나타내었다(그림 1-3). Medical grade의 제품인 ProRoot MTA보다 건축용 재료인 포틀랜드 시멘트의 비소(As) 함량은 높을 수밖에 없다. 또한 납(Pb)은 ProRoot MTA에서는 검출되지 않았지만 포틀랜드 시멘트에는 많이 있다. 이러한 차이를 알고 난 후에는 포틀랜드 시멘트를 사용하는 것이 많이 찜찜하게 느껴지지 않을까?

필자는 개인적으로 이 연구를 통해서 오랜 궁금증을 해소하였으며, 'ProRoot MTA 역시 그냥 포틀랜드 시멘트를 곱게 만들어서 파는 것은 아니구나, 철저한 정제 과정 또는 합성 과정이 뒤따르는구나.'하는 깨달음과 동시에 제품에 대한 믿음을 갖게 되었다. 혹시나 독자 여러분 중 MTA 대신 그냥 포틀랜드 시멘트를 소독해서 쓰면 되지라고 생각하는 선생님들은 위와 같은 차이도 있고 하니, 그냥 MTA 제품을 사서 쓰시기를 바란다. 개인적으로는 그 이후로 MTA에 대한 관심이 더 높아져서 더 많은 MTA 제품들을 써보고 연구하는 계기가 되었다.

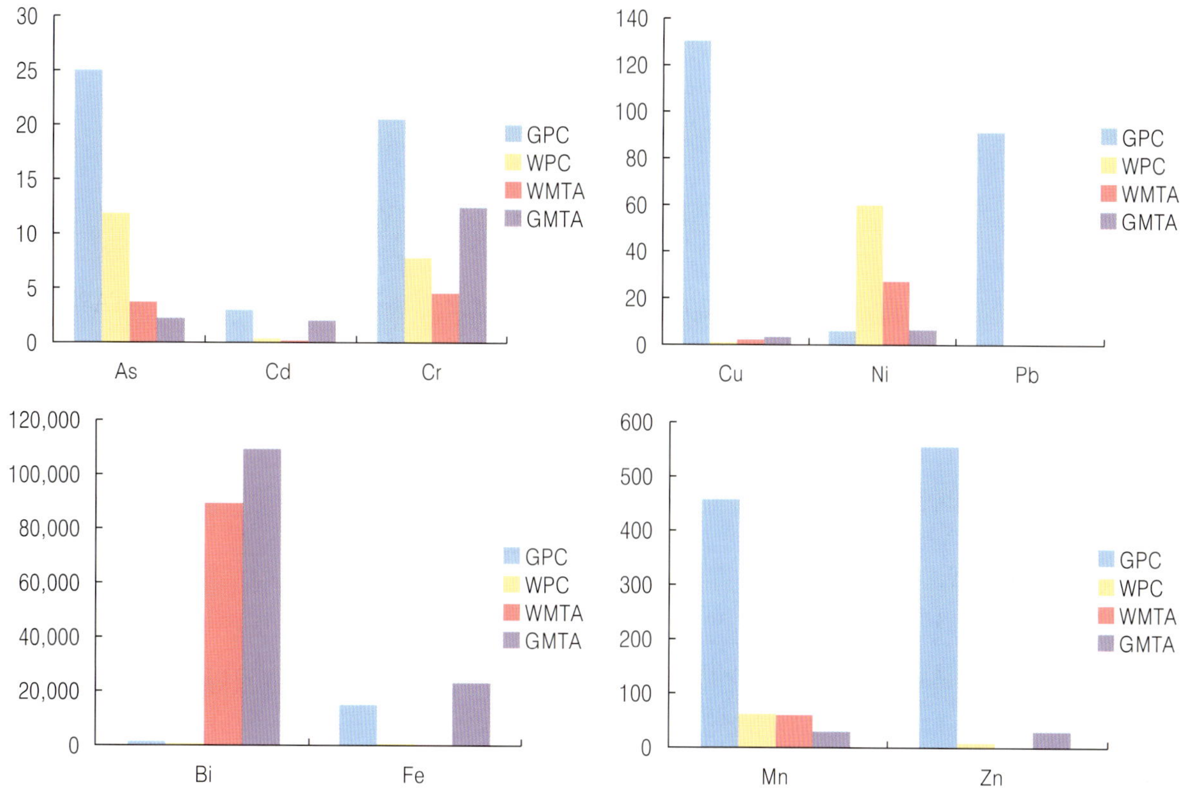

그림 1-3

ProRoot MTA와 포틀랜드 시멘트의 중금속 함량 비교. Y축 단위(ppm). As: 비소, Cd: 카드뮴, Cr: 크롬, Cu: 구리, Ni: 니켈, Pb: 납, Bi: 비스무스, Fe: 철, Mn: 망간, Zn: 아연, GPC: 회색 포틀랜드 시멘트, WPC: 흰색 포틀랜드 시멘트, WMTA: 치아색 ProRoot MTA, GMTA: 회색 ProRoot MTA. [자료 출처: Analysis of heavy metal contents in gray and white MTA and 2 kinds of Portland cement: a preliminary study. Chang SW, Shon WJ, Lee W, Kum KY, Baek SH, Bae KS. Oral Surg Oral Med Oral Pathol Oral Radiol Endod. 2010 Apr;109(4):642-6.]

4 MTA의 구성 성분과 수화(경화) 작용

궁금해하는 선생님도 계시고 그렇지 않은 선생님도 계시지만, 가끔 MTA의 성분이 무엇인지에 대해 질문을 받을 때가 있다. 그런데 사실 MTA의 성분은 중요하다. 왜냐하면 MTA의 고유한 성질들이 화학적 성분과 그 경화 작용으로 설명되기 때문이다. 치과의사에게 MTA가 매우 고맙고 유용한 존재가 된 것은 사실상 MTA가 개발됨으로써 치근 천공부 등의 처치를 너무나 말끔하게 잘 할 수 있도록 되었기 때문이다.

MTA의 개발 이전을 생각해 보면 천공부의 처치에 GI(glass ionomer), IRM(intermediate restorative material), 아말감 등을 사용했는데, 사실 결과가 좋지 못한 경우가 많았다. 일단 치근 천공을 시켜본 분들은 알지만 천공이 한 번 일어나고 나면 천공부로 계속 출혈이 되기 때문에 지혈과 습기 조절이 매우 어렵다. 그래서 그 어떤 재료를 사용해도 잘 밀폐시킬 수 없기 때문에 근관계와 치주조직 사이에 세균의 누출이 일어나서 치료가 실패하는 경우가 많았다. 필자도 전공의 시절 천공을 많이 시켰는데 치근 천공이 되고 나면 환자에게 예후를 설명해 주는 데도 자신이 없었고, 며칠 동안 노심초사하면서 지옥 같은 나날을 보냈던 기억이 난다. 그런데 MTA가 나오면서 이러한 천공에 대해 치과의사들이 보다 더 자신 있게 대처할 수 있게 된 것만은 사실인 것 같다.

그림 1-4는 어느 개인치과에서 의뢰된 증례였다. 필자는 처음에 보고 “MB1(1st mesiobuccal canal)과 MB2(2nd mesiobuccal canal)가 참 잘 찾아져 있네.”하고 감탄하였는데 MB2의 위치에 뭔가 붉은색이 비쳐서 보니 출혈이 되고 있었다. 아마도 의뢰한 선생님이 너무 열심히 MB2를 찾다가 과도한 열정으로 화를 부른 것 같았다. 이런 경우 예전 같으면 출혈되고 있는 부위에 아말감이나 GI, 레진 등으로 치료하였을 텐데, 사실 이렇게 출혈이 되는 부위에서 앞의 재료들은 천공 부위를 잘 밀폐시키지 못하는 경우가 많아서 천공은 곧 근관치료의 실패 또는 발치로 이어질 확률이 높았다.

그림 1-5는 천공 부위를 MTA로 밀폐하고 난 후의 모습이다. 천공 부위에 따라서 항상 MTA로 잘 밀폐가 된다고는 할 수 없지만, 이와 같이 천공 부위가 눈에 잘 보이고 접근이 쉬운 경우는 MTA를 사용한 천공부의 수복을 너무나 쉽게 할 수 있고 예후도 매우 좋다.

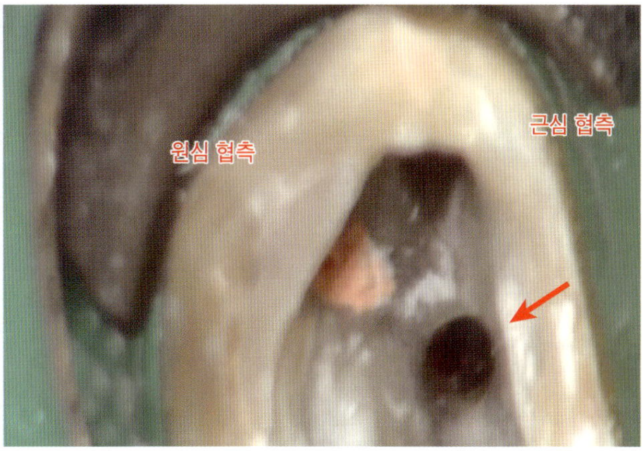

그림 1-4

근심 협측 부위에 제2근심 협측 근관(MB2)을 찾으려다 만들어진 것으로 보이는 천공 부위가 확인된다(빨간 화살표).

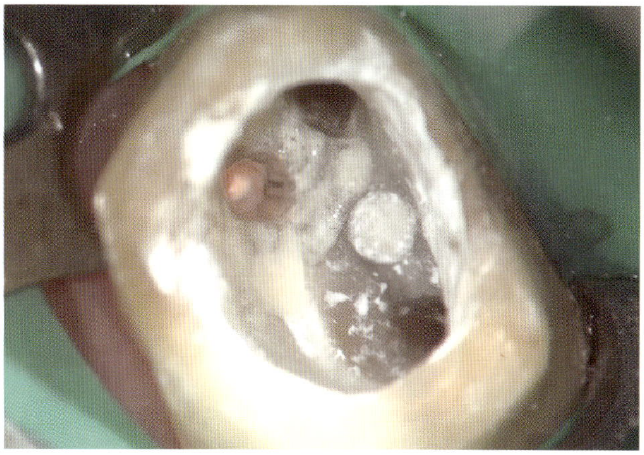

그림 1-5

천공 부위를 ProRoot MTA를 사용하여 처치하였다. 이렇게 접근성이 좋은 부위의 천공은 MTA로 처치하는 데 아무런 무리가 없다.

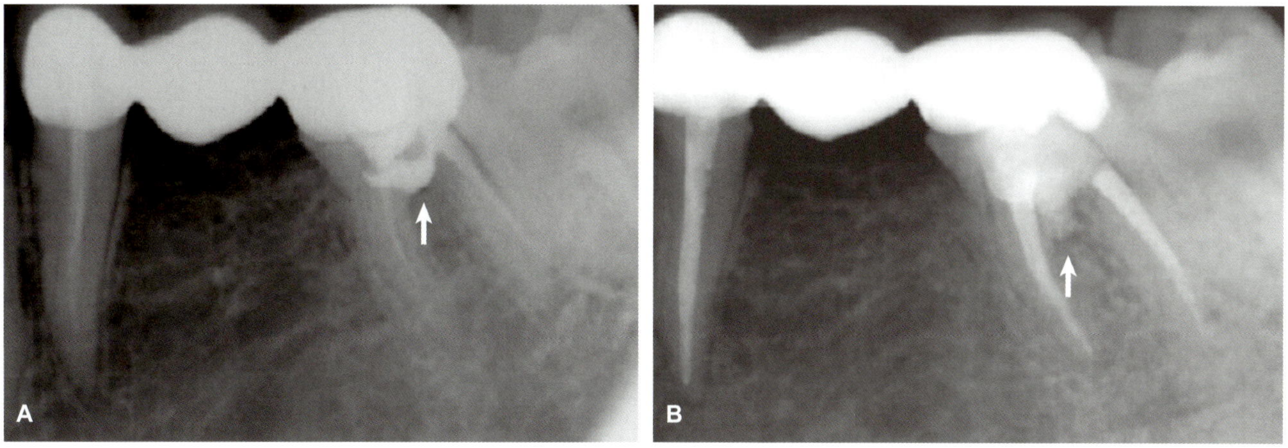

그림 1-6

치근분지부의 천공을 보여주고 있으며(A) 천공을 MTA로 처치하고 난 후 3년 경과 후의 모습(B). 환자는 증상이 없으며 치주조직도 건강하게 유지되고 있다.

사실 MTA로 천공부를 처치하고 나서 천공부의 처치가 제대로 잘되었는지, 안 되었는지를 바로 알 수 있는 방법은 없는 것 같다. 시간이 지나도 천공부의 골소실이 나타나지 않고, 건강하게 유지가 되면서, 환자도 증상이 없어야만 처치가 잘되었다고 할 수 있을 것이기 때문이다. 다른 모든 것이 그렇지만 MTA를 사용한 천공부의 처치도 시간의 검증을 통해서만 올바른 평가를 받을 수 있다. 그림 1-6은 서울대학교 금기연 교수님의 증례로서 치근 천공부를 MTA로 처치하고 3년여 동안 추적 관찰한 증례이다. 그림 1-6B에서 MTA가 천공부를 잘 처치하고 있고, 일부 MTA가 천공부 밖으로 빠져 나가 있지만 3년이 지났음에도 불구하고 치근분지부에 골소실이 전혀 없이 치주조직이 건강하게 유지되고 있는 것을 볼 수 있다. 아마도 MTA가 아닌 다른 재료로 충전하였더라면 완전한 밀폐가 어려워서 치근분지부에 골소실이 나타났을 것이라 생각한다.

* MTA의 물리화학적 성질 및 생체친화성에 대한 연구. 장석우, 오태석, 유현미, 박동성, 배광식, 금기연. 대한치과의사협회지. 2012 Vol.50. No.3 148-155.

앞의 두 증례(그림 1-4~1-6)에서 보는 것처럼 천공이 일어나도 MTA를 이용해서 잘 처치만 해준다면 장기적으로 예후에 아무 영향을 미치지 않는 경우가 많다. 물론 MTA라고 해서 완전히 만능인 것은 아니다. 천공부의 위치와 접근의 용이성에 따라서 MTA를 적용하기 매우 어려운 경우도 있기 때문이다. 하지만 치과의사들이 현미경이나 루페 등을 사용해서 충분한 시야와 접근성을 확보할 수만 있다면 이제는 어지간한 천공은 어느 정도 잘 처치할 수 있게 된 것만은 분명한 사실인 듯하다.

그림 1-7의 환자는 #37 치아의 치은부종으로 내원하였는데, 한눈에도 부어오른 잇몸으로 몹시 불편한 상태였다. 환자는 재신경치료를 하면 치아를 살릴 수 있다고 들었다고 하면서 재신경치료를 해달라고 하였다.

환자의 해당 부위의 구내 방사선 사진 촬영 결과, #37 치아에 광범위한 치근단 병소가 형성되어 있는 것을 관찰할 수 있었다(그림 1-8). 예전 근관 충전 상태는 불완전해 보였기 때문에 근관치료를 제대로 잘해 준다면 치근단 병소를 완전히 낫게는 못해도 적어도 어느 정도 줄여줄 수는 있지 않을까 하는 생각에 환자에게 재근관치료를 해보자고 권유하였다. 물론 예후는 매우 의문스럽다고 판단하고 환자에게 수술 및 발치 가능성도 미리 설명하였다.

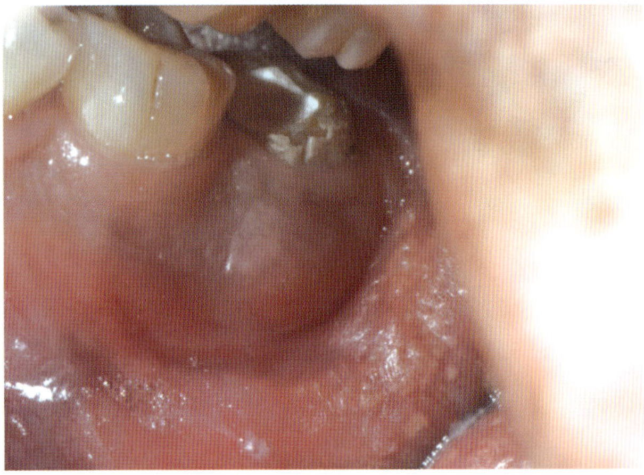

그림 1-7

#37 치아 주위의 치은부종과 함께 해당 치아는 심한 동요도를 보이고 있다.

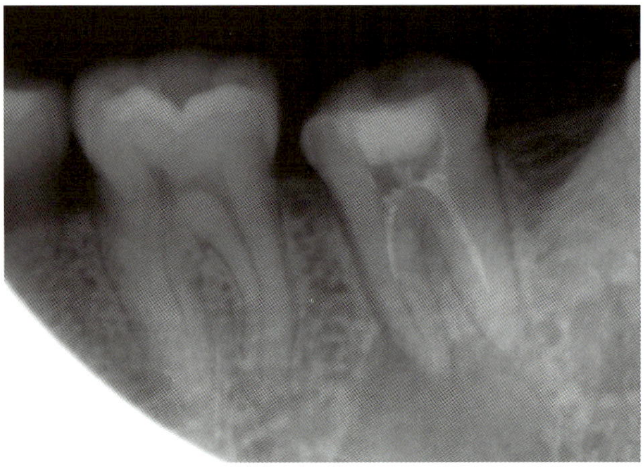

그림 1-8

그림 1-7과 같은 환자의 구내 방사선 사진. 이전에 근관치료가 되어 있는 상태와 함께 매우 큰 치근단 병소를 확인할 수 있다.

같은 날 촬영한 파노라마 사진에서 #37 치근단 병소가 얼마나 큰지 확인할 수 있다(그림 1-9). 이러한 경우 치근단낭일 가능성도 배제할 수 없기 때문에 재근관치료 후 치유 상태를 보아서 추가적으로 수술을 하게 될 수도 있다고 환자에게 다시 한 번 설명하였다.

병소가 너무 크기 때문에 병소가 어느 정도 범위인지 좀 더 자세히 보기 위해서 CBCT(cone beam computed tomography) 촬영을 하였는데 여기서 뜻밖의 사실을 발견할 수 있었다(그림 1-10). #37 치아의 근심 치근의 중간쯤 되는 부분에서 근관과 치주조직의 개통된 부분을 관찰할 수 있었던 것이다(그림 1-10, 빨간 화살표). 아마도 천공부가 존재하고 있는 것이 아닌지 의심이 되었다. 근관 내에 들어있는 수산화칼슘이 천공부를 통해 약간 밖으로 빠져나가 있는 듯한 양상이 관찰되었다. 근관치료를 하기 전에 여러 가지로 대비를 해야 되는 상황이었다.

현미경을 사용하여 근관을 들여다보니 근심 근관의 치근분지부 쪽에서 출혈이 되는 소견을 관찰할 수 있었고, CBCT에서 확인한 것처럼 천공 부위가 존재하는 것으로 판단하였다. 그래서 천공 아래 부위의 근관을 통상적인 거타퍼챠를 이용해서 근관 충전한 후 천공부를 포함한 근관의 윗부분을 ProRoot MTA를 사용하여 충전하였다.

그림 1-11의 좌측에서 보이는 바와 같이 하악 대구치 근심 치근의 치근분지부 쪽은 치질의 두께가 매우 얇아서 근관 형성을 하는 중에 이 부분이 치과의사도 모르게 천공되는 경우가 있다. 본 증례도 비슷한 증례로 생각되는데, 그림 1-11의 우측에서 설명된 것과 같은 방법으로 근관의 하방은 거타퍼챠, 근관의 상방은 MTA를 사용하여 근관 충전을 시행하였다.

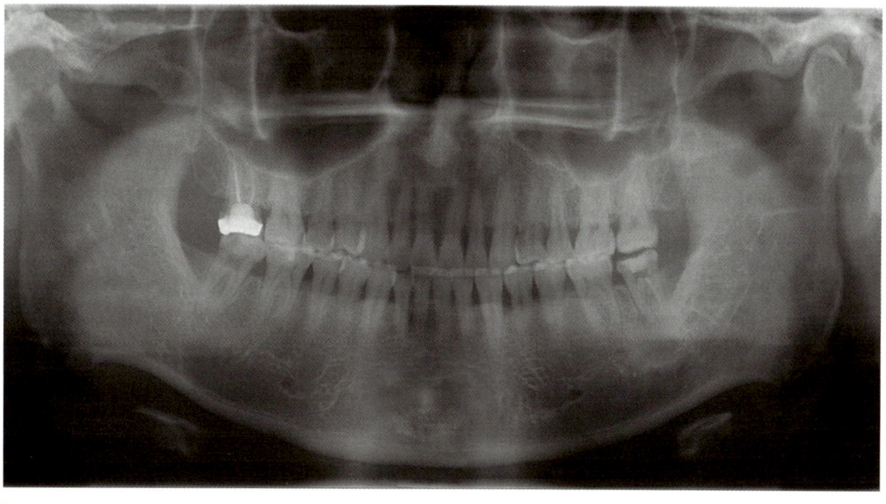

그림 1-9

같은 날 촬영한 파노라마 사진. #37 치근단 병소의 크기를 가늠해 볼 수 있다.

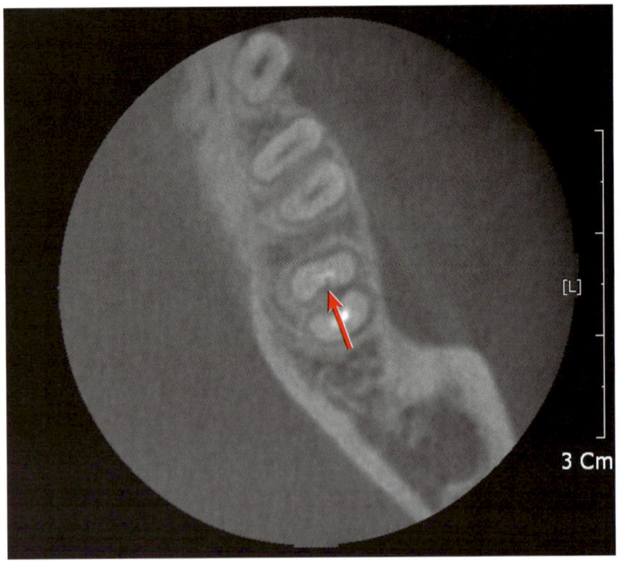

그림 1-10

#37 부위의 CBCT 사진. 치근 부위에 strip perforation이 의심되는 소견이 보인다(빨간 화살표).

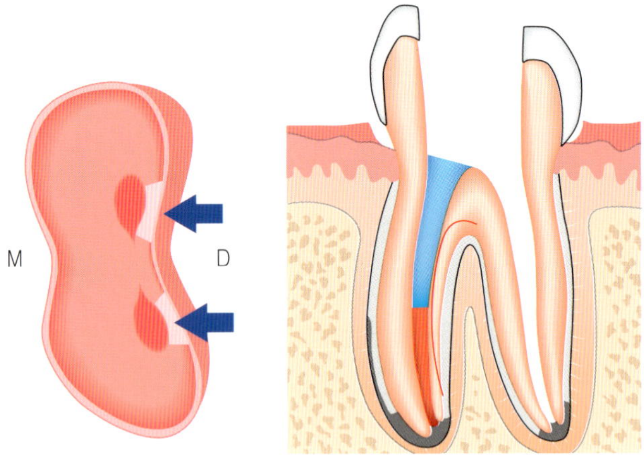

그림 1-11

하악 대구치의 근심 치근 중 치근분지부 쪽은 치질이 매우 얇아서 근관 형성이 조금만 과도하면 strip perforation을 일으키게 되는 경우가 있다. 이러한 경우 천공의 하방은 거타퍼챠로 충전하고 충전 부위는 MTA로 충전하는 것을 고려해 볼 수 있다.

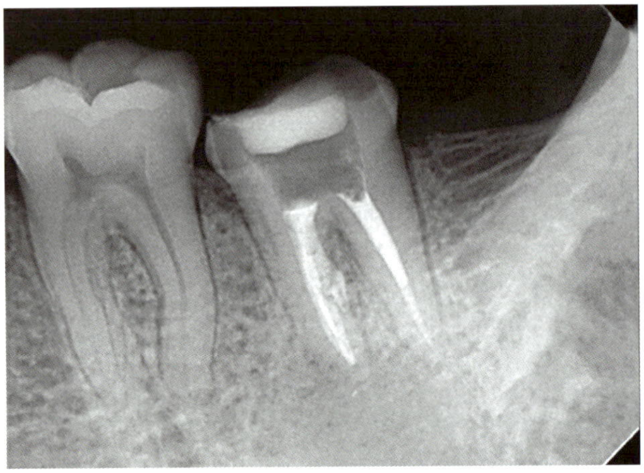

그림 1-12

근관 충전 후의 모습. 천공부의 하방은 거타퍼챠로, 천공부를 포함한 상부는 ProRoot MTA를 사용하여 충전하였다.

근관 충전 후 MTA가 치근 밖으로 약간 밀려나간 부분이 관찰된다. 다행히 근관 충전 이전 수회에 걸친 근관 형성과 근관 세정 후 환자는 치은부종도 가라앉고 전혀 증상이 없는 상태였다(그림 1-12). 이제 MTA까지 사용하여 근관 충전을 해 주었으니 술자로서는 할 수 있는 치료는 다 해준 것이고, 환자도 증상이 없으니 아직까지는 서로 행복한 상태이며, 다시 증상이 나타나지 않기를 바라면서 경과 관찰을 해야 하는 단계가 되었다.

근관 충전 후 9개월이 지난 시점에서 방사선 사진을 촬영하였다. 다행히 환자는 아직까지 아무런

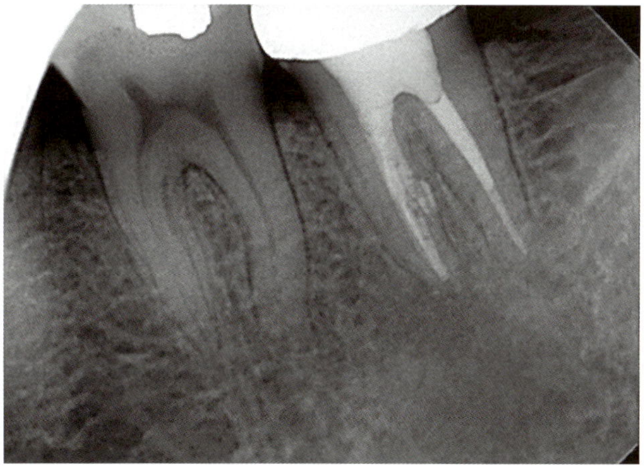

그림 1-13
근관 충전 후 9개월이 지난 시점에서의 방사선 사진. 치근단 병소의 감소를 보인다.

불편도 없었다. 크라운은 아마도 가까운 병원에서 한 듯하였다. 이런 경우 살짝 서운한 마음이 들기도 하지만, 환자가 안 아파서 좋고, 의사도 환자의 불평을 안 들어도 좋으니 좋은 게 좋은 것 같다. 근심 치근의 주위를 자세히 들여다보면 치근단 병소의 크기도 조금 줄어들고 있는 것처럼 보이고 무엇보다도 치근 주위를 둘러싸고 있는 치조백선(lamina dura)이 많이 재생되어 있는 것이 반갑다(그림 1-13). 치근 주위의 염증원이 제거되면 치근 주위에 소실되었던 치조백선이 다시 만들어지고, 치조백선의 재생은 병소의 치유가 진행되고 있다는 무엇보다 뚜렷한 근거가 될 것이다.

치료 전(그림 1-14)과 치료 후(그림 1-15)의 파노라마 사진을 비교해 보면 치료 전에 상당히 컸던 치근단부 병소가 치료 후에 그 크기도 줄어들었지만 방사선 투과 정도가 많이 감소되어 병소의 치유가 어느 정도 진행되고 있다는 사실을 알 수 있다.

아마도 근관치료를 하는 치과의사로서 받는 보상이라면 금전적으로는 말할 수 없고, 이렇듯 치료 후 나타나는 나만 아는 성취감 같은 것이 아닐까 싶다. 하지만 이 작은 성취감을 위해 정말 큰 노력과 때로는 짜증과 분노를 감수해야 할 때도 많다.

그렇다면 MTA와 예전에 사용하던 재료들과는 무엇이 다른 걸까? 사실상 완전히 다르다. 일단 화학적 구성 성분 자체가 완전히 다르다고 해야 할 것 같다. 우선 이전에 사용하던 레진이나 GI 같은 경우는 연고 형태의 재료가 중합 과정을 통해서 굳게 되는 것으로 치아와 재료 간의 계면은 GI의 경우는 화학적 결합, 레진의 경우는 미세한 물리적 결합에 의존하며, 아말감이나 ZOE(Zinc Oxide & Euginol) 같은 경우는 마땅히 계면 형성 기전이라고 할 만한 것 자체가 없이 물리적으로 틈을 메꾸는 것에 의존하고 있다.

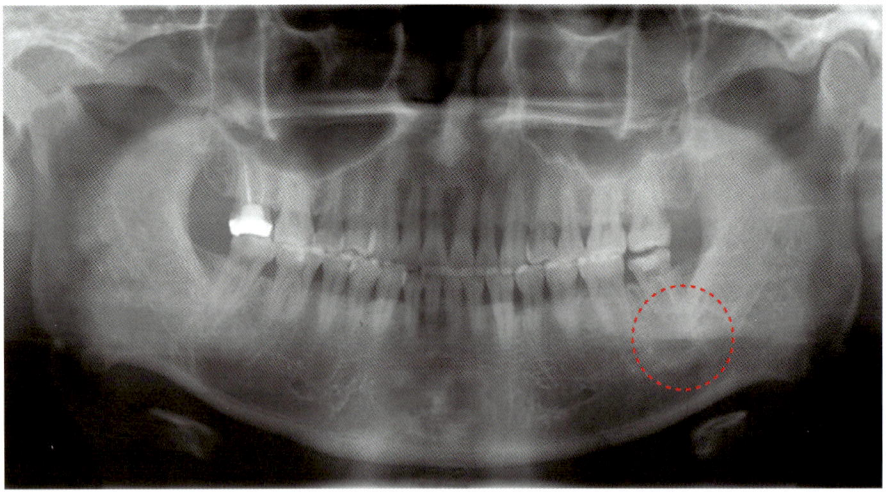

그림 1-14

같은 환자의 치료 전의 방사선 사진으로 #37 주위의 큰 방사선 투과상이 보인다(빨간 원).

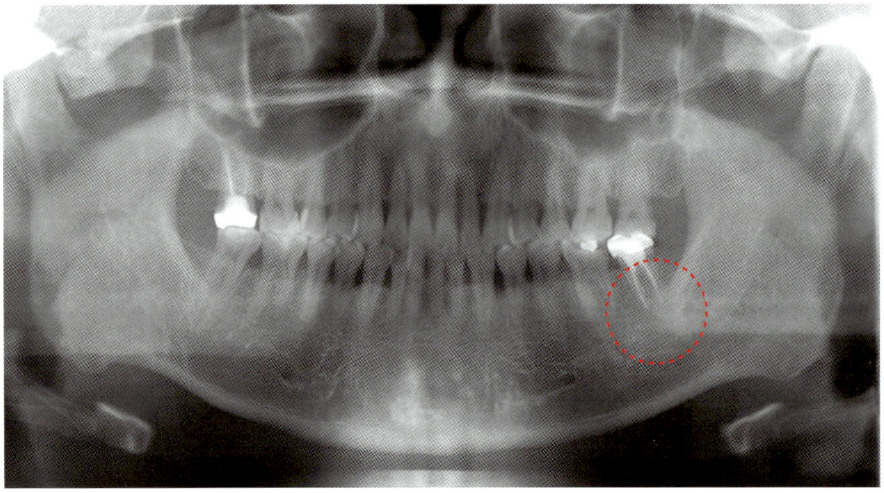

그림 1-15

근관 충전 후 9개월이 지난 시점의 방사선 사진으로 #37 치근단 병소의 크기 감소를 확인할 수 있다(빨간 원).

제조사의 자료(그림 1-16)를 살펴보면 역충전 재료로 사용되었을 경우 MTA와 상아질 간의 간극을 살펴보면 MTA(ProRoot MTA)는 거의 0㎛에 가깝지만, 아말감이나 IRM, Super EBA(Ethoxy Benzoic Acid) 등은 상당한 간극을 보이고 있다. 간극이 크다는 것은 이 부분을 통해서 세균이 흘러나올 수 있다는 뜻이 되므로 간극이 작은 MTA가 다른 재료들에 비해서 치근단부 근관의 밀폐에 훨씬 더 유리할 것이라고 생각할 수 있다.

앞의 결과에서 보듯이 아말감이나 ZOE, IRM 등의 재료들은 사람의 치아를 구성하는 상아질과 일단 화학적으로 유사성이 전혀 없는 재료이기 때문에 상아질과 어떤 구조적 및 기능적 계면을 형

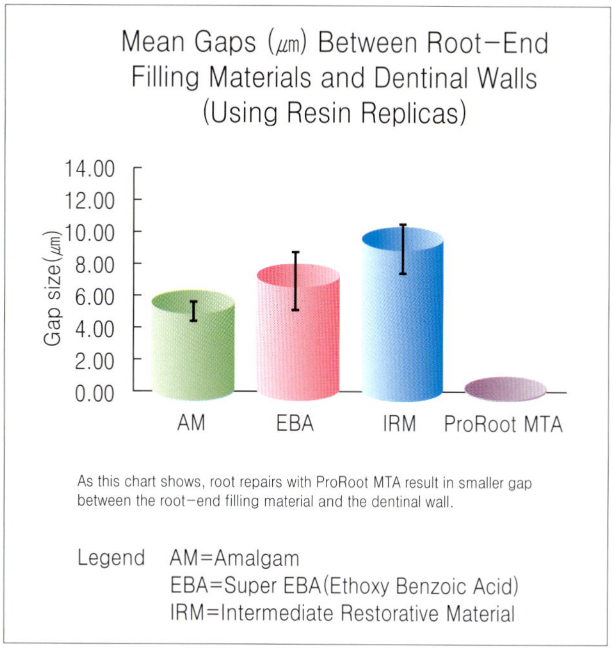

그림 1-16
제조사에서 제공하는 MTA의 밀폐성 관련 자료. MTA는 다른 재료들보다 치아와 재료 간 간격(gap)이 매우 작다고 한다.

성하기 어려워 보인다. 이런 점에서 MTA는 확실히 이전의 재료들과는 완전히 다른 면이 있다. 일단 MTA의 화학적 구성 성분을 알아보자.

MTA의 화학적 구성 성분

화학적 구성 성분이라고 해서 어려울 것은 없다. 앞서 MTA가 포틀랜드 시멘트와 그 성분이 거의 비슷하다고 이야기한 적이 있는데 바로 그렇다. 그럼 포틀랜드 시멘트는 무엇으로 만들어져 있을까? 간단하다. 석회(CaO; 영어로 lime)와 규소(SiO_2; 영어로 silica. Silica gel의 그 silica임)가 주성분이다. 석회(CaO)라고 하면 다른 것이 아니라 사람들이 사는 집의 벽을 바르는 재료이다. 지중해 연안에 있는 멋있는 집들의 벽을 바르는 재료가 바로 석회이다(그림 1-17). 이렇게 석회를 개서 바른 벽을 회벽이라고 하는데, 사실상 석회는 전통적으로 건축물의 외벽을 바르는 가장 흔한 재료로 쓰여 왔다. 그만큼 석회는 흔한 재료이다.

그렇다면 규소(SiO_2)란 무엇일까? 규소는 치과 분야에서 다소 친근한데, 치과의사들이 많이 사용하는 치과용 복합레진의 강도를 높이기 위한 필러(filler)의 재료이다.

규소는 영어로 silica라고 하는데, 단단하고 반투명한 성질을 가지고 있기 때문에 이를 잘 빻아서 매우 미세한 가루로 만든 다음 복합레진의 기질에 넣어서 치과용 복합레진이 좀 더 기계적으

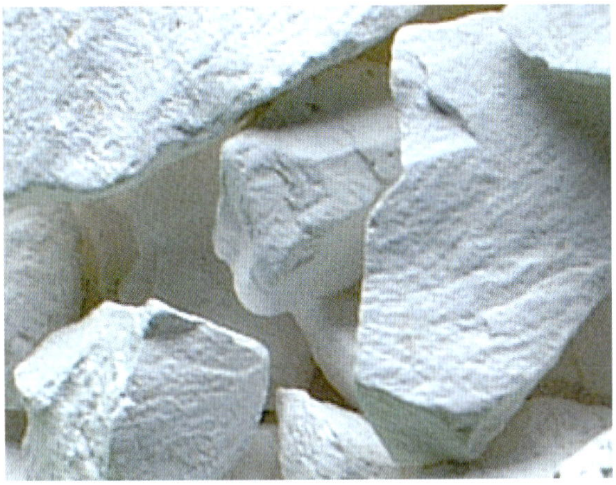

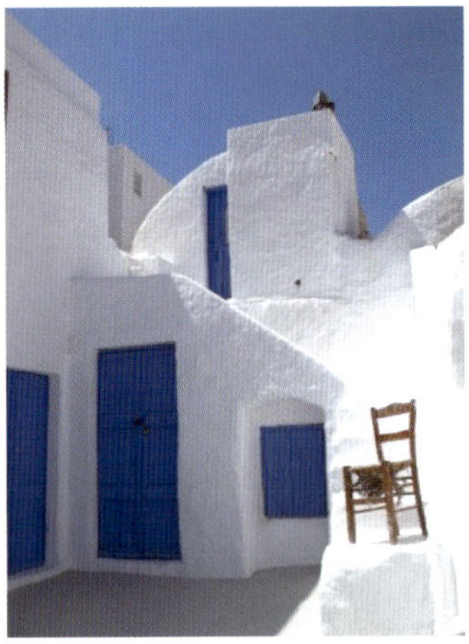

그림 1-17

왼쪽은 석회(CaO)이고, 오른쪽은 석회를 가루로 만들어 물에 개서 바른(회벽칠을 한) 집이다. 석회는 건물의 외벽을 칠하는 데 많이 사용되어 왔던 매우 흔한 재료이다.

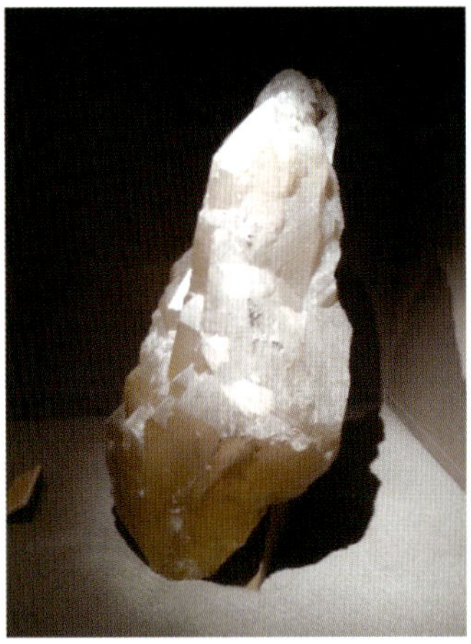

그림 1-18

규소 덩어리의 모습.

로 강한 성질을 갖게 하는 재료이다(그림 1-18). 또 라면이나 인스턴트식품 포장지 안에 같이 들어 있는 실리카 겔의 실리카를 떠올려도 되겠다. 규소도 석회만큼이나 흔한 재료인데, 실리카의 실리콘(Si) 성분이 MTA의 우수한 성질을 만드는 데 화학적으로 큰 역할을 한다. 석회(CaO)와 규소(SiO_2)의 결합, 즉 칼슘(Ca)과 실리콘(Si)의 결합, 이 흔한 재료들의 결합으로 흔치 않은 재료를 만드는 것은 무에서 유를 만드는 것만큼이나 창조적인 일인 것 같다.

석회와 규소, 이 두 가지의 산화물이 포틀랜드 시멘트와 MTA 공통의 주성분이다. 이 두 가지의 화합물과 미량원소를 섞어서 고열(1,450℃ 정도)에서 가열하면 두 성분이 화학적으로 반응하여 괴(clinker)를 만들게 되고, 이 괴를 잘 빻아주면 포틀랜드 시멘트 또는 MTA의 주성분이 된다. 필자가 이렇게 천기누설을 하였으니 이제 선생님들 모두가 MTA를 만들어 쓰시는 것은 아닌지 모르겠다. 그런데 치과 재료로 쓰기 위해서는 방사선 불투과성이 필요하다. 왜냐하면 치아에 멋지게 MTA를 바르고 방사선 사진을 찍었는데 방사선 불투과성이 없으면 MTA가 잘 붙어 있는지 어떤지 알 수가 없기 때문이다. MTA(ProRoot MTA 등)에서 이러한 방사선 불투과성을 부여하는 성분이 산화비스무스(Bi_2O_3)이다.

애초에 MTA가 Mineral Trioxide Aggregate라는 이름을 갖게 된 것도, 이건 필자의 개인적 추측이기는 하지만, mineral(광물질), trioxide(세 가지 산화물), aggregate(혼합체), 즉 광물질의 산화물 세 가지를 섞은 것이라는 의미라고 하면 석회(산화칼슘)와 규소(산화실리콘) 및 산화비스무스 이렇게 세 가지의 산화물이 MTA의 주성분이기 때문에 이름도 mineral trioxide aggregate인 것이 아닌지 추측해 볼 수 있다. 방금 설명했듯이 석회와 규소 등이 고온에서 서로 반응하

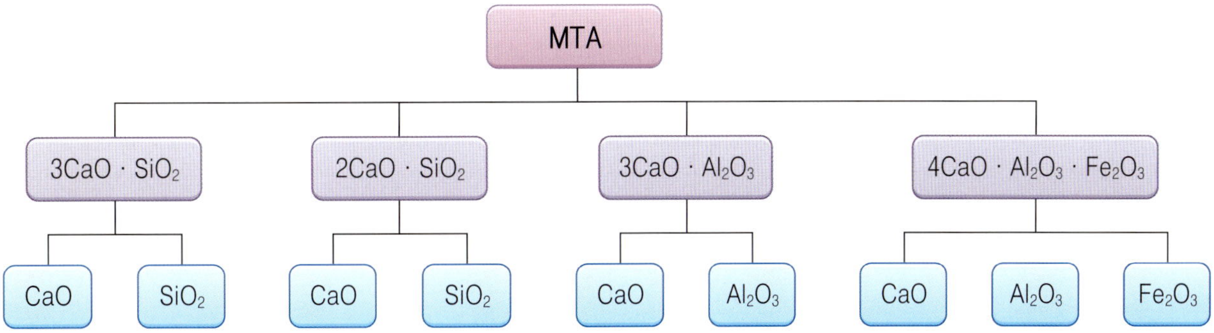

그림 1-19

ProRoot MTA를 기준으로 MTA의 성분을 도식적으로 나타낸 것이다. MTA는 기본적으로 석회(CaO)와 규소(SiO_2) 및 산화알루미늄(Al_2O_3)과 산화철(Fe_2O_3) 등의 산화물들로 이루어져 있으며, 이 산화물들이 다시 합쳐져서 다음과 같은 좀 더 큰 화합물을 이루고 있는 구조로 되어 있다. 규산삼석회($3CaO \cdot SiO_2$), 규산이석회($2CaO \cdot SiO_2$), 알루민산삼석회($3CaO \cdot Al_2O_3$) 철알루민산사석회($4CaO \cdot Al_2O_3 \cdot Fe_2O_3$). [자료 출처: MTA와 포틀랜드 시멘트의 구성 성분 분석과 세포 독성에 관한 연구. 장석우, 유현미, 박동성, 오태석, 배광식. 대한치과보존학회지. 2008 Vol.33. No.4 369-376.]

게 되면 새로운 화합물을 형성하게 되는데 이것이 바로 규산칼슘(calcium silicate)이라는 화합물이며(그림 1-19), 규산칼슘이 바로 MTA의 가장 중요한 성분이라고 할 수 있을 것이다.

필자는 MTA의 화학적 구성 성분에 대해 조금 더 자세히 조사해서 논문을 쓴 적이 있는데, 과연 석회와 규소가 MTA의 주성분이라는 것을 확인할 수 있었다. 조금 더 자세히 이야기하면 ProRoot MTA(tooth colored formula)의 경우 무게비로 석회가 47.18%, 규소가 19.42%로 이 두 성분의 합이 전체의 70%가량을 차지하는 것을 알 수 있었다.

* MTA와 포틀랜드 시멘트의 구성 성분 분석과 세포 독성에 관한 연구. 장석우, 유현미, 박동성, 오태석, 배광식. 대한치과보존학회지. 2008 Vol.33. No.4 369-376.

그리고 앞의 석회, 규소, 산화비스무스의 세 성분 말고도 산화철(Fe_2O_3: 0.70%), 산화알루미늄(Al_2O_3: 1.39%) 등의 미세 성분들이 있다는 것을 알 수 있었다. 이러한 미량원소는 MTA 파우더의 색을 결정하기도 하고, MTA의 경화 시간을 결정하기도 하며, 치아의 변색을 일으키기도 하여 미량원소라고 해서 무시할 수 없는 역할들을 하고 있다.

MTA의 수화(경화) 산물인 규산칼슘 수화물 등에 힘입은 MTA의 밀폐력

이제 앞에서 기술한 것과 같은 화학적 성분을 가지는 MTA를 치과의사들이 임상적으로 사용하기 위하여 물과 잘 섞어 놓았다고 하면, MTA는 조금씩 굳는 과정(수화 및 경화 과정)을 거치게 될 것이며 동시에 체내에 적용되어 인체와 접촉하여 이러저러한 화학적 변화를 거치게 될 것이다. 이러한 변화들은 MTA의 작용과 관련하여 매우 핵심적인 부분이 아닐 수 없다. 실제로 MTA의 수화 작용은 매우 복잡한 것으로 알려져 있는데 필자는 시멘트 화학자가 아닌 임상 치과의사이기 때문에 정확한 MTA의 화학 작용에 관해서는 말할 수 없지만, 다음과 같은 이야기로 MTA의 경화 작용, 경화 산물과 관련된 이야기를 해 보려고 한다.

이 글을 읽는 독자 여러분 중에는 터키의 이스탄불을 방문해 본 분이 있을 것이다(그림 1-20, 1-21). 이스탄불에는 성 소피아 성당이라는 유서 깊은 건물이 있는데 이 건물은 6세기 전후에 만들어진 대성당이다. 동로마제국 때는 동방정교회로 사용되다가 동로마제국 멸망 후에는 이슬람사원으로 사용되었다고 한다.

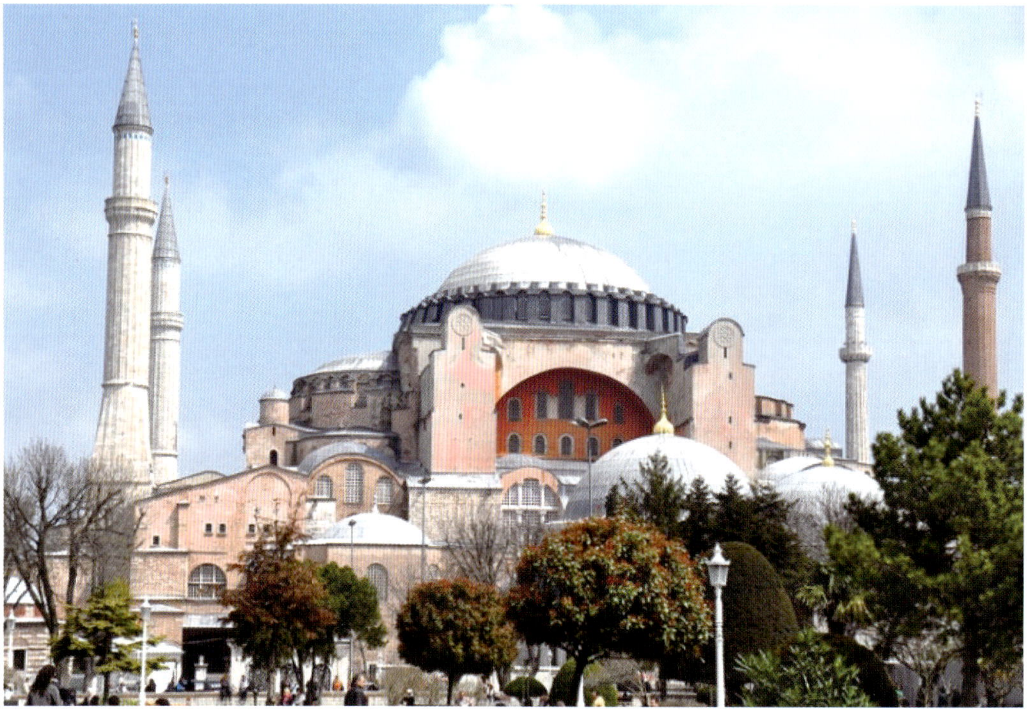

그림 1-20

이스탄불에 있는 성 소피아 성당. 이 성당은 원래 동방정교회의 성당으로 사용되다가 이슬람의 정복을 받은 이후에는 이슬람사원으로 사용되었다고 한다. 이러한 역사 때문에 성당의 안쪽에서는 마치 기독교와 이슬람교가 공존하는 듯한 묘한 분위기가 느껴진다.

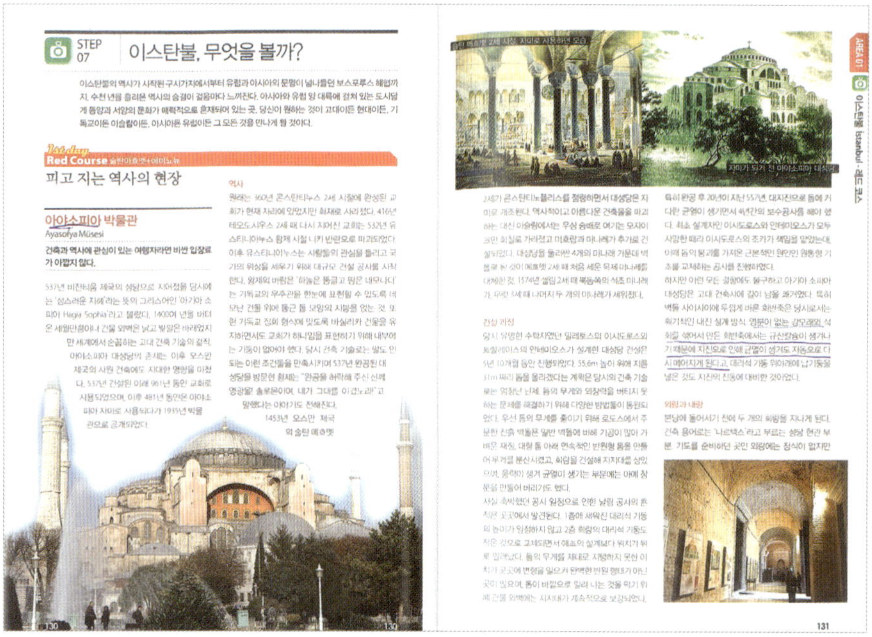
STEP 07 이스탄불, 무엇을 볼까?

Red Course

피고 지는 역사의 현장

아야소피아 박물관

Ayasofya Müsesi

그림 1-21

이 거대한 성당의 건축 재료가 원시적 형태의 포틀랜드 시멘트이고, 규산칼슘 성분이 이 거대한 성당을 떠받치는 기둥에 생긴 균열들을 스스로 수리(repair)해 주면서 성당이 무너지지 않게 받쳐주는 데 큰 역할을 했다고 하니 새삼 신기할 따름이다. [그림 출처: 터키100배 즐기기, 알에이치코리아]

그런데 성 소피아 성당은 상당히 큰 규모인 데다가 지붕에 큰 돔이 있다. 그래서 당시의 건축 기술로는 성 소피아 성당을 기둥으로 받치는 것이 상당히 어려웠다고 한다. 돔이 너무 크고 무거웠기 때문이다. 그래서 이 하중을 견디는 세월 중에 기둥의 곳곳에 금이 갈 수밖에 없었는데, 이 기둥의 재료가 바로 원시적인 형태의 포틀랜드 시멘트이고, 원시적 형태의 포틀랜드 시멘트로부터 규산칼슘이 유리되어 나와서 기둥에 생긴 균열을 메워줌으로써 금이 간 부분을 자동으로 수리해준 결과 무너지지 않고 오늘과 같은 모습의 성당이 유지되었다고 한다.

이 거대한 성당의 건축 재료가 원시적 형태의 포틀랜드 시멘트이고(MTA와 유사한 성분을 가졌을 것으로 생각된다), 이로부터 유리되어 나온 규산칼슘이 이 거대한 성당을 떠받치는 기둥에 생긴 균열들을 스스로 수리(repair)해 주면서 성당이 무너지지 않게 받쳐주는 큰 역할을 했다고 하니 새삼 신기할 따름이다.

그렇다면 조금 더 깊이 들어가 보자. 대체 규산칼슘(규산칼슘 수화물)이 무엇이길래 이렇게 기둥에 생긴 금까지 스스로 처치해 주는 특이한 성질을 가진 것일까? 규산칼슘이 물과 섞이게 되면 수화작용이 시작되며 규산칼슘 수화물(calcium silicate hydrate; C-S-H)은 포틀랜드 시멘트의 대표적인 수화 산물이라고 한다. 그리고 포틀랜드 시멘트의 강도 대부분이 규산칼슘 수화물에

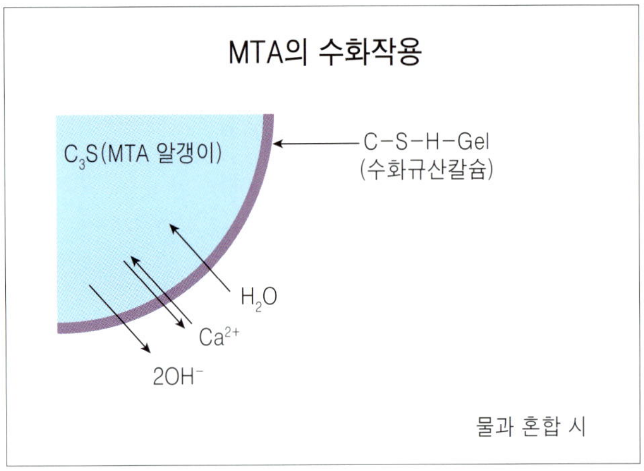

그림 1-22

포틀랜드 시멘트 또는 MTA의 수화작용의 모식도. C_3S는 규산삼석회, C-S-H gel은 규산칼슘 수화물 젤을 가리킨다.

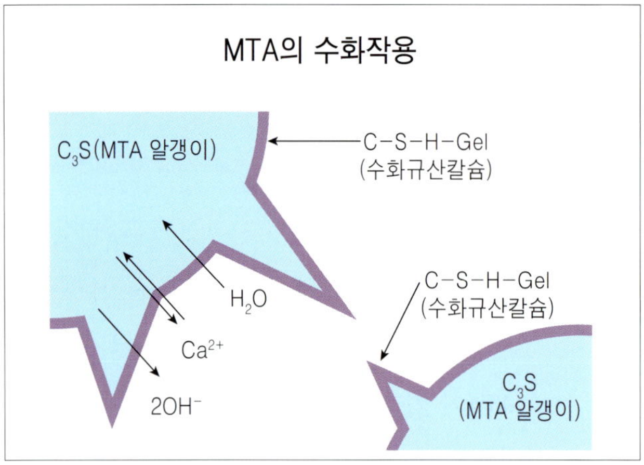

그림 1-23

포틀랜드 시멘트 또는 MTA가 수화되면서 규산칼슘 수화물 젤이 점점 자라나 알갱이 간의 공극을 메꾸는 것을 보여주는 그림.

서 비롯된다고 한다. 살짝 골치가 아프다고 하는 선생님들이 있을지 모르겠지만 그림을 하나 보고자 한다.

규산삼석회(C_3S: 규산칼슘의 일종이다)가 물과 접촉하면 C_3S 알갱이들이 살짝 녹으면서 표면에는 젤 형태(무정형의, 약간 유동성 있는)의 규산칼슘 수화물 젤(C-S-H)이 형성된다(그림 1-22). 이 규산칼슘 수화물 젤(C-S-H)은 점점 자라나서 주위의 구조물과 서로 엉겨 붙는다고 한다(그림 1-23).

그림 1-23에서 규산칼슘 수화물(C-S-H)이 점점 자라나는 모양을 볼 수 있다. 이렇게 규산칼슘 수화물(C-S-H)이 점점 자라서 포틀랜드 시멘트 또는 MTA 내부의 알갱이들 사이에 있는 빈틈을 꽉 메워주게 되며, 더 나아가서 치아와 MTA 사이에 존재하는 간극도 규산칼슘 수화물(C-S-H)이 메워줄 수 있는 것으로 필자는 이해하고 있다.

필자는 건축학자도, 시멘트 화학자도 아니니 앞 내용에 대해서 너무나 자세히 묻지는 마시고, 시멘트 화학과 관련된 내용은 그냥 그렇다 정도로 이해해 주시면 감사하겠다. 필자는 규산칼슘 수화물(C-S-H)의 바로 이런 역할, 즉 빈 공간을 메워줄 수 있는 성질이야말로 MTA가 가지고 있는 가장 중요한 성질이자, MTA가 갖는 우수성의 원천이라고 생각한다. 왜냐하면 MTA라는 것은 바로 틈을 메우는 재료이기 때문이다. MTA는 천공의 수복재로 사용되든 치근의 역충전 재료로 사용되든 그 주된 임무는 치아에 찰싹 달라붙어 치아와 치주조직 간의 통로를 물샐틈없이 막는 것이기 때문이다.

이렇게 재료와 치아 사이의 계면을 메우는 것은 매우 중요한데, MTA와 치아가 만드는 계면을 잠시 살펴보기로 하자. MTA와 치아 간의 계면은 정말 물샐틈없이 잘 밀폐가 되는 것을 실험적으로 확인할 수가 있다.

그림 1-24는 MTA를 상아질에 잘 적합시켜서 발라놓고, 상당 기간이 지난 후 관찰한 사진이다. 상아질과 MTA 간의 계면은 경계가 어디인지 잘 알 수 없을 정도로 완벽하게 밀폐가 되어 있다. MTA 이외의 재료를 가지고 이렇게나 완전한 밀폐성을 얻는 것은 거의 불가능할 것이다. 필자는 MTA가 가지는 임상적인 성질의 가장 많은 부분이 이렇게 놀랍도록 우수한 MTA의 밀폐성에서 비롯된다고 생각하고 있다.

시편을 더욱 확대하여 관찰하였다(그림 1-25). 시편을 1,000배로 관찰한 전자현미경 사진에서도 상아질과 MTA 사이에는 어떠한 틈도 관찰할 수 없으며, 아예 완전히 하나로 합체를 이루는 듯한 모양으로 보인다. 이러한 합체를 이루는 데는 MTA가 수화되면서 생성되는 산물인 규산칼슘 수화물(C-S-H)이 큰 역할을 한 것으로 보인다. 정말 놀랄 만한 밀폐력이 아닐 수 없다. 그야말로 물샐틈없는, 아니 박테리아 샐 틈 없는(bacteria proof) 밀폐이다.

더 크게 10,000배로 확대하여도 마찬가지이다(그림 1-26). 아예 치아와 MTA가 달라붙어 하나로 연결되어 있는 듯한 완전한 계면을 발견하게 된다.

이렇게 천공부를 잘 밀폐시키게 되면 근관 내에 세균이 남아 있다 하더라도 세균이 치아 밖으로 빠져나가지 못하므로 치아 주위의 골조직이 파괴될 이유가 없고, 치근의 천공으로 인해 천공부 주위의 골조직이 파괴되었다가도 MTA로 천공부를 완전하게 밀폐시켜 주면 더 이상 박테리아로 인한 자극이 없으므로 천공 부위와 인접한 골파괴 부위가 깨끗하게 나을 수 있게 된다. 이러한 물샐틈없는 계면은 이제까지 사용되었던 어떤 재료를 이용하더라도 얻을 수 없었을 것이다.

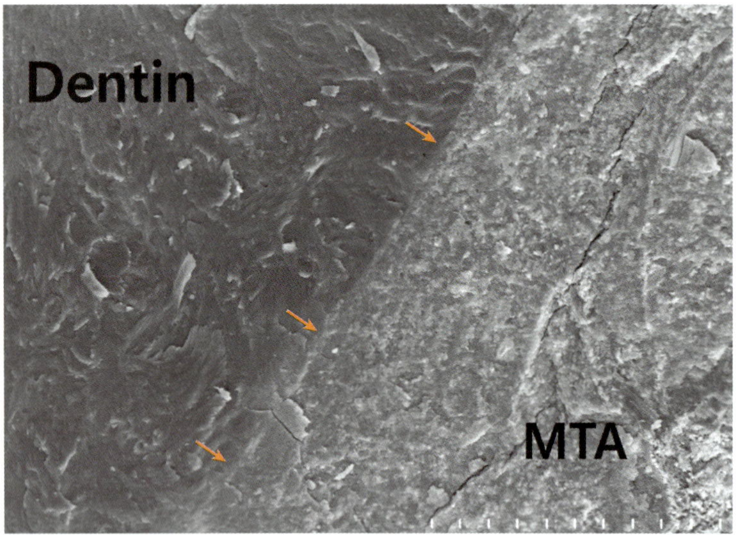

그림 1-24

치아와 MTA 간의 계면(주황색 화살표)을 보여주는 사진 (500배 확대). [유준상 원장님 사진 제공.]

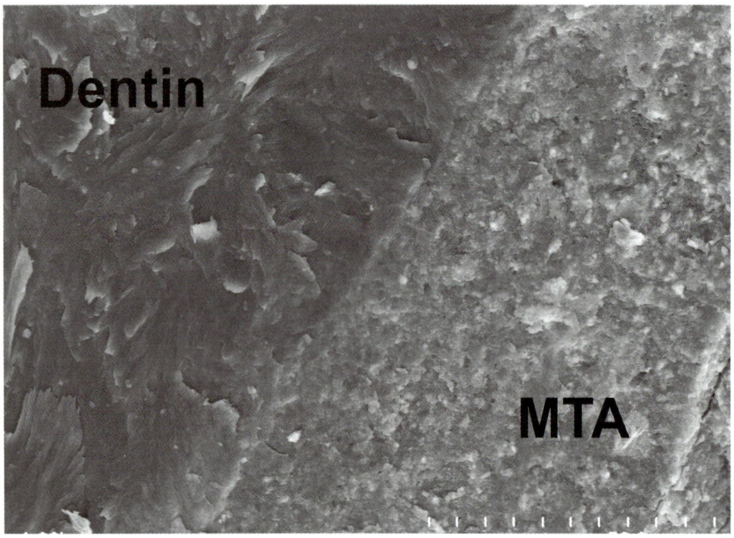

그림 1-25

MTA와 치아의 계면을 좀 더 고배율(1,000배)로 관찰한 사진. [유준상 원장님 사진 제공.]

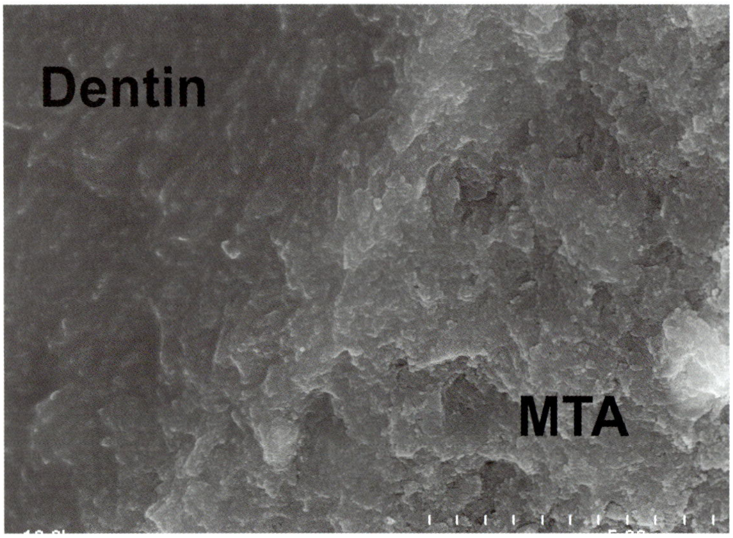

그림 1-26

그림 1-24의 계면을 더욱 고배율(10,000배)로 관찰한 사진. [유준상 원장님 사진 제공.]

우수한 밀폐력에 힘입어 치근 천공 재료를 넘어 여러 가지 용도로 사용되는 MTA

이러한 우수한 계면 형성 능력을 바탕으로 MTA는 처음에는 주로 치근 천공등에 대한 처치 재료로 사용되었다. 그런데 MTA가 이렇게 밀폐를 잘 시키다 보니까 뭔가 다른 용도로도 사용될 수 있지 않을까 하는 생각을 여러 선생님이 하게 되었고, 그 시도들이 이어지면서 MTA의 적응증이 더욱 넓어지게 되었다.

치근 천공부의 수리와 함께 MTA의 주된 적응증은 치근단 역충전 재료로 사용되는 것이었다. 치근단의 역충전이라고 하면 다소 생소하게 느낄 선생님도 있겠지만, 원리는 치근 천공의 처치와 똑같다고 할 수 있다. 여기서 여담을 하자면, 치근단의 역충전, 즉 치근단 수술이 필요한 가장 큰 이유는 치과의사가 근관치료를 잘못하거나 대충 해서가 아니라 사람의 근관이 너무나, 매우 복잡하게 생겼다는 사실이 아마 가장 큰 이유일 것 같다.

그림 1-27은 우리가 일상적으로 치료하고 있는 상악 제1대구치의 근심 치근 모습이다. 상악 제1대구치에 MB2(제2근심 협측 근관)가 가끔 있다는 정도로 알고 있지만, 실제로 해상도가 매우 높은 micro CT 사진을 촬영해서 분석해 보면 이렇게 다양하고 복잡한 근관을 가지고 있다는 것을 알고 절망하게 된다.

이 복잡한 근관을 파일로 모두 긁어내는 것은 불가능하고, 이 중에 파일로 접근이 되는 근관은 열심히 근관 형성을 해 주고, 파일이 닿지 않는 부위는 어쩔 수 없이 NaOCl이나 수산화칼슘 등에 의존할 수밖에 없다는 점에서 현재 치과의사들이 하고 있는 근관치료는 아직까지 매우 불완전한 치료이다. 근관 내의 박테리아를 더 완전히 제거할 수 있는 획기적인 술식이 나오기를 아마 치과의사들은 몇 십 년 전부터 기다리고 있는지 모른다.

실제로 이렇게 복잡하게 생긴 근관을 다루는 치료가 근관치료이다 보니 근관치료는 실패할 확률도 상당히 크다. 보통 근관치료의 성공률을 56~96% 정도로 보고 있기 때문에 치과의사가 10개의 근관치료를 하면 1~2개는 실패할 수도 있다는 이야기가 된다. 이렇게 근관치료가 실패한다는 것은 임상적으로는 치근에서 미생물이 흘러나와서 치근단 부위의 감염과 염증을 발생시키고 지속시켜, 환자가 붓고 아프며 못 씹게 되어 결국에는 발치 등을 하게 되는 것을 의미한다. 그런데 이렇게 실패한 근관치료를 감쪽같이 해결하여 치아를 살리는 방법이 있으니 이것이 치근단 수술이다.

* Outcomes of primary endodontic therapy provided by endodontic specialists compared with other providers. Burry X, Stover S, Eichmiller F, Bhagavatula D. J Endod. 2016, In Press.

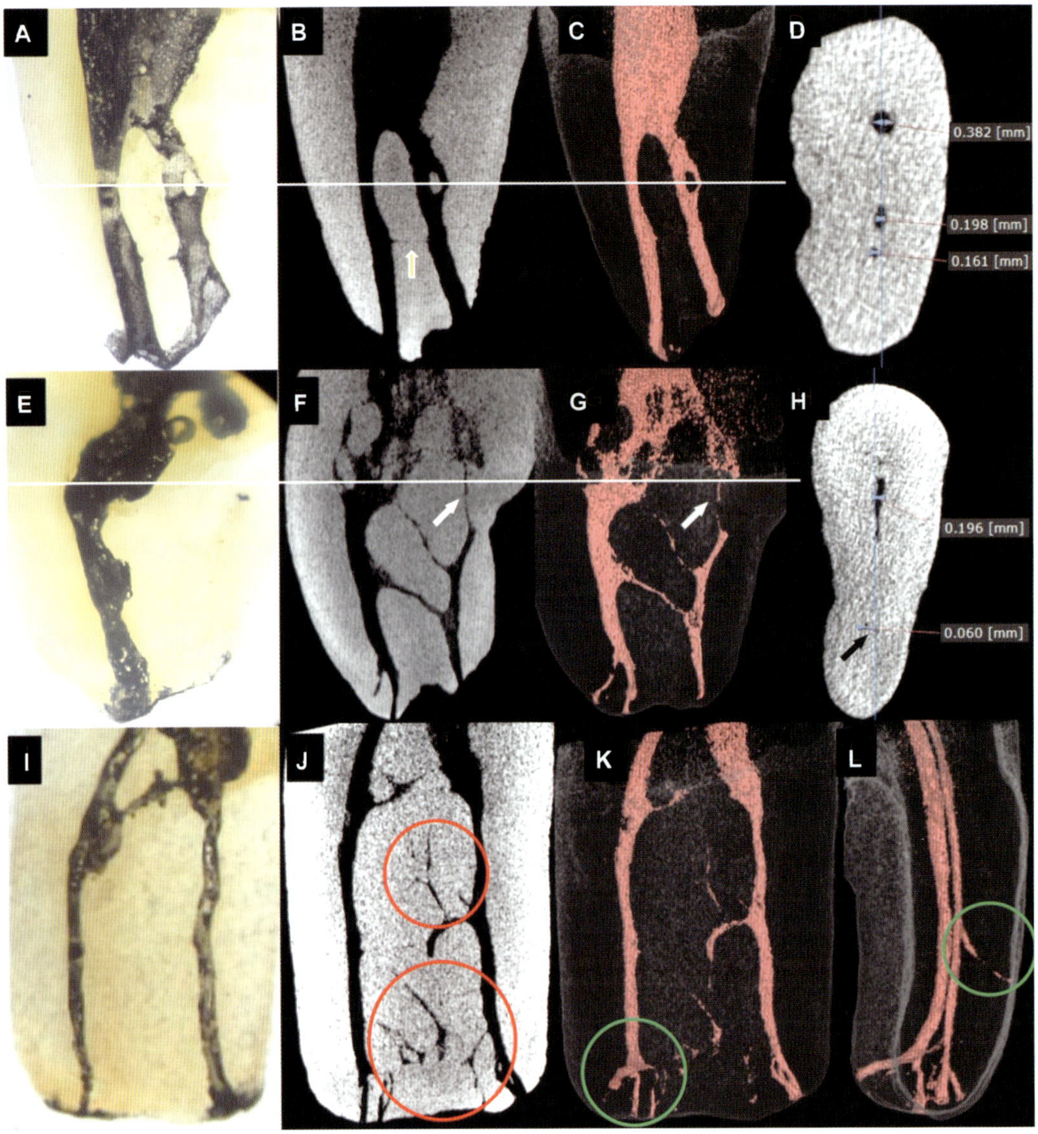

그림 1-27

상악 제1대구치의 근심 치근의 근관계를 관찰한 사진. Clearing technique(그림 A, E, I)이나 micro CT(나머지 그림)를 사용하여 관찰하였을 때 부근관, 근관간 통로 등 매우 복잡한 근관의 모습을 관찰할 수 있다. [그림 출처: Comparison of alternative image reformatting techniques in micro-computed tomography and tooth clearing for detailed canal morphology. Lee KW, Kim Y, Perinpanayagam H, Lee JK, Yoo YJ, Lim SM, Chang SW, Ha BH, Zhu Q, Kum KY. J Endod. 2014 Mar;40(3):417-22.]

치근단 수술의 원리는 간단한데, 먼저 치근의 끝 3mm 정도를 잘라 버리는 것이다. 치근의 끝 3mm 부분에 부근관(매우 작은 근관의 잔가지들) 등이 가장 많이 존재하기 때문에 치근의 끝(치근단) 3mm만 잘라주어도 근관 내 세균 수가 많이 감소해서 실패한 근관치료를 되돌려 치아를 살릴 수 있는 경우가 많다.

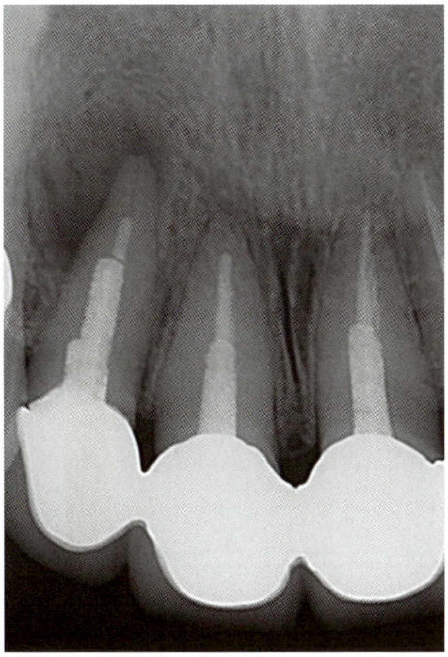

그림 1-28

#12 치근 쪽을 누르면 아프다는 주소로 내원한 환자의 구내 방사선 사진을 촬영한 결과 #12 치아의 치근단 병소를 발견할 수 있다. #12 치아는 큰 포스트로 수복되어 있어 통상적인 재근관치료는 불가능할 것으로 보인다.

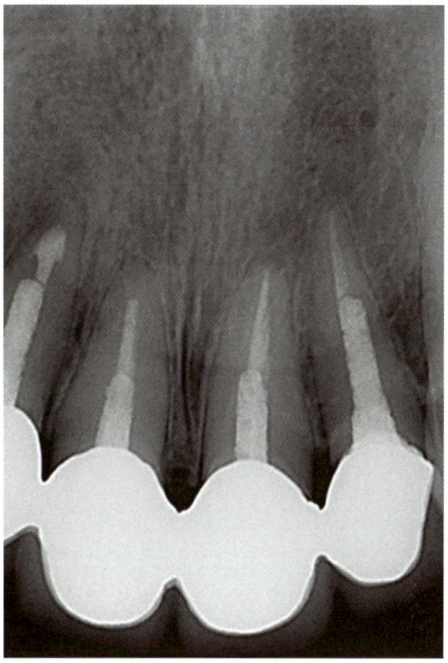

그림 1-29

#12 치아의 치근단 수술 후 2년 경과 관찰 사진에서 환자는 어떠한 증상도 호소하지 않았으며, #12 치아의 치근단 병소가 거의 완전하게 치유되어 있는 것을 발견할 수 있었다.

그림 1-28의 환자는 10여 년 전 상악 전치부의 4개의 치아를 근관치료 받은 뒤 포스트 및 크라운 치료를 받았다고 한다. 그런데 최근에 와서 #12 치근단 쪽 잇몸이 붓고, 화장할 때나 양치할 때 이쪽을 누르면 아프다는 주소로 내원하였다(그림 1-28). 방사선 검사 결과 #12에 큰 치근단 병소가 형성되어 있는 것을 확인할 수 있었다. 근관 충전이 약간 짧게 되어 있는 것을 보아서 재근관치료가 가능하다면 재근관치료를 먼저 해 보고 싶었지만 워낙 큰 포스트를 잘 제거할 자신이 없어서 환자와 상의 후 치근단 수술을 하기로 하였다.

치근단 수술 후 2년 경과 관찰 사진(그림 1-29)에서 환자의 증상은 완전히 사라졌고, 치근단 병소도 거의 완전하게 치유되고 있는 모습을 볼 수 있다. 힘든 수술을 받느라고 환자도 고생했지만 2년이 지난 지금 생각하면 수술 받느라고 힘들었던 건 다 잊어버렸고 치아를 살렸다는 고마움이 든다고 하였다. 치근단 수술 후 근단부 병소가 치유되는 것을 보는 것은 치과의사로서 정말 보람과 행복감을 느끼게 되는 많지 않은 순간 중의 하나인 것 같다.

이제 치근단 역충전에 대해 잠시 이야기하려 한다. 치근단 절제술을 할 때 치근단 3mm만 잘라주어도 세균이 많이 제거되지만, 그림 1-29에서 보는 것처럼, 치근단 수술을 좀 더 완전히 행하려면 치근의 끝을 잘라냄으로써 노출된 근관에서 미생물이 흘러나오는 것을 방지하기 위해 근관의 끝부분을 밀봉해 주는 것이 필요한데, 이것을 치근의 끝을 거꾸로 충전해 준다 하여 치근단 역충전이라고 한다. 당연한 이야기가 되겠지만, 치근단 역충전이 성공하기 위해서는 치근단 역충전 재료의 역할이 매우 중요하다고 할 수 있다. 치근단 역충전 재료의 성질 중에서 밀폐성이 가장 중요한데, 밀폐성에 있어서 뛰어난 재료가 바로 MTA이기 때문에 요즈음은 치근단 역충전 재료로 MTA를 많이 사용한다.

여기까지 재미있게 읽은 선생님들이라면 조금 궁금증을 가질 법도 하다. 도대체 왜 수십 년 동안 사용해 왔던 아말감이나 거타퍼챠에는 없는 이러한 밀폐성을 새로운 재료인 MTA는 가지고 있는 것일까? 하는 의문이다. 이 부분은 필자도 항상 궁금해하고, 또 임상 치과의사로서 화학을 잘 모르기 때문에 완전하게 답할 수는 없으나, MTA의 화학 성분과 큰 관련이 있다고 설명되고 있다. 즉, 이전에 언급한 성 소피아 성당의 잔금이 자동으로 처치되는 기전과 비슷하다고 할 수 있을 것 같다. 지금까지 논문에서 알려진 바를 간단하게 설명하면 다음과 같다.

치아와 MTA가 만나는 계면은 처음에는 약간의 틈이 존재할 수밖에 없을 것이다. 그런데 MTA는 그 안에 칼슘과 실리콘을 함유하고 있고, 또한 MTA를 물과 섞어서 바르므로 수분도 존재한다. 다시 말해 물과 MTA를 개서 발라놓으면 MTA로부터 흘러나온 칼슘과 실리콘, 그리고 수분이 뭔가 새로운 물질들을 만들어낼 수 있는 환경이 조성된다는 이야기가 된다. 그럼 이 새로운 물질들이라는 것은 무엇일까? 새로운 물질들 중 가장 중요한 한 가지가 규산칼슘 수화물(C-S-H)이다. 바로 이것이 성 소피아 성당 기둥의 균열을 자동으로 메워준 것으로 생각되는 물질인데, 이 물질은 어떤 결정 형태나 일정한 형태를 가지고 있다기보다는 정해진 형태가 없고(무정형) 끈끈하게 흐를 수 있는 성질을 가지고 있어 MTA 주변에서 이러한 규산칼슘 수화물(C-S-H)이 만들어지면서 원래는 치아와 MTA 사이에 약간 존재하고 있던 공극을 메워주는 역할을 하는 것으로 필자는 이해하고 있다.

치과의사들이 예전에 사용하던 재료 중에도 수산화칼슘 등 칼슘을 제공해 줄 수 있는 재료들이 있었지만 이러한 재료들은 실리콘을 제공해 줄 수 없었기 때문에 규산칼슘 수화물(C-S-H) 등은 만들지 못했으며, 따라서 MTA에서 보게 되는 놀라운 밀폐력을 발휘할 수 없었을 것으로 필자는 생각하고 있다. 사실 최근에는 실리콘(Si) 함유 재료의 우수한 생활성이 속속 보고되고 있으며, 실리콘이 생체재료의 생활성에 긍정적으로 작용한다는 연구 결과가 발표되고 있는 추세이다.

* Stimulation of proangiogenesis by calcium silicate bioactive ceramic. Li H, Chang J. Acta Biomater. 2013;9(2):5379-89.

이러한 추세를 감안하면 대표적인 인체의 경조직인 상아질을 다루는 근관치료학 분야에서 칼슘

포스페이트나 수산화칼슘처럼 칼슘이 함유된 재료는 수십 년 동안 매우 다양하게 사용되어 왔지만 실리콘이 들어간 재료는 거의 사용된 예가 없다는 것도 어찌 보면 임상 치의학자의 관점에서는 상당히 의외의 일이 아니었나 하는 생각도 든다. 어째든 MTA의 우수한 밀폐력을 만들어 주는 1등 공신 경화 산물인 규산칼슘 수화물(C-S-H)에 대해 설명했다.

MTA의 또 하나의 경화 산물:
치과의사가 근관 내 약재로 넣어주는 수산화칼슘이 저절로 생긴다.

그런데 MTA를 물과 섞어 개어 치아에 발라주면 그 반응 산물로서 규산칼슘 수화물(C-S-H)만 생기는 것은 아니다. 규산칼슘 수화물과 함께 치과의사들이 매우 잘 알고 근관치료에서 아주 많이 사용하는 근관 내 약재인 수산화칼슘이 생긴다. 수산화칼슘은 MTA 내의 칼슘과 물에 존재하는 수산화기(OH^-)가 만나서 이루어지므로 MTA의 수화 과정 중 수산화칼슘이 생기는 것은 당연한 일이라고 하겠다.

그런데 여기서 잠깐, 수산화칼슘이라는 재료가 가지는 성질에 대해 이야기하고 싶은 것이 있다. 수산화칼슘은 근관 내의 세균에 대한 살균 목적으로도 쓰이고, 조상아세포(odontoblast) 등의 세포와 접촉하여 상아질 등의 경조직 형성을 자극하는 것으로도 잘 알려져 있는데, 수산화칼슘의 이러한 생체 활성은 수산화칼슘의 높은 수소이온 농도(pH)에 많은 부분 기인하는 것으로 알려져 있다. 보통 수산화칼슘은 그 염기성이 매우 강해서 pH가 11~12가량 되는 것으로 알려져 있다. 여기서 MTA라는 재료의 우수성을 또 한 번 생각해 볼 수 있을 것 같다. 근관 내 약재로 일부러 구입해서 사용하는 수산화칼슘이 MTA를 충전하고 나면 표면에서 그냥 생성이 된다니! 실제로 MTA를 물과 잘 섞어서 경화시켜 놓으면 MTA의 표면에는 매우 많은 수산화칼슘의 결정들이 석출되어 삐쭉삐쭉한 크리스탈(crystal)들을 이루고 있는 것을 쉽게 관찰할 수 있다. 물론 이러한 크리스탈 결정체들은 맨 눈에는 보이지 않고 전자현미경 사진을 찍어 보면 보이는데, 실제로 필자가 실험적으로 수산화칼슘을 형성시켜 보았을 때 이러한 수산화칼슘 결정들이 MTA 표면에서 매우 잘 형성된다는 사실을 알 수 있었다.

그림 1-30의 사진을 언뜻 보면 꽃처럼 보인다. 국화꽃처럼 작은 잎들이 가득 매달려 있는 것처럼 보이는 이 그림은 사실 ProRoot MTA를 물과 섞어서 경화시킨 후 그 표면을 주사전자현미경(SEM)을 사용하여 관찰한 사진이다. MTA 표면에 침착된 수산화칼슘의 결정들이 기하학적 문양을 이루며 자태를 뽐내고 있다(그림 1-30). 이렇게 형성된 수산화칼슘은 MTA의 항균 능력이나 경조직을 만드는 능력에 좋은 영향을 주는 것으로 생각되고 있다.

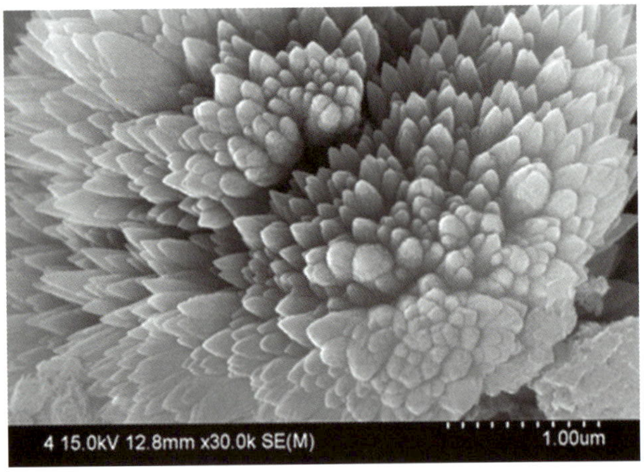

그림 1-30

ProRoot MTA를 물과 섞어 경화시켰을 때 표면에 생성된 수산화칼슘 결정.

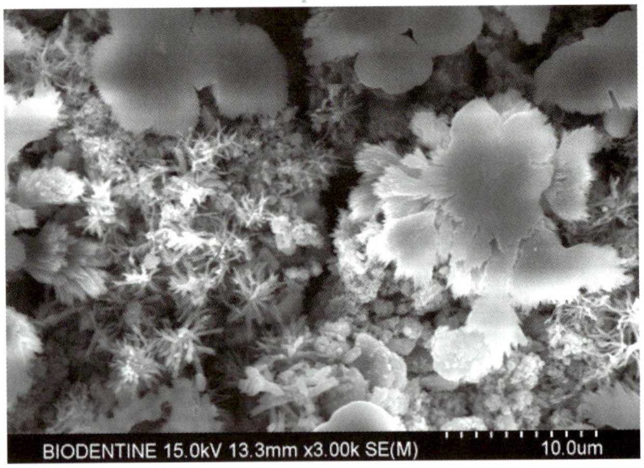

그림 1-31

Biodentine을 물과 섞어 경화시켰을 때 표면에 생성된 수산화칼슘 결정.

우리나라에서 시판 중인 Biodentine이라는 프랑스 제품을 사용하였을 때도 비슷한 결과를 보인다. 즉, 규산칼슘(calcium sililcate)에 기반한 이 제품을 물과 섞어 경화시켜도 마찬가지로 결정들이 나타난다(그림 1-31). 다만 결정의 모양은 각 회사의 제품마다 그리고 경화 조건에 따라서도 조금씩 다르지만, 분명한 것은 MTA와 물을 섞어 놓으면 경화되면서 치과의사들이 근관 내 약재로 쓰는 수산화칼슘이 만들어진다는 것이다.

앞에서 본 것처럼 MTA를 물과 개어 놓으면 그 표면에 염기성이 강한 수산화칼슘이 형성되는데, 여기서 잠깐 주목해야 할 것이 있다. MTA의 경화 작용의 산물로 수산화칼슘이 만들어지고 그 결과 MTA의 표면은 강한 알칼리성을 띠게 된다는 것이다. MTA를 물과 섞어 경화시켰을 때 그 pH가 상당히 높게 유지된다는 것은 실험 논문에서도 여러 차례 확인된 바 있다.

* Odontogenic effects of a fast-setting calcium-silicate cement containing zirconium oxide. Kim KA, Yang YM, Kwon YS, Hwang YC, Yu MK, Min KS. Dent Mater J. 2015 Aug 1;34(4):432-40.

앞의 정보에서 임상적으로 얻을 수 있는 교훈 한 가지는, MTA는 물과 섞어 쓰는 것이 좋다는 것이다. MTA를 국소마취 앰플 용액과 섞어 쓰는 경우도 본 적이 있는데 국소마취 앰플 용액은 산성이다 보니 염기성을 만드는 MTA와 산성인 국소마취 용액을 섞게 되면 산-염기 반응이 일어나서 MTA의 물성에 바람직하지 않은 영향을 미칠 가능성이 있지 않을까 하는 것이 필자의 생각이며, MTA는 물과 섞어서 사용하는 것이 올바른 사용 방법이라는 것을 말씀 드리고 싶다. 이미 문헌상으로도 MTA의 경화 과정에서 산성과 접촉하는 것이 MTA를 약하게 만든다는 연구 결과가 발표되어 있다.

* Acidic pH weakens the microhardness and microstructure of three tricalcium silicate materials. Wang Z, Ma J, Shen Y, Haapasalo M. Int Endod J. 2015 Apr;48(4):323-32.

이렇게 형성된 수산화칼슘은 공기 중에 존재하는 CO_2와 반응하여 불용성의 탄산칼슘을 형성하기도 하는 것으로 알려져 있다.

MTA의 또 하나의 수화 산물인 인산칼슘: MTA가 체내에서 성숙되면 치아의 성분과 비슷한 물질이 형성된다.

MTA를 물과 섞어서 개 놓으면 생기는 수화 산물 두 가지[규산칼슘 수화물(C-S-H), 수산화칼슘]를 이야기하였다. 규산칼슘 수화물은 MTA와 치아 사이의 계면을 밀폐시켜 주는 역할을 하고, 수산화칼슘은 물과 섞어 놓은 MTA가 높은 pH를 갖도록 해주어 좋은 생체친화성과 경조직의 형성을 돕는 성질을 가지도록 하는 역할을 하는 것으로 필자는 이해하고 있다.

MTA의 경화 산물은 이 두 가지로 끝나는 것이 아니라 중요한 것이 하나 남아 있는데, 그것은 인산칼슘(calcium phosphate)이다. 다른 두 가지 경화 산물과는 달리 인산칼슘은 MTA를 물에 섞어 놓은 것 그 자체에서는 생성되지 않는다. 인산칼슘이 형성되기 위해서는 인산이 필요한데, MTA 자체에는 인산이 들어있지 않기 때문이다. 따라서 인산칼슘은 MTA가 체내에서 경화된 다음 성숙되어 가는 과정에서 체내의 인산이온과 MTA가 반응하여 생성하게 되는 것으로 생각된다. 그리고 인산칼슘이 더욱 성숙되면 치아의 구성 성분인 수산화인회석(hydroxyapatite)과 비슷한 구조로 성숙되어 가는 것 같다. MTA의 경화 산물인 규산칼슘 수화물(C-S-H), 수산화칼슘 및 인산칼슘, 나아가 수산화인회석 유사 구조물, 이러한 성분들이 치아와 MTA의 계면의 우수한 밀폐를 제공하고, 그 하방의 심부 구조들을 더욱 더 견고하게 지지하며, 생활성을 촉진하는 것이 아닌가 생각하고 있다.

MTA는 치아와의 계면도 잘 밀폐하지만 코르크 마개처럼 상아세관의 입구도 밀봉한다.

앞에서도 말씀 드린 이야기이지만 MTA와 치아의 계면은 재료가 충분히 치질과 잘 적합하도록 발라진다면 다른 어떤 재료보다도 더 우수한 밀폐력을 가질 수 있도록 충분하게 형성되는 것 같다. 또한 재미있는 것은 물과 개어 놓은 MTA에서는 여러 가지의 경화 산물이 만들어지는데, 이 경화 산물들이 치아와 MTA 사이의 계면을 채워주는 밀폐의 역할도 하지만 이러한 밀폐의 역할을 넘어서서 치아 내부에 존재하는 상아세관까지 막아버리는 역할도 한다.

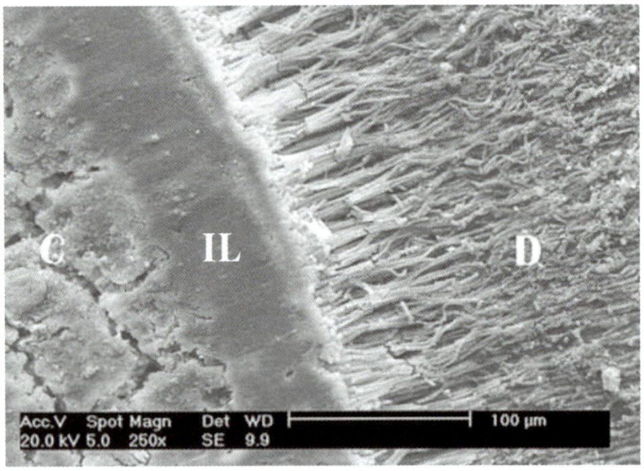

그림 1-32

MTA와 상아질의 경계면을 보여주는 사진. C: MTA, IL: Interfacial layer, D: Dentin. MTA와 상아질 사이의 경계가 잘 밀폐되어 있는 것이 확인된다. [그림 출처: Biomineralization ability and interaction of mineral trioxide aggregate and white portland cement with dentin in a phosphate-containing fluid. Reyes-Carmona JF, Felippe MS, Felippe WT. J Endod. 2009 May;35(5):731-6.]

약간 머리가 아플 수도 있지만, 이해를 돕기 위해 하나의 전자현미경 사진을 더 보고자 한다. 그림 1-32의 사진에서 C라고 표시된 부분은 cement, 즉 MTA이고, IL이라고 표시된 부분은 interfacial layer, 즉 MTA와 치질의 경계층이다. 앞에서 본 여러 장의 사진에서와 마찬가지로 MTA와 치아 사이의 간극이 물샐틈없이 잘 밀폐되어 있는 모습을 확인할 수 있다. 그리고 여기에서 또 하나의 재미있는 구조가 보이는데 IL과 D 사이에 마치 대파를 묶어 놓은 것 같은 실타래와 같은 구조물들이다. MTA와 상아질 내에서 관찰되는 이 구조물은 무엇일까? 필자가 보기에 이 구조물은 MTA의 경화 산물로 생긴 규산칼슘 수화물(C-S-H) 등이 마치 종유석 동굴에서 석순 기둥이 커지듯이 점점 더 길게 형성되어 상아질 내에 존재하는 상아세관까지 자라 들어가서 상아세관의 입구를 틀어막고 있는 것이라고 생각된다.

우리나라에는 종유석 동굴이 많은데, 종유석 동굴에서 석순이 자라는 모양(그림 1-33)을 보면 MTA가 경화될 때 규산칼슘 수화물(C-S-H)이 만들어지는 모습과 비슷하지 않나 생각들 때가 많다. 물론 화학적으로는 완전히 같은 반응이 일어나는 것은 아닐 것이다. 다시 말해서, 이 석순은 성분이 탄산칼슘($CaCO_3$)으로서 화학적으로는 규산칼슘 수화물(C-S-H) 등과는 같지 않겠지만, 규산칼슘 수화물(C-S-H) 등이 MTA로부터 조금씩 생겨가는 모양은 석순이 점점 자라나는 모양과 크게 다르지 않을 것이라고 생각된다.

그림 1-34에 보이는 상부 MTA로부터 경화 산물이 마치 종유석 동굴의 석순처럼 상아세관을 통해 자라 들어가는 모습을 확인할 수 있다. MTA와 치아 사이의 계면을 물샐틈없이 밀폐하는 것도 모자라서 MTA의 경화 산물이 상아세관까지 밀폐시켜 주는 것을 보면(그림 1-34) MTA의 능력의 끝은 어디인지 아연해진다.

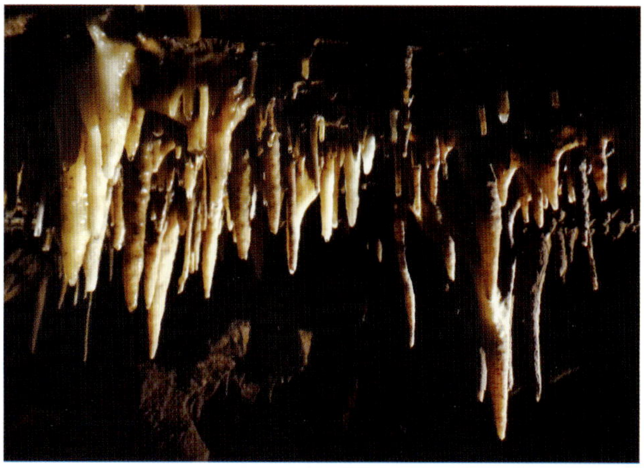

그림 1-33

종유석 동굴에서 석순이 자라는 모습. MTA의 표면에서 규산칼슘 수화물(C-S-H) 등의 수화 산물이 자라나는 것도 마치 종유석이 자라는 것과 비슷한 모양일 것으로 생각된다.

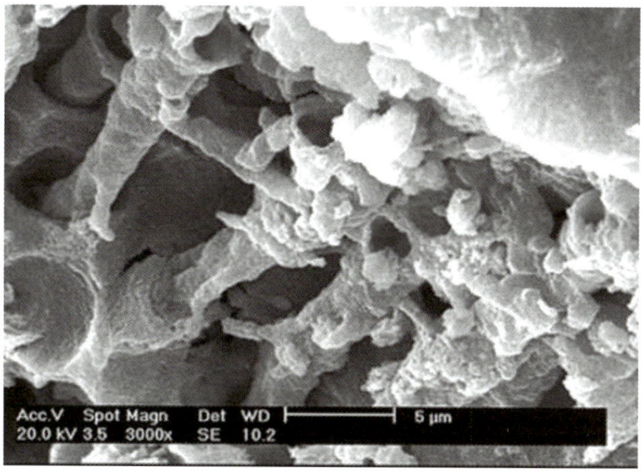

그림 1-34

MTA로부터 상아세관 속으로 마치 종유석이 자라듯이 규산칼슘 수화물(C-S-H) 등의 경화 산물이 자라 들어가는 모습. [그림 출처: Biomineralization ability and interaction of mineral trioxide aggregate and white portland cement with dentin in a phosphate-containing fluid. Reyes-Carmona JF, Felippe MS, Felippe WT. J Endod. 2009 May;35(5):731-6.]

비유하자면 마치 와인 뚜껑(코르크 마개)이 와인 병을 막아서 와인이 밖으로 새 나오지 못하도록 하는 것처럼, MTA로부터 자라 나오는 경화 산물들이 상아세관의 입구를 틀어막아서 세균들이 밖으로 나오지 못하게 하는 역할을 하는 것으로 생각된다. 어떤 선생님들은 MTA의 경화 산물이 상아세관 입구를 막는 것이 뭐 그리 중요한가, 어떤 의미가 있나 하고 의심스럽게 생각할 수도 있겠지만, 사실 상아세관 입구를 MTA가 막아주는 것은 근관 내 세균을 줄인다는 관점에서 큰 도움이 된다. 근관 내에 세균 감염이 있을 때는 보통 근관 내부에만 세균이 존재하고 있는 것이 아니라, 상아세관까지 세균들이 타고 올라가서 길게는 상아세관 표면의 400~500㎛까지도 세균 감염이 있는 경우가 많다.

정성스러운 근관치료에도 근관 내 감염에 호전이 없어 어쩔 수 없이 발치하게 된 치아에서 근관 안쪽을 조직 표본으로 만들어 현미경으로 살펴보면 근관벽이 까만 세균막으로 덮여 있는 것을 볼 수 있다(그림 1-35, 빨간 화살표). 치과의사들이 아무리 열심히 근관 형성을 하더라도 일부 파일이 닿기 어려운 부위의 근관벽은 이렇게 세균막으로 심하게 뒤덮여 있다. 이러니 근관치료가 실패할 수밖에 없지 않나 싶다. 그런데 이 사진을 좀 더 자세히 들여다보면 까만 세균막 안에 있는 세균들이 근관벽의 표면에만 들러붙어 있는 것이 아니라, 상아세관을 타고 상당히 심부까지도 침투해 있는 것을 알 수 있다.

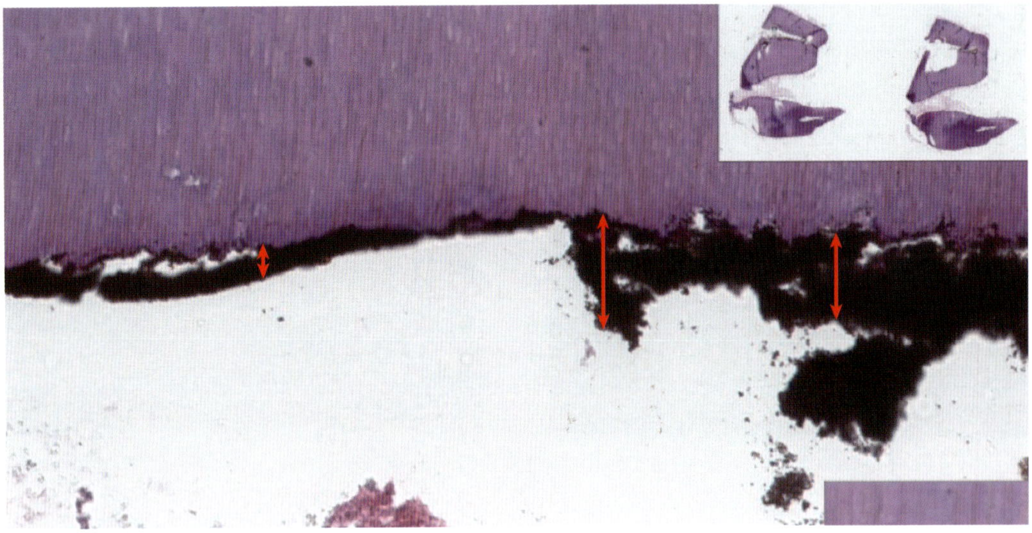

그림 1-35
감염된 근관벽에 붙어 있는 세균막(biofilm)과 상아세관 안쪽까지 침투해 있는 근관 내 미생물들을 관찰할 수 있다(빨간 화살표).

상아세관 안에 이렇게 깊숙이 침투해 있는 세균들을 잘 죽일 수 없다면 이 세균들이 상아세관 밖으로 나오지 못하도록 입구를 막아버리는 것도 하나의 좋은 치료법이 되지 않을까? 따라서 MTA가 근관 입구를 코르크 마개처럼 막아버리면 상아세관 안에 존재하는 세균들이 근관 내로 흘러나오지 못하게 될 것이기 때문에 근관 내의 세균 수를 줄이는 데 상당한 도움이 된다고 생각한다.

MTA를 근관 내에 충전하였을 때 근관 내에서 벌어지는 놀라운 일들

최근에 필자가 참여하여 발표한 하나의 논문에서 MTA의 매우 재미있는 성질을 보여주었는데, 상아세관에 세균 감염이 가득 존재하고 있는 상아질에 MTA(Ortho MTA)를 물과 섞어 잘 적용해주었더니 MTA가 서서히 경화되면서 생긴 산물들이 세균들이 존재하고 있는 상아세관의 입구를 코르크 마개처럼 막아버리고, 또한 그것도 모자라서 상아세관 안에 세균이 존재하고 있는 공간들을 MTA에서 유래된 결정들이 형성되면서 꽉 막아버려 말 그대로 세균이 상아세관 안에 묻혀버리게 되는(entombment) 매우 재미있는 실험 결과를 관찰하여 보고한 바 있다. MTA가 세균을 묻어버리는 이러한 실험 결과는 'MTA가 어떻게 좋은 밀폐성과 생체활성을 나타내는가?' 하는 물음에 대한 또 하나의 해답을 제공하고 있는 것 같다.

그림 1-36에서 보이는 긴 파이프 모양의 구조물은 상아세관을 보여주고 있다. 상아세관 안에 흰색 화살표로 표시된 타원형의 구조물은 근관 내 세균(Enterococcus faecalis)이다(그림 1-36). 비록 실험적으로 유도된 것이기는 하지만, 근관이 감염되어 있을 때 주위의 상아세관마저도 이렇

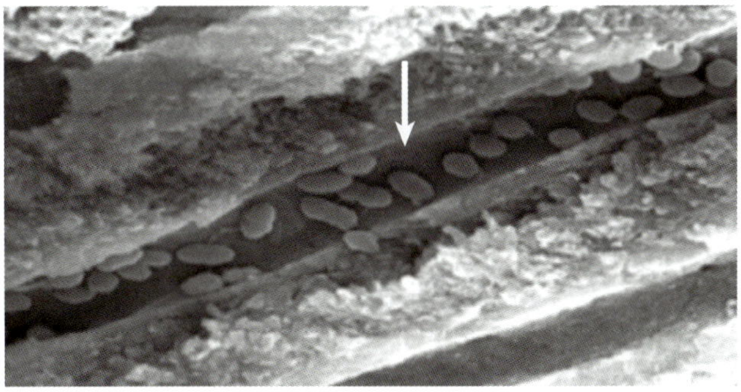

그림 1-36

상아세관 내에 존재하는 근관 내 세균들(흰색 화살표)의 모습. 마치 타원형의 달걀들이 길게 늘어서 있는 모습처럼 보인다.

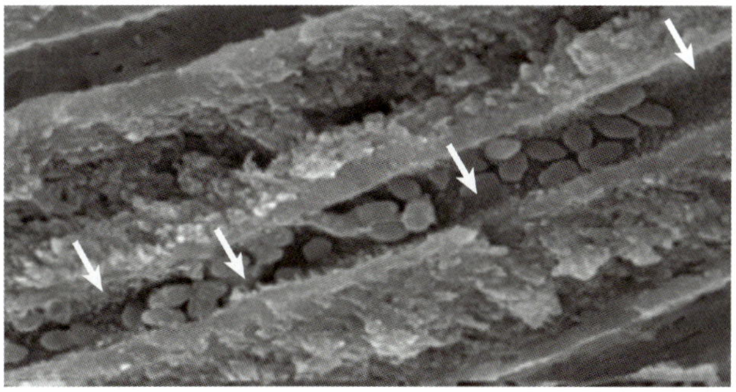

그림 1-37

근관에 MTA(Ortho MTA)를 적용한 다음 2주 후에 관찰한 모습. MTA의 경화 산물이 생성되기 시작한다(흰색 화살표).

게 박테리아로 가득 찬다는 사실은 두렵고 소름 끼치기까지 한다.

실험적으로 근관 내에 MTA(Ortho MTA)를 잘 적용하고 난 뒤 근관 내에서 일어나는 변화를 지켜보았다. 2주일 정도 지나고 나니 근관벽에서 일어나는 미세한 변화가 감지되었다(그림 1-37). 혹시 어떤 변화가 일어나는지 눈치챈 선생님이 있을 수도 있다. 바로 흰색 화살표가 가리키는 것처럼, 근관벽에서 마치 가시가 돋아나듯이 작은 결정들이 벽에 붙어 자라기 시작하는 것이다. 어찌 보면 작은 가시 또는 봄에 새순이 돋아나는 듯한 이 모습은 장차 이 근관이 시간이 지나면서 어떻게 변할지 자못 궁금하게 하고, 내심 기대하게 한다.

2주가 더 지나고 4주가 되었다. 근관도 2주 때와는 큰 변화를 보인다. 2주째에는 작은 가시 또는 새순 모양의 결정들이 벽에 붙어서 겨우 관찰되었다면 4주째에는 결정들이 많이 자라서 상아세관의 많은 부분을 채우고 있는 것을 관찰할 수 있다(그림 1-38). 이 결과로서 상아세관 안에서 자라고 있던 세균들이 점차 자라 올라오는 결정들에 서서히 둘러싸여 가고 있는 것은 정말 흥미롭다.

4주째 사진을 조금 더 확대해서 관찰해 보면 그림 1-39과 같은 모습이다. 상아세관 내에 편안히 놓여 있던 근관 내 세균이 자라나는 결정에 의해서 포위되어 가는 느낌이며, 이전의 동그랗고 포동포동했던 느낌과는 달리 왠지 표면이 조금 쭈글쭈글해져 보인다. 아마도 세균의 생존에 필요한 영양소[인(P) 등]의 공급이 침전물의 성장에 의해 방해받아서 세균의 영양상태가 안 좋아져 그럴 수 있지 않을까 짐작해 본다.

그림 1-40은 MTA 적용 후 8주가 지난 사진이다. 이제 상아세관은 점점 자라 올라오는 결정들로 완전히 막혀 있는 느낌이다. 흰색 화살표는 침전물들에 의해 상아세관이 완전히 폐색(oblitera-

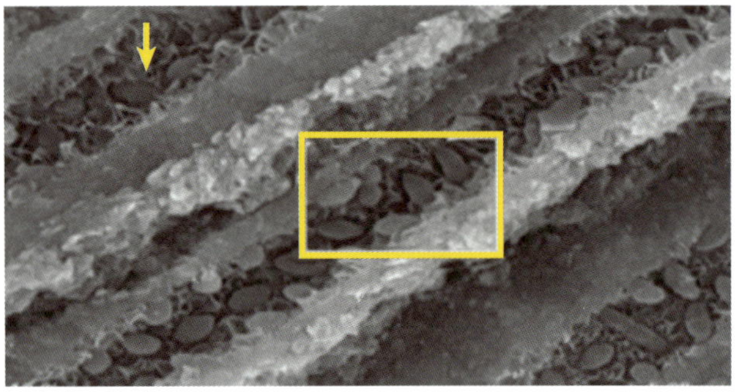

그림 1-38

MTA 적용 4주 후의 사진. MTA의 경화 산물로 추정되는 결정들이 상아세관 내에서 많이 성장해 있다.

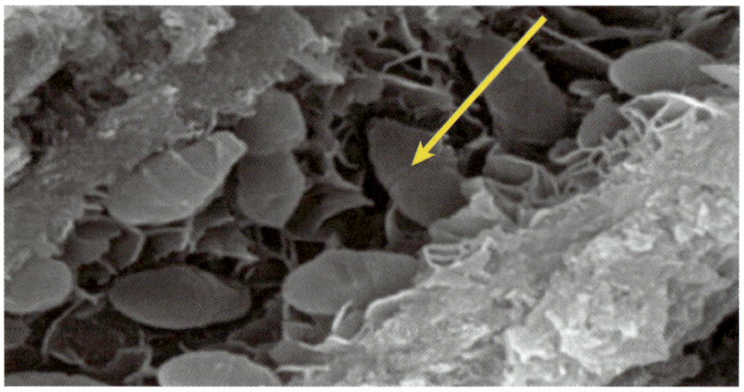

그림 1-39

그림 1-38의 노란색 사각형을 확대한 사진. 결정들로 점점 둘러싸여 가는 근관 내 세균이 명확히 관찰된다(노란 화살표).

tion)되면서 그 안에 그대로 묻혀버린 세균의 일부를 보여주고 있다. 노란색 화살표는 침전물에 의해 완전히 묻혀 있던 세균이 떨어져 나간 자리로 추정된다. 다시 말해서 근관 내 침전물에 묻혀 있던 세균이 실험 과정상의 작은 충격으로 떨어져 나가서 세균이 묻혀 있던 자리가 텅 빈 것을 보여준다. MTA의 경화 산물이 근관을 완전히 막아버리고 그 안에 살고 있는 세균을 묻어버릴 수 있다는 것을 보여주는 아마도 최초의 증명이라고 생각된다.

그림 1-41는 16주가 지난 사진이다. 이제 그림에서 보이던 통통한 근관 내 세균은 거의 보이지 않고, 상아세관의 모양마저 희미해 보인다. 점점 자라 올라오는 크고 작은 결정들에 의해서 상아세관이 막혀버린 것을 알 수 있다. 막혀버린 상아세관 위로 작은 삐죽삐죽한 결정들이 덮고 있는 것을 볼 수 있으며, 흰색 화살표로 표시된 부분은 자라 올라오는 결정들에 의해 포위되어 묻혀서 사멸된 세균 위에 새로 생성된 결정들이 덮고 있는 것처럼 보인다. 마치 내셔널 지오그래픽에서 적자생존의 밀림을 보듯 세균에 대한 애처로운 마음까지 든다.

MTA 적용 후 8주가 경과된 또 다른 시편에서 보면 상아세관 전체가 MTA의 경화 산물에 의해 완전히 폐색된 모습을 보이고 있고, 심지어 상아세관끼리의 개통 부위인 inter-canaliculi까지도 경화 산물에 의해 완전히 채워진 모습을 볼 수 있다. 참으로 MTA의 밀폐력에는 새삼 놀랄 수밖에 없다(그림 1-42).

MTA 적용 후 16주가 경과된 또 다른 시편으로 이번에는 방향을 90° 틀어서 관찰하였다(그림 1-43). 어느 방향에서 보더라도 상아세관 하나가 통째로 틀어 막혀 있다. 이 정도라면 상아세관에 세균이 있더라도 상아세관이 틀어 막히고 세균이 완전히 묻히게 되므로 별 걱정이 없을 것이다. 아직까지 아주 많은 연구가 진행된 것은 아니지만 앞의 연구 결과에서 본 것처럼 Biomineral-

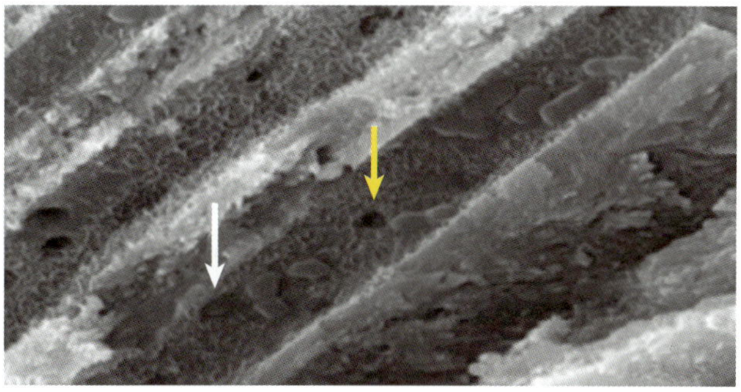

그림 1-40

MTA 적용 후 8주가 경과된 사진. 상아세관이 MTA의 경화 산물로 인해 많이 폐색된 양상을 보인다.

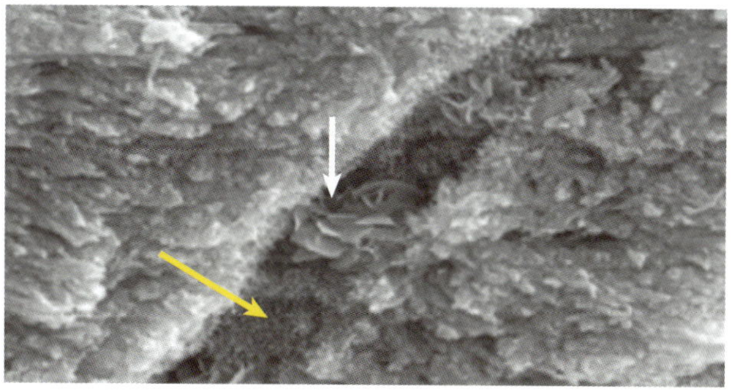

그림 1-41

MTA 적용 후 16주가 경과된 사진. 상아세관이 MTA에 의해 완전히 폐색된 것을 관찰할 수 있다.

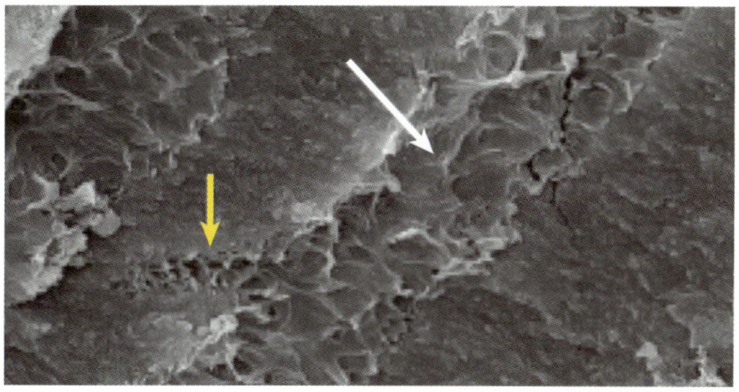

그림 1-42

MTA 적용 후 8주가 경과된 또 다른 시편 모습. 상아세관이 MTA의 경화 산물로 완전히 막혀 있는 모습(흰색 화살표)이 관찰되며, 상아세관 간의 개통 부위인 inter-canaliculi까지도 경화 산물에 의해 완전히 채워진 모습을 볼 수 있다(노란색 화살표).

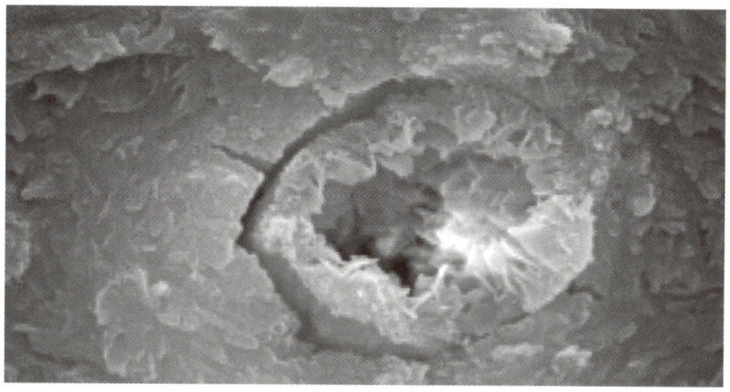

그림 1-43

MTA 적용 후 16주가 경과된 또 다른 시편. 상아세관이 MTA의 경화 산물로 완전히 막혀 있는 모습을 볼 수 있다.

ization이라고 소개되고 있는 MTA의 경화 산물의 형성은 MTA와 치아 간의 간극을 완전히 밀폐시켜 줄 수 있을 뿐만 아니라, 감염된 상아세관까지도 그 입구를 틀어막고, 내부를 폐색시켜 감염된 상아세관으로부터의 세균 누출을 막을 수 있는 중요한 기능을 담당하고 있는 것 같다. 단, 필자의 생각으로는 이러한 우수한 MTA의 밀폐와 상아세관의 폐색 등이 일어나기 위해서는 MTA가 근관벽에 잘 발라져야, 즉 잘 적합되어야 할 것 같다. 여하튼 MTA가 가지고 있는 경화 산물 형성 능력은 아직까지 다른 치과 재료들에는 없었던 독특한 신세계를 보여주고 있고, 앞으로 더 재미있는 활용 예도 많이 나올 것으로 기대한다(그림 1-36~1-43). [그림 출처: Bacterial entombment by intratubular mineralization following orthograde mineral trioxide aggregate obturation: a scanning electron microscopy study. Yoo JS, Chang SW, Oh SR, Perinpanayagam H, Lim SM, Yoo YJ, Oh YR, Woo SB, Han SH, Zhu Q, Kum KY. Int J Oral Sci. 2014 Dec;6(4):227-32.]

MTA라는 재료의 생활성(bioactivity)

보통 치과의사들이 치과용 생체재료를 논할 때 가장 중요하게 이야기하는 것 중의 하나가 생체친화성이다. 쉽게 말해 어떤 치과 재료가 인체에 해를 주지 않느냐라는 부분이 가장 먼저 명확해져야 이러한 재료를 임상에서 안심하고 사용할 수 있다. MTA를 의학논문 검색 엔진인 펍메드(Pubmed)에서 찾아보면 1,700편에 가까운 많은 논문이 쏟아져 나오는데, 이들 중 많은 수가 MTA의 생체친화성에 관한 논문일 정도로 이제까지 MTA의 생체친화성을 증명하는 논문들은 많이 발표되어 왔다. 그만큼 MTA의 생체친화성은 입증되어 있다고 할 수 있다.

또 하나, MTA처럼 경조직(상아질, 백악질, 골조직)을 이루는 세포들과 직접 접촉되어 사용되는 재료들의 경우는 생체친화성도 매우 중요하지만 이와 더불어 또 하나의 중요한 성질이 있는데, MTA와 접하고 있는 세포들이 경조직을 형성하는 것을 도와줄 수 있는 능력이 있는지 하는 것이다. 다시 말해 MTA를 치수복조에 사용하는 경우에 MTA가 하방의 조상아세포(odontoblast)와 접하면서 조상아세포에 독성이나 위해작용도 해서는 안 되지만 더 나아가서 조상아세포가 상아질을 만들어내는 것을 촉진시키는 능력이 있으면 금상첨화라는 것이다. 필자도 MTA에 많은 관심을 가지고 있는 사람으로서 MTA의 생체친화성과 경조직 형성 도움 능력에 대한 몇 편의 연구를 진행하고 그 결과를 논문으로 발표하기도 하였다.

그림 1-44는 MTA가 실제로 인체에 쓰였을 때 얼마나 생체친화성이 있는지를 알아보기 위해서 MTA 위에 사람의 치수조직을 구성하는 세포를 인위적으로 배양시켜 본 것이다. 이런 식으로 세포배양을 했을 때 MTA가 인체에 무해하고 생체친화성이 좋은 재료라면 MTA 위에 세포가 편하게 잘 붙어서 살아갈 것이고, MTA가 독성이 있고 생체친화성이 불량하다면 세포가 그 위에서 잘 붙어 살지 못할 것이다. 그렇다면 세포가 MTA 위에서 잘 사는지 못 사는지를 배양으로 어떻게 알 수 있을까? 우리 옛말에 두 다리 뻗고 잔다는 말이 있다. 육체적 및 심리적으로 편한 상태라는 것을 일컫는 말일 것이다. 세포도 사람과 마찬가지인가 보다. 세포도 자기가 자라는 환경이 편하고 살기 좋으면 다리를 쭉 뻗는다(두 다리는 아니다, 다리는 많다). 그림 1-44에서 PMTA(ProRoot MTA), BA(Bioaggregate), MMTA(Micromege MTA) 등의 규산칼슘(calcium silicate) 기반의 시멘트들 위에서 세포들이 편하게 다리를 뻗고 있는 것을 볼 수 있다. 이것은 이만큼 이런 재료들의 생체친화성이 좋다는 뜻이 된다. 반면에 IRM 위에서는 세포가 다리를 쭉 뻗지 못하고 있는 것을 볼 수 있는데 이것은 물론 IRM도 좋은 재료이기는 하지만 IRM이 세포와 접하였을 때 MTA보다는 상대적으로 독성이 조금 더 있다는 것을 말하는 것이 된다. 아무튼 세포가 다리 뻗고 잘 붙어서 살 수 있을 정도로 MTA의 생체친화성은 좋다.

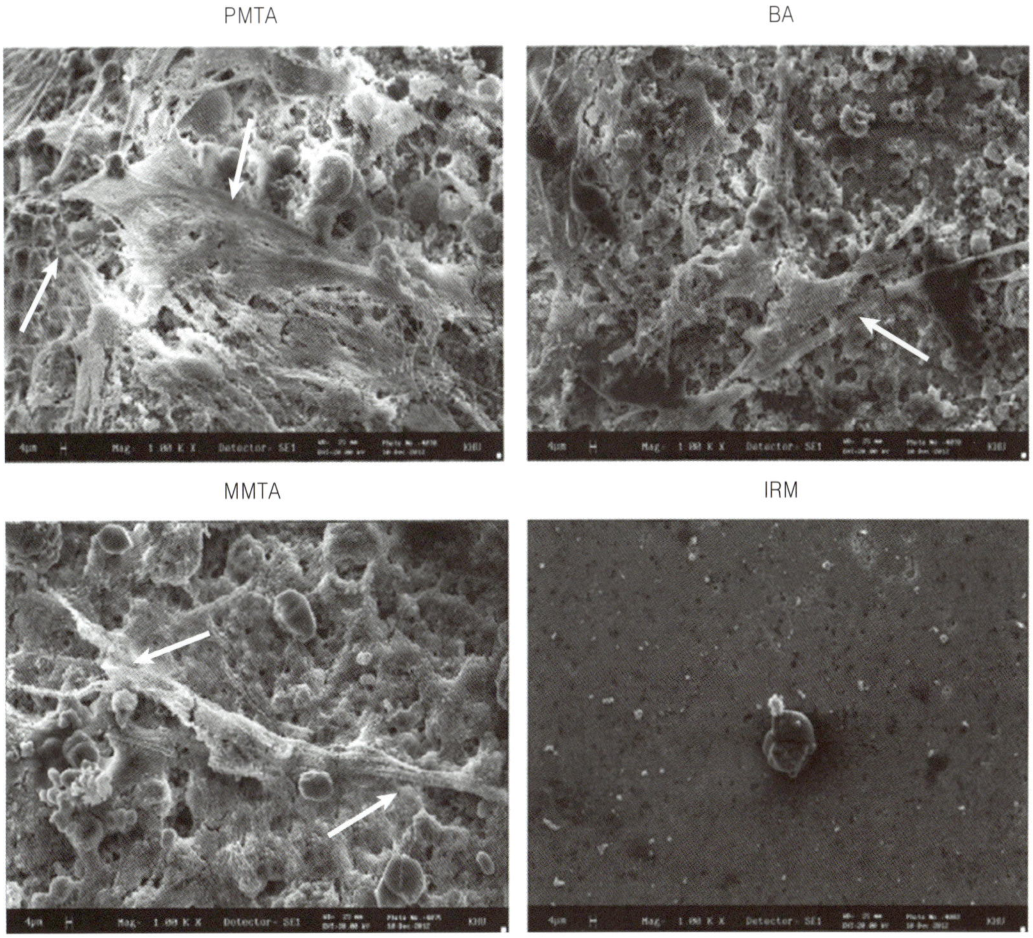

그림 1-44

여러 종류의 MTA 위에서 치수세포를 배양하여 MTA의 생체친화성을 알아본 실험에서 여러 종류의 MTA 모두가 IRM에 비해서 좋은 생체친화성을 가지고 있는 것으로 관찰된다. PMTA: ProRoot MTA, BA: Bioaggregate, MMTA: MicroMega MTA, IRM: Intermediate Restorative Material. [Effects of ProRoot MTA, Bioaggregate, and Micromega MTA on odontoblastic differentiation in human dental pulp cells. Chang SW, Lee SY, Kum KY, Kim EC. J Endod. 2014 Jan;40(1):113–8.]

* Effects of ProRoot MTA, Bioaggregate, and Micromega MTA on odontoblastic differentiation in human dental pulp cells. Chang SW, Lee SY, Kum KY, Kim EC. J Endod. 2014 Jan;40(1):113–8.

앞의 논문에서는 ProRoot MTA, Bioaggregate, Micromega MTA 등 외국산 제품들을 대상으로 실험을 진행하였으며, 후속 연구에서는 Biodentine, Ortho-MTA, MTA-Angelus 등의 재료를 가지고 실험하였다. 이 중 Ortho-MTA는 국산 제품이고, Biodentine과 MTA-Angelus는 외국산 제품이었는데, 세 제품 모두 치수를 구성하는 세포와 접촉시켜 배양해 보았을 때 치수세포에 염증을 크게 일으키지도 않았고, 치수세포들과 생체친화적으로 잘 어울렸으며, 비교적 우수한 경조직 형성 도움 능력을 보인다는 것을 확인할 수 있었다. [자료 출처: Effects of calcium sil-

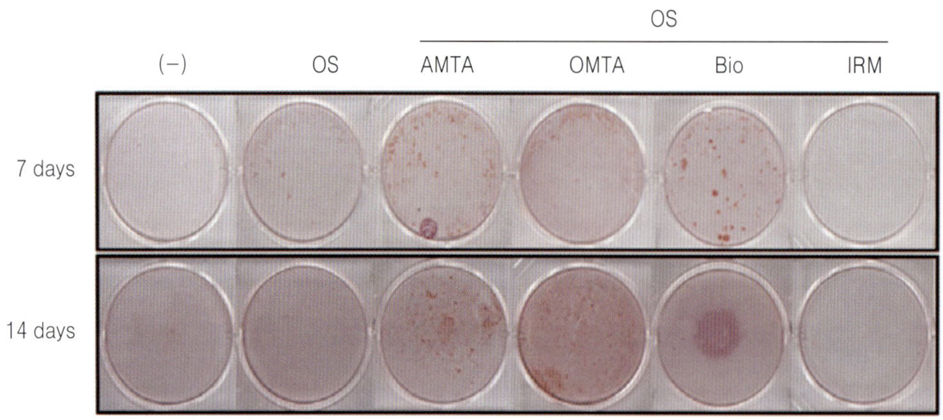

그림 1-45

여러 종류의 MTA를 치수세포와 같이 배양하면 붉은색으로 보이는 경조직이 형성되는 것을 볼 수 있다. AMTA: MTA-Angelus, OMTA: Ortho-MTA, Bio: Biodentine, IRM: Intermediate Restorative Material. [그림 출처: Effects of calcium silicate endodontic cements on biocompatibility and mineralization-inducing potentials in human dental pulp cells. Chang SW, Lee SY, Ann HJ, Kum KY, Kim EC. J Endod. 2014 Aug;40(8):1194-200.]

icate endodontic cements on biocompatibility and mineralization-inducing potentials in human dental pulp cells. Chang SW, Lee SY, Ann HJ, Kum KY, Kim EC. J Endod. 2014 Aug;40(8):1194-200.]

그림 1-45의 이해는 간단하다. 여러 가지 제품들과 치수를 구성하는 세포를 같이 넣고 배양을 했을 때, 각 제품들 중 세포를 자극해서 경조직(상아질, 골조직) 등을 생성하도록 도와줄 수 있는 능력이 클수록 접시가 더 붉게 보이는 것이다(그림 1-45). 왜냐하면 재료와 같이 배양되는 세포가 만들어내는 경조직을 붉은색 염색약으로 염색해 두었기 때문이다. 이런 기준으로 보았을 때 AMTA (MTA-Angelus), OMTA(Ortho-MTA) Bio(Biodentine) 모두 대조군에 비해 같이 배양되는 세포들이 경조직을 많이 만들어내도록 도와주었다고 해석할 수 있다.

물론 많은 MTA 관련 제품들의 생체친화성이나 경조직 형성 유도 능력의 정도에 대해서는 연구자에 따라, 연구 방법에 따라 조금씩 다른 결과가 발표되고 있기는 하지만, 분명한 것은 현재 우리나라에서 시판되고 있는 MTA 제품들이 임상적으로 사용하기에 생체친화성과 경조직 형성 유도 능력 면에서 우수하다는 점을 확인할 수 있었다. 여담이지만, 우리나라만큼 많은 MTA 제품이 시판되는 나라도 없는 것 같다(그림 1-46). 우리나라에서는 현재 ProRoot MTA, MTA-Angelus, Ortho MTA, EndoCEM, Biodentine 등이 시판되고 있어 임상가들의 MTA 선택에 있어서 풍부한 기회를 제공하고 있는 것 같다.

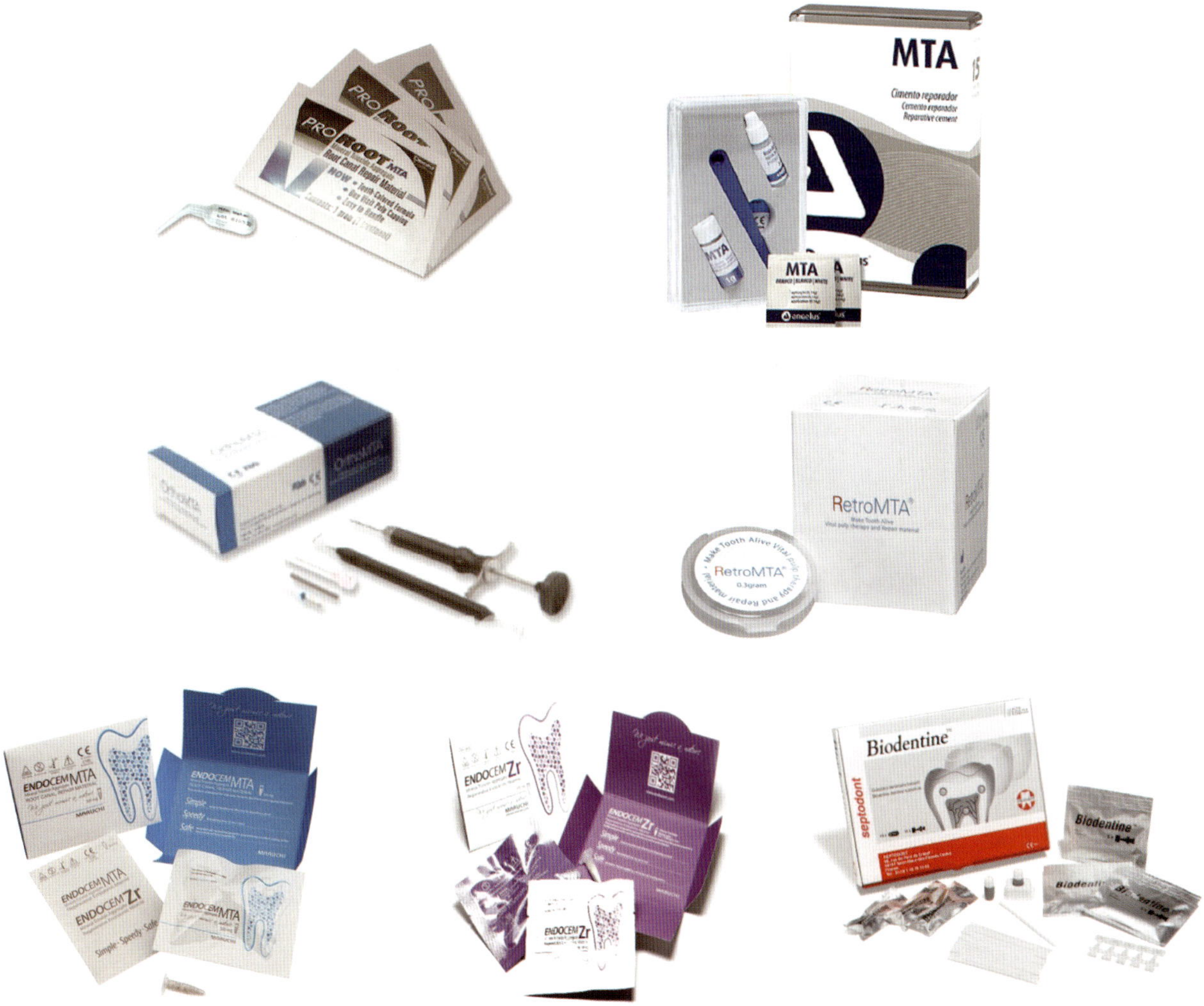

그림 1-46

우리나라에서 시판되고 있는 MTA 제품들. 우리나라의 MTA 제품들은 그 안전성이나 효과에 있어서 외국의 MTA 제품에 뒤지지 않은 우수한 제품들로 평가받고 있다.

MTA의 알갱이, 얼마나 작을까?

MTA의 화학적 구성 성분이나 파우더 크기에 대해서 어떤 선생님들은 큰 관심이 없을 수도 있지만, MTA가 좋은 밀폐력을 가지기 위해서는 MTA가 근관계와 치주조직 간의 개통부를 밀폐시키는 것뿐만 아니라 치아 내에 존재하는 상아세관을 밀폐시키는 것이 도움이 되기 때문에 MTA의 상아세관 밀폐 정도는 중요하고, MTA가 상아세관을 잘 밀폐시키기 위해서는 MTA 파우더가 작으면 좀 더 도움이 되지 않을까 하는 생각을 필자는 하고 있다. 그래서 필자는 ProRoot MTA 등을 대상으로 MTA의 입자 크기를 조사해 본 적이 있다.

그림 1-47A, C, E는 ProRoot MTA 그리고 B, D, F는 Ortho MTA로 각 분말의 전자현미경 사진 및 입자 크기를 분석해 본 자료이다. 외국산 제품인 ProRoot MTA와 국산 제품인 Ortho MTA는 분말의 모양이나 크기 면에서 큰 차이를 보이지는 않는 것 같다. 분말의 크기는 측정 방법에 따라 약간 차이가 날 수 있지만 약 0.1~100㎛ 사이에서 다양하게 분포하고, 평균적인 입자의

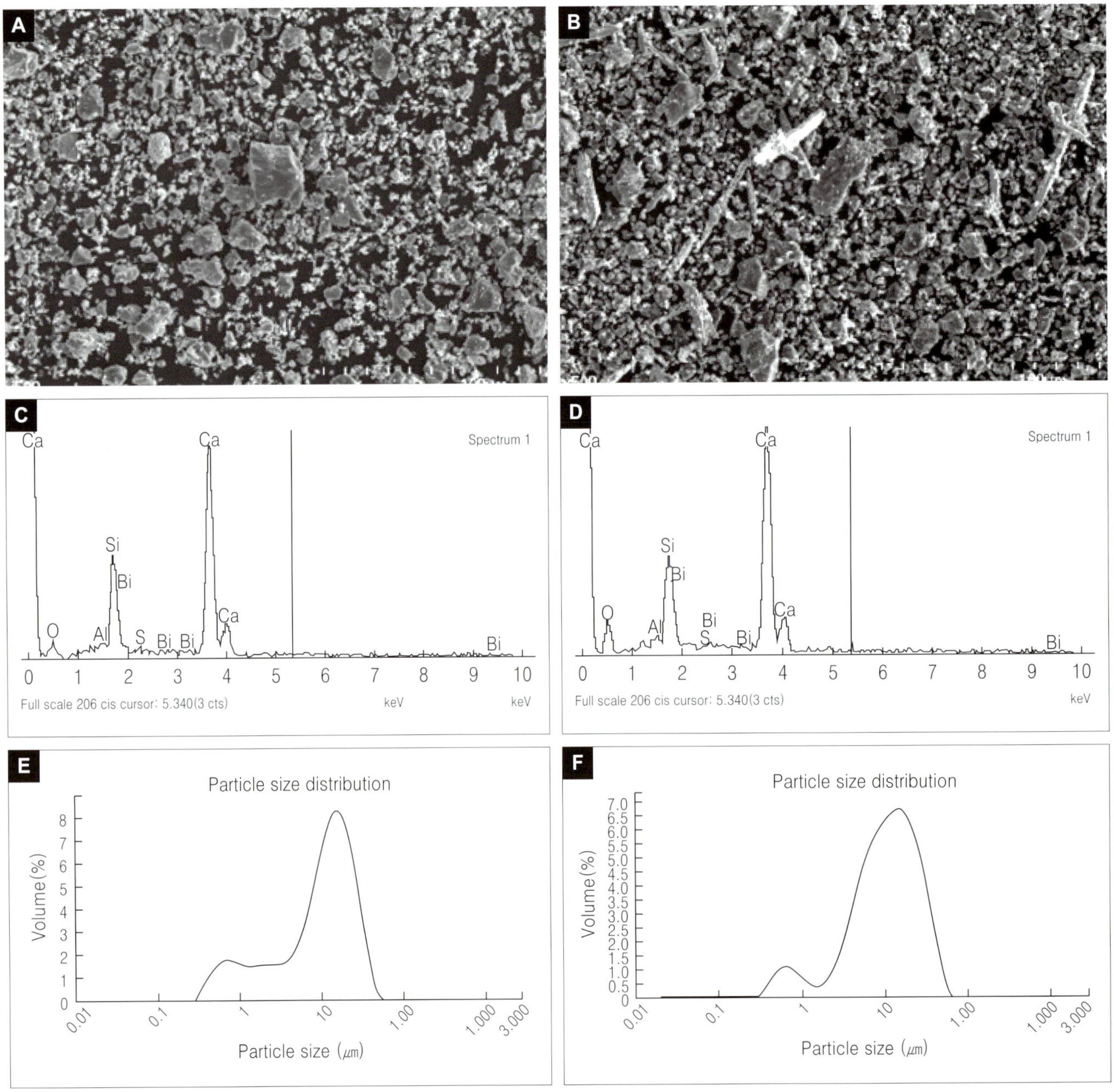

그림 1-47

ProRoot MTA(A, C, E)와 Ortho MTA(B, D, F) 파우더 모습과 성분 그리고 파우더 크기를 비교한 결과. [그림 출처: Chemical constitution, morphological characteristics, and biological properties of ProRoot mineral trioxide aggregate and Ortho mineral trioxide aggregate. Kee Yeon Kum, Yeon Jee Yoo, Seok Woo Chang J Korean Dent Sci. 2014, 6(2):41–49.]

크기는 ProRoot MTA가 3.34㎛, Ortho MTA가 4.60㎛ 정도 되는 것으로 조사되었다. 상아세관의 직경을 5㎛ 정도로 가정할 때 MTA의 파우더는 상아세관 직경보다 작은 것으로 생각할 수 있어서, MTA가 물과 섞여서 상아세관의 입구를 막을 가능성은 충분하다고 할 수 있다.

MTA의 적응증

지금까지 살펴본 바에 의해 MTA가 매우 좋은 재료라는 점은 잘 알았는데, 그렇다면 MTA를 어떤 용도로 쓸 수 있을까? 임상적으로는 MTA의 올바른 적응증을 아는 것이 MTA를 성공적으로 사용하기 위한 가장 중요한 첫 번째 단계가 될 것이다. MTA는 원칙적으로 전에 설명한 것과 같이 치아와 치주조직 또는 근관계 간의 개통 부위 밀폐가 필요한 경우에 사용한다고 할 수 있다. 보존학회의 권장사항(position statement)을 참고로 하여 MTA의 적응증을 설명하면 다음과 같다.

1. 치근 천공 부위의 밀폐

앞에서 이야기한 바와 같이 치근 천공 부위를 메우는 데는 MTA만 한 재료가 없다. MTA와 치아 사이의 계면은 규산칼슘 수화물(C-S-H) 등의 MTA의 경화 산물 및 인산칼슘 등으로 밀폐가 잘 되기 때문에 시간이 많이 흘러도 천공부와 인접한 치주조직의 염증이나 골소실 등이 없이 잘 유지되는 것을 관찰할 수 있다.

* Sealing ability of a mineral trioxide aggregate for repair of lateral root perforations. Lee SJ, Monsef M, Torabinejad M.J Endod. 1993 Nov;19(11):541-4.

2. 치근단 역충전 재료

MTA가 치아의 끝부분으로부터 세균들이 흘러나오는 것을 방지하기 위해서 끝부분을 밀폐하는 재료로 사용된다는 점은 이미 설명하였다. MTA 개발 초기부터 이러한 용도로 MTA가 많이 사용되었으며, MTA가 이러한 용도로 사용되었을 때 기존의 재료보다 뛰어난 밀폐력을 보여서 상당히 좋은 임상적인 결과를 가져왔다는 수많은 연구 결과가 축적되어 있는 상태이다.

* Sealing ability of a mineral trioxide aggregate when used as a root end filling material. Torabinejad M, Watson TF, Pitt Ford TR. J Endod. 1993 Dec;19(12):591-5.

3. 치수복조

치과의사가 치아우식을 제거하다 보면 치수가 아주 작게 노출되는 일이 있다. 이러한 경우 등에서 치수복조의 적응증이 되면 임상적으로 근관치료 대신 치수복조를 시행할 수가 있는데, 치수복조를 할 때 치수복조재로 사용하기에 MTA가 가장 적당한 재료라는 연구 결과는 매우 많다. 사실 MTA가 개발되기 이전에는 치수복조에 수산화칼슘을 많이 사용해 왔다. 그런데 치수복조재로서 수산화칼슘과 MTA를 비교해 본 연구에 의하면, MTA가 수산화칼슘을 사용한 경우보다 더 좋은 결과를 보였다는 의견이 많다.

어떤 점이 더 좋은지가 궁금하실 텐데, 치수복조재 하방에 생성되는 상아질(dentin bridge)의 질이 다르다고 한다. 수산화칼슘은 dentin bridge의 형성에 있어 마치 구멍이 숭숭 뚫린 듯한 치즈 모양의 상아질이 형성되는 데 반해, MTA를 사용했을 때는 훨씬 견고한 상아질이 형성된다고 하며, 그렇기 때문에 치수복조의 더 높은 성공률도 기대해 볼 수 있다.

치수복조 성공의 중요한 요소 중 하나는 치수 외부의 세균침입에 얼마나 잘 저항할 수 있는지이다. 즉, 치수복조재의 밀폐력이다. 그런데 수산화칼슘의 경우는 시간이 지나면서 그 자체가 조직액에 용해되기 때문에 밀폐력에서 문제가 생길 수밖에 없어 MTA만큼의 밀폐력을 가지기 어렵다고 생각된다. MTA는 이미 이야기한 바와 같이 물과 개어 섞어 놓으면 경화 과정에서 수산화칼슘이 생기기 때문에 수산화칼슘과 같은 약리작용을 기대할 수 있으면서도 동시에 우수한 밀폐력을 가질 수 있어 수산화칼슘보다 치수복조재로서 더 우수할 것이라 생각된다.

* Using mineral trioxide aggregate as a pulp-capping material. Ford TR, Torabinejad M, Abedi HR, Bakland LK, Kariyawasam SP. J Am Dent Assoc. 1996 Oct;127(10):1491-4.

4. 일회 근첨폐쇄술(One visit apexification)

근관치료를 하면서 만나는 어려운 증례 중 하나가 근첨이 열린 근관일 것이다. Open apex라고도 하는데, 근첨이 열린 근관의 경우 과거에는 수산화칼슘을 이용한 근첨폐쇄술을 주로 썼다. 근관 내에 수산화칼슘을 넣어 두고 몇 개월 이상을 기다리면 근첨부에 근단부 받침(apical barrier)이 생성되고, 그러면 비로소 근관 충전을 시행해 치아를 보존하는 술식이었다. 그러나 수산화칼슘을 이용한 근첨폐쇄술은 시간이 매우 많이 소요되고, 시행하는 기간 동안에 저작력에 의해 치근의 파절이 야기되기도 하는 등 여러 가지 문제를 안고 있었다. 그러다가 MTA가 개발되자 MTA를 이용한 일회 근첨폐쇄술이라는 술식을 임상에 적용할 수 있게 되었다. 이 술식은 말 그대로 뻥 뚫려서 열려 있는 근첨에 MTA를 조심스럽게 넣어주어서 MTA로 받침대를 만들어 주는 것이다. 그래서 MTA 받침 위에 통상적인 거타퍼챠를 이용한 근관 충전을 해 주는 것을 말한다. 이 술식은 기존의 수산화칼슘 근첨폐쇄술에 비해 치료 기간이 매우 짧고, 환자의 협조도를 얻기에도 그만큼 유리한 점이 있다.

#45의 큰 치근단공을 가진 그림 1-48과 같은 치아에서 통상적인 거타퍼챠를 사용한 치근 부위 밀폐는 어렵고 실패로 이어질 가능성이 있다. MTA를 근단부에 잘 적용하여 근단부 barrier를 잘 형성해 준 다음 상부는 거타퍼챠로 충전하였다(그림 1-48)(박찬제 원장님 증례).

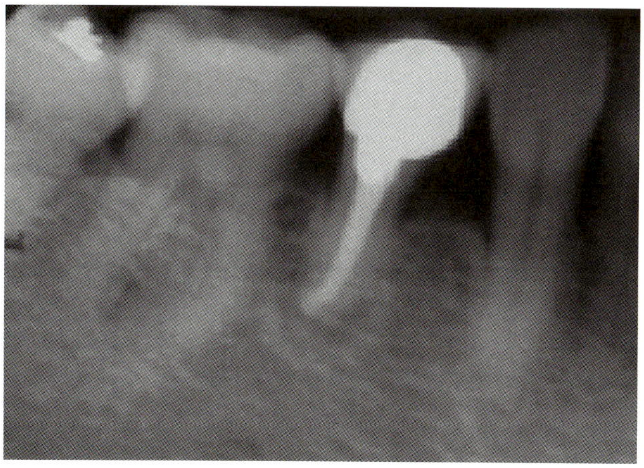

그림 1-48

MTA를 이용한 일회 근첨폐쇄술을 보여주는 증례. 매우 넓은 치근단공을 가지는 하악 소구치를 MTA apical barrier 위에 거타퍼챠를 사용하는 방법으로 근관 충전하였다.

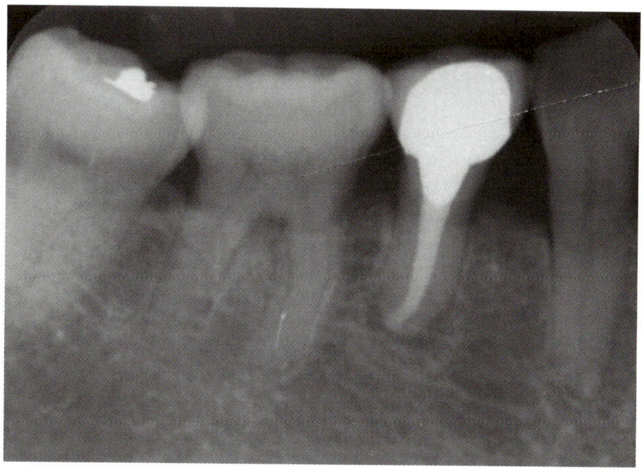

그림 1-49

약 5년이 경과한 시점에서 치아는 정상적으로 기능하고 있다(2010년 2월).

그림 1-49는 동일한 치아의 2010년 2월 경과 관찰 사진이다. 근단부의 방사선 투과상은 그대로 유지되고 있으나 apical scar로 보인다. 환자는 어떤 불편감도 없었고, #45 치아의 골지지와 치관치근비(crown root ratio)가 그다지 좋지 않은 편임에도 불구하고 치아는 5년 전과 마찬가지로 훌륭하게 기능하고 있다. 근단부의 밀폐가 잘 이루어지지 못했다면 이 치아는 벌써 수명을 다했을 수도 있다고 생각한다.

그림 1-50은 2011년 1월 경과 관찰 사진으로, 방사선 투과상은 그대로 유지되고 있으나 여전히 환자는 아무 불편감이 없고, 치아는 잘 기능하고 있다. MTA의 밀폐 효과가 6년이라는 시간의 검증을 받고, 치료는 아직까지 성공적이라고 평가될 수 있다(그림 1-48~1-50).
그러나 MTA로 치근단에 받침을 만드는 것은, 경험해 본 분은 알겠지만, 기술적으로는 그렇게 쉽지 않다. 밑 빠진 독에 살살 물에 젖은 모래를 올려 놓아 가면서 바닥을 만든다고 하면 적당한 비유가 되지 않을까 싶다. 그렇기 때문에 MTA를 열린 근첨에 잘 적용하기 위한 전용 carrier를 사용하는 것이 도움이 되고, 아니면 MTA를 근첨에 잘 충전하기 위해서 collagen sponge 등을 열린 근첨 아래에 깔아서 적용시킨 뒤 그 위에 MTA를 적용하는 방법도 사용할 수 있다.

MTA를 정교하게 근단부에 적용하기 위한 기구로서 미세한 시린지 모양의 MAP(micro apical placement) 시스템(그림 1-51)이 있다. MTA를 물과 섞어 놓고, 시린지의 끝부분으로 반죽된 MTA를 콕콕 찍어주면 MTA가 시린지 안으로 들어가며, 시린지의 손잡이를 앞으로 쭉 밀어주면 MTA가 시린지의 끝부분에서 조금씩 나와서 미세하게 작업 부위에 MTA를 적용하기에 적합하도록 설계되어 있다.

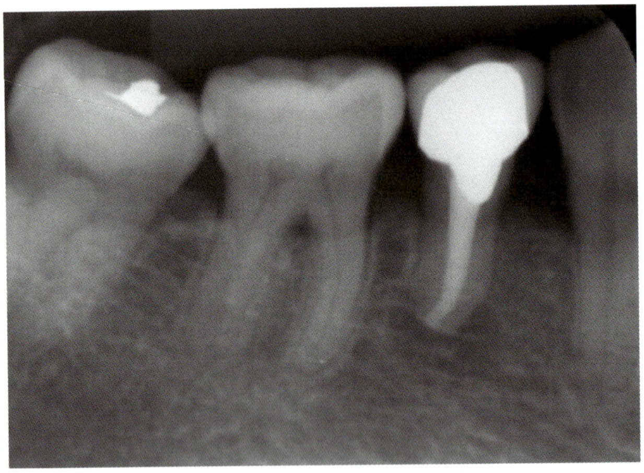

그림 1-50

약 6년이 지난 후의 경과 관찰 시에도 치아는 별다른 증상을 일으키지 않고 정상적으로 기능하고 있다. [박찬제 원장님 증례.]

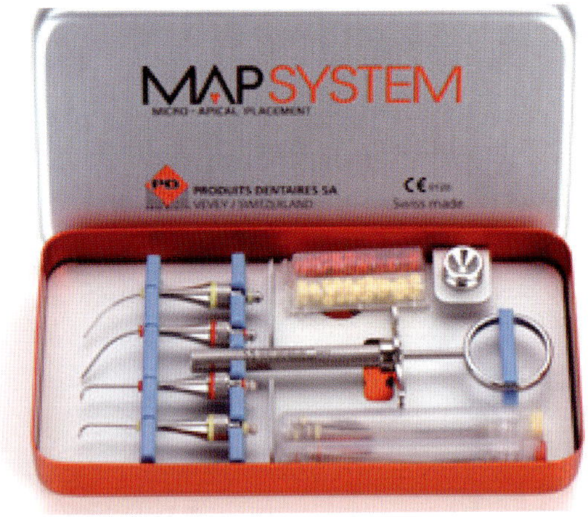

그림 1-51

MTA를 정교하게 잘 적용하기 위한 장비인 MAP(micro apical placement) 시스템.

그러나 아무리 조심한다 하더라도 조금씩의 MTA가 근단공 밖으로 빠져나가는 문제가 있을 수 있는데, 수산화칼슘은 치근단 밖으로 빠져나가도 시간이 지나면 흡수되어 없어지지만, MTA는 시간이 지나도 없어지지 않고 그 자리에 그대로 남아 있게 된다. 그렇다면 치근단 밖으로 빠져나간 MTA가 문제를 일으키지는 않을까 하는 걱정을 할 수밖에 없는데, 일단 필자의 경험이나 문헌상으로 보았을 때 소량의 MTA가 근단공 밖으로 빠져나간 것이 큰 문제를 일으키지는 않는 것 같다.

필자는 근관치료를 전공하는 여러 교수님들을 도와 일회 근첨폐쇄술 술식 중 소량의 MTA가 근단공 밖으로 빠져나간 교수님들의 증례에서 그 예후가 어떤지 수년간 관찰하여 그 결과를 해외 학술지에 발표한 적이 있다. 신기한 것은 근관치료 전에 환자는 치근단 부위에 매우 큰 치근단 병소와 방사선 투과상을 보이고 있었는데 MTA를 사용한 일회 근첨폐쇄술 시행 후 수년이 지났을 때 방사선 투과성 병소가 거의 완전하게 치유되는 모습을 보였다는 점이다.

거기에 덧붙여서 치료 중 근단공 밖으로 빠져나간 MTA는 수년이 지난 후에도 흡수되지 않고 남아 있었지만, 그냥 그 자리에 남아 있을 뿐 어떠한 임상적 문제도 일으키지 않았고, 오히려 방사선 투과성 병소가 치유되면서 조금씩 생성되는 신생골들과 융합되어 intermingling되는 양상을 보였다는 것이다. MTA가 매우 생체친화적인 재료라는 사실을 실제 임상 증례를 통해서 볼 수 있었던 재미있는 임상 논문이었다고 생각된다.

그림 1-52에서 근관장을 측정한 방사선 사진을 보면 매우 큰 치근단 병소가 관찰된다. 치근첨은 크게 열려있는 미성숙 영구치로 보이며 통상적인 근관치료 및 거타퍼챠를 이용한 근관 충전은 불

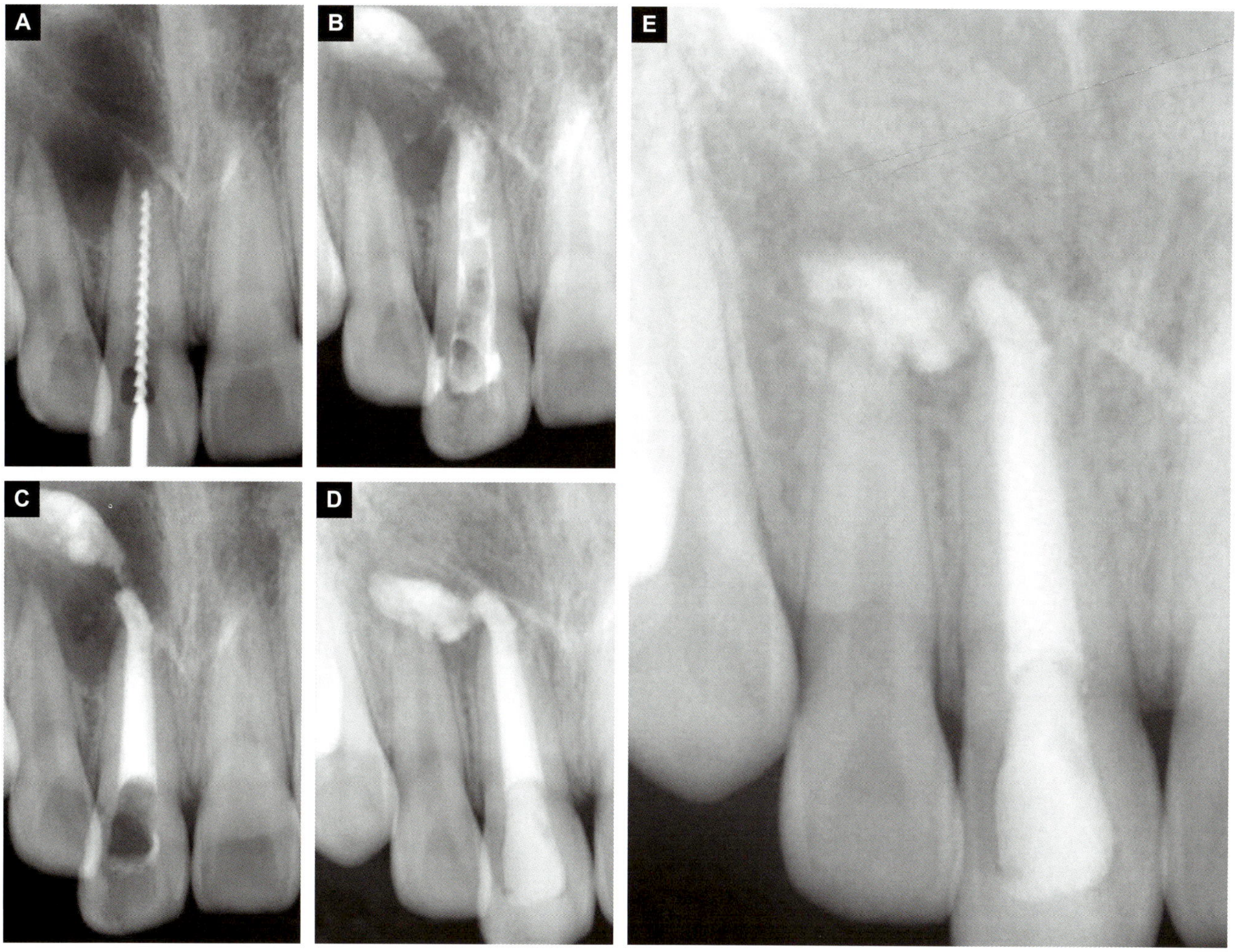

그림 1-52

상악 중절치에서 근단공을 소량의 MTA가 빠져나갔음에도 불구하고 수년 후의 경과 관찰에서 치근단 병소의 치유와 치아의 보존이 가능했던 증례. **A,** 근관장 측정을 위한 방사선 사진. **B,** MTA를 이용한 일회 근첨폐쇄술 중 근단공 밖으로 소량의 MTA가 밀려나감. **C,** MTA를 이용한 일회 근첨폐쇄술 시행 직후의 모습. **D,** 11개월 경과 관찰 사진에서 병소가 치유되어 가는 양상을 확인할 수 있다. **E,** 36개월 경과 관찰 사진에서 병소는 완전히 치유되었으며 밀려나간 MTA는 그대로 남아 있다. [그림 출처: Long-term observation of the mineral trioxide aggregate extrusion into the periapical lesion: a case series. Chang SW, Oh TS, Lee W, Cheung GS, Kim HC. Int J Oral Sci. 2013 Mar;5(1):54-7.]

가능해 보인다. 과거 같으면 이런 경우에 수산화칼슘을 근관 내에 넣어 놓고 수개월 또는 1년 이상을 기다려서 apical barrier를 형성시키는 술식인 근첨폐쇄술을 시행했겠지만, 우수한 밀폐를 제공해 줄 수 있는 MTA가 개발된 이후에는 이런 경우 조심스럽게 일회 근첨폐쇄술을 시행해 보는 경우가 많다.

MTA를 이용하여 근관 충전을 잘하였지만 MTA가 근단공 밖으로 조금 밀려나간 것을 볼 수 있다. 이렇게 근단공 밖으로 빠져나간 MTA의 운명은 어떻게 될까? 환자는 아무런 증상도 없고 치

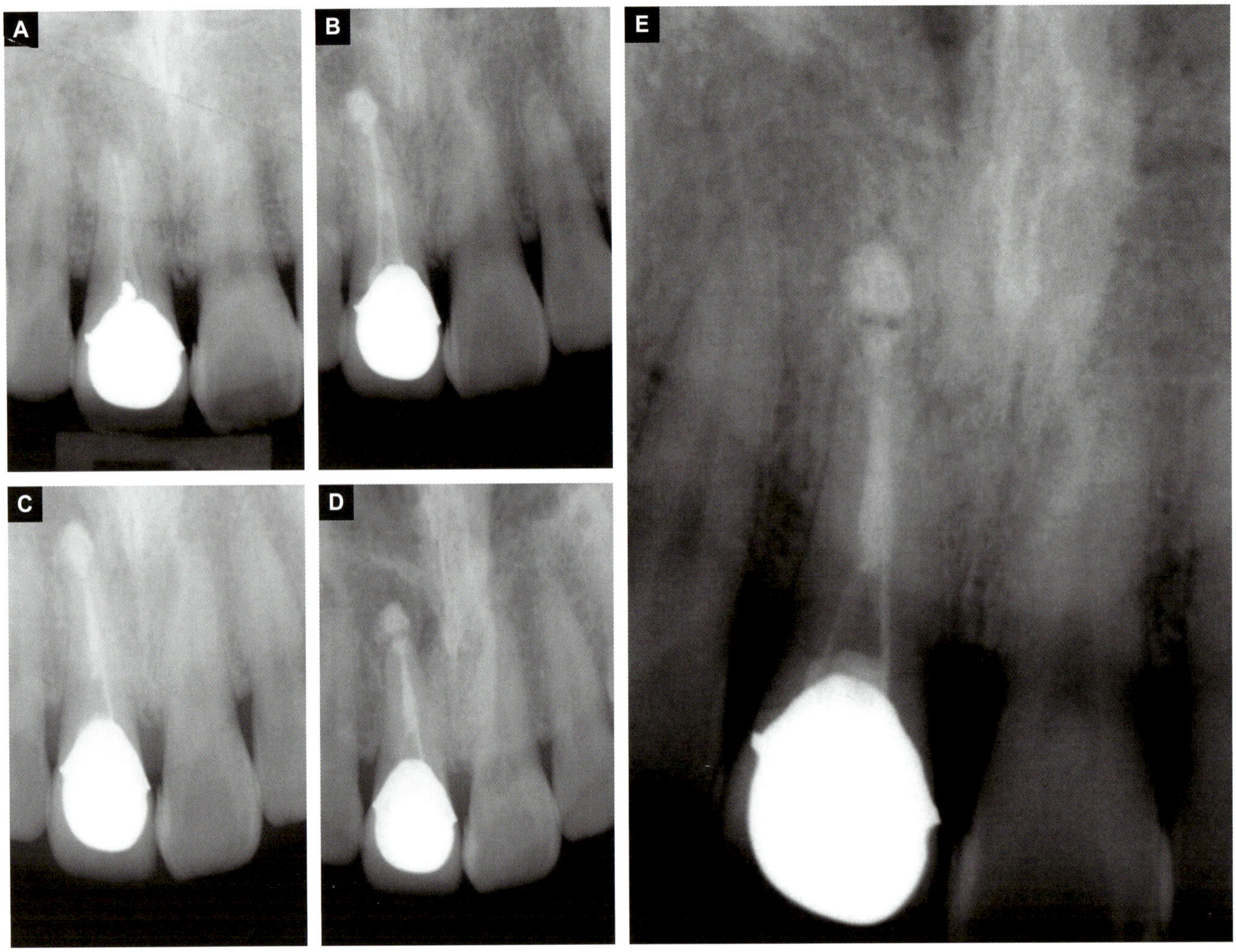

그림 1-53

상악 중절치의 일회 근첨폐쇄술 도중 근단공 밖으로 소량의 MTA가 밀려나갔으나 아무런 문제를 일으키지 않고, 치근단 병소가 치유되었으며, 치아를 보존할 수 있었던 또 하나의 증례. **A,** 초진 방사선 사진. 큰 치근단 병소가 관찰된다. **B,** 일회 근첨폐쇄술 시행 중 소량의 MTA가 근단공 밖으로 밀려나간 모습. **C,** MTA를 이용한 일회 근첨폐쇄술 시행 직후. **D,** 3개월 경과 관찰 방사선 사진에서 치근단 병소가 치유되기 시작하는 것이 관찰된다. **E,** 54개월 경과 관찰 방사선 사진에서 치근단 병소의 완전한 치유와 치조백선(lamina dura)의 재생이 관찰된다. [그림 출처: Long-term observation of the mineral trioxide aggregate extrusion into the periapical lesion: a case series. Chang SW, Oh TS, Lee W, Cheung GS, Kim HC. Int J Oral Sci. 2013 Mar;5(1):54-7.]

아는 정상적으로 기능하고 있었으며, 놀랍게도 11개월 만에 그렇게 큰 치근단 병소도 거의 치유되어 있는 모습이다. 36개월 경과 관찰 방사선 사진에서 치근단 밖으로 넘어간 MTA는 흡수되지 않고 그 자리에 남아있지만 어떤 문제도 일으키지 않고 얌전히 주위의 신생골과 함께 어우러져 있다.

MTA가 치근단 밖으로 밀려나가는 것은 그렇게 흔한 일이 아니나, MTA를 사용하는 선생님들은 언제든 겪을 수 있는 일이기 때문에 이와 관련된 증례를 조금 더 보여드리고자 한다. 이 증례도 앞에서 보았던 증례와 거의 동일하다(그림 1-53). 크게 열린 치근첨을 가진 치아에서 MTA를 이

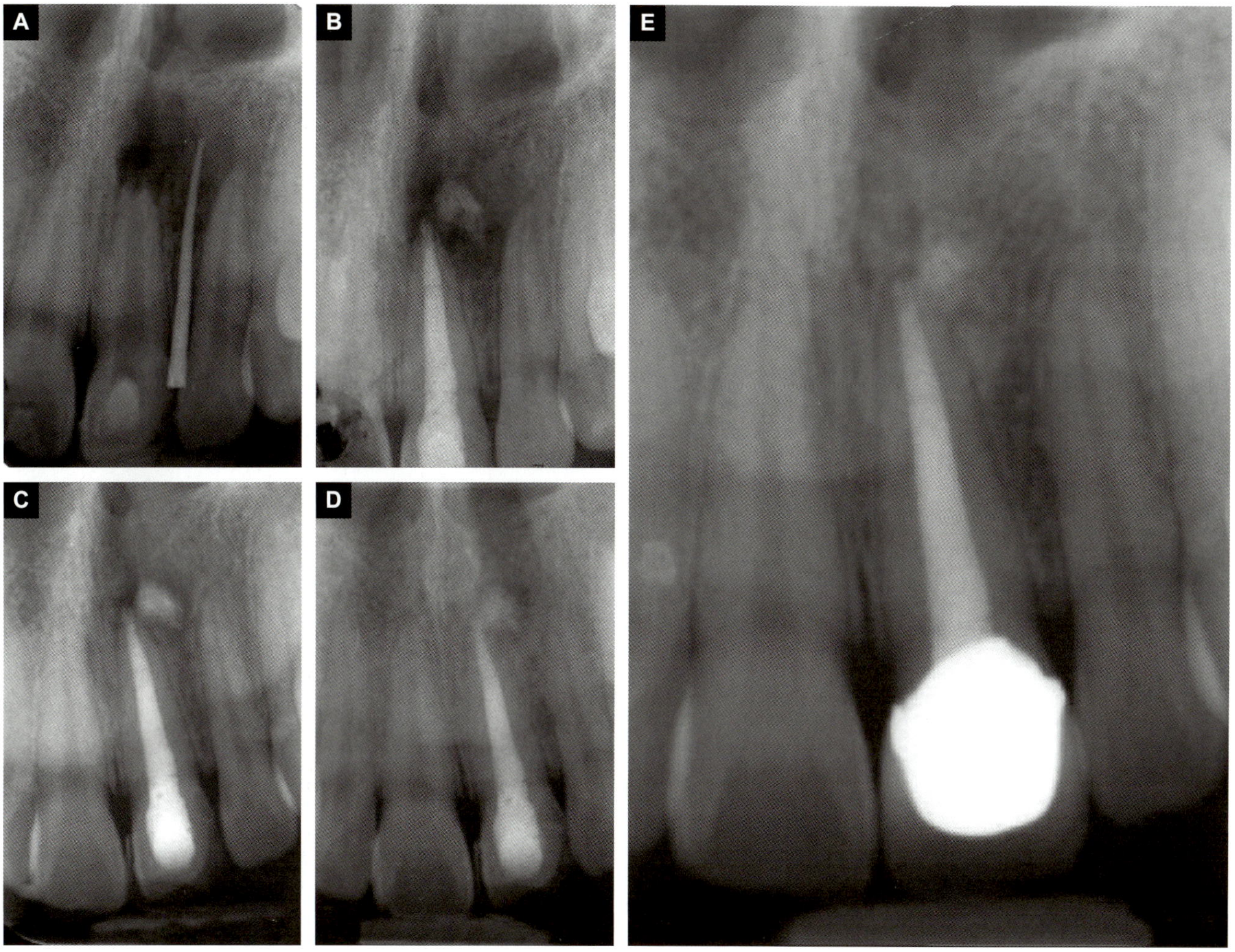

그림 1-54

상악 중절치 치료 중 근단공 밖으로 밀려나간 소량의 MTA를 수년 동안 경과 관찰한 또 하나의 증례로서 밀려나간 MTA는 아무 문제를 일으키지 않았고, 치근단 병소는 완전히 치유되었으며, 치아를 보존할 수 있었다. [그림 출처: Long-term observation of the mineral trioxide aggregate extrusion into the periapical lesion: a case series. Chang SW, Oh TS, Lee W, Cheung GS, Kim HC. Int J Oral Sci. 2013 Mar;5(1):54-7.]

용한 일회 근첨폐쇄술을 잘 시행하였지만, 약간의 MTA가 근단공 밖으로 빠져나간 증례에서 치료 3개월 만에 밀려나간 MTA 주위로 골의 치유가 나타나면서 밀려나간 MTA가 신생골로 둘러싸여 가고 있으며, 54개월이 지났을 때 근단공 밖으로 밀려나간 MTA는 그 자리에 그대로 있지만 매우 컸던 치근단 병소는 완전히 치유되었다. MTA는 신생골로 완전히 둘러싸여 어떤 문제도 일으키지 않고 얌전히 있으며 환자는 어떤 증상도 없고, 치아는 완전히 정상적으로 기능하고 있다. 밀려나간 MTA 증례를 보는 김에 하나 더 보여드리도록 하겠다(그림 1-54). 앞의 증례들과 매우 유사한데 그림 1-54A에서는 상악 전치부의 매우 큰 치근단 병소와 누공의 존재를 보여주고 있다. 미성숙 치근을 가진 #21 치아에 일회 근첨폐쇄술을 시행한 후(그림 1-54B), 8개월 경과 관찰에서(그림 1-54C) 이미 치근단 병소가 많이 줄어든 모습을 볼 수 있으며, 24개월 경과 관찰 사진에서는(그림 1-54D) 치근단 병소가 거의 보이지 않는다. 물론 환자는 어떠한 증상도 없고, 치아는 완벽히 정상적으로 기능하고 있다. 마지막으로 4년 경과 관찰에서(그림 1-54E) 근단공 밖으로 밀려나간 MTA 주위로 신생골이 만들어져서 MTA와 어우러지고 있으며, 밀려나간 MTA는 어떠한 문제도 일으키지 않고 있다.

하지만 이러한 사실에도 불구하고 MTA는 근관 내에 한정되게 사용하는 것이 가장 좋다는 것은 주지의 사실이다. 시술 중 어쩔 수 없이 MTA가 근단공 밖으로 조금 빠져나가는 것은 어쩔 수 없고, 임상적 문제를 일으킬 가능성은 크지 않지만, 술자는 항상 MTA가 근관 내에 국한되어 사용될 수 있도록 최선의 노력을 다해야 한다.

5. 재혈관화 술식

비교적 새로운 근관치료 술식으로, 이 술식은 근첨이 완성되지 않은 open apex의 치아에서 치수가 괴사되고 치근단 병소가 존재하는 경우 등에서 사용할 수 있는 술식이다. 예전 같으면 발치를 하거나 기껏해야 근첨폐쇄술 정도를 시행해 볼 수 있었을 증례에 요즈음은 재혈관화라는 새로운 술식을 적용해 보는 예가 점점 늘고 있다. 술식의 술기와 원리를 하나의 증례와 함께 간략히 설명하면 다음과 같다.

그림 1-55에서 보여주고 있는 환자는 내원 당시 7세의 어린이였는데, #21 치아가 아직 완성되지 못해서 근첨이 크게 열려있고, 치근 주변의 골파괴가 매우 심한 것을 볼 수 있다. 또한 동요도가 얼마나 컸는지 핀셋으로 세게 잡아당기면 발치될 것만 같은 치아였다. 이렇게 치아 상태가 좋지

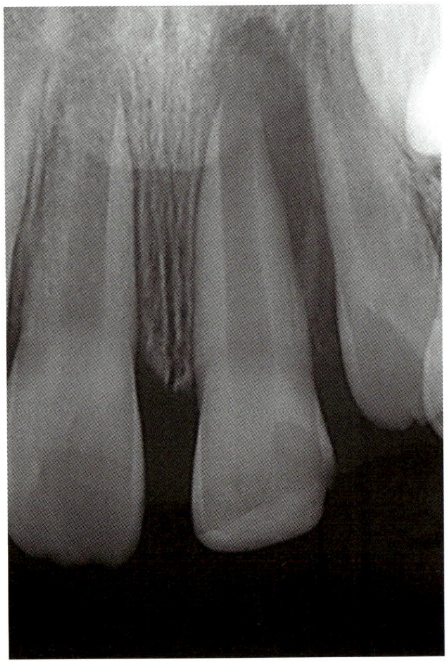

그림 1-55

미성숙 영구치(#21)의 주변으로 큰 치근단 병소를 보이고 있으며, 이환된 치아는 동요도가 매우 컸다.

않은데도 아이는 침착하기도 하려니와, 착하고 얌전해서 정말 안타까운 생각이 먼저 들었다. 어떻게 이 치아를 살려야 될까 고민도 많이 했다. 일단 구개측 치은의 부종이 너무 심해서 아이가 힘들어하고 있었으므로 절개 및 배농 그리고 항생제 투여를 통해서 치은부종을 가라앉힘으로써 아이가 어느 정도 편하게 생활할 수 있도록 응급처치를 해 주었다.

그러고 나서 어떻게든 근관 내 감염을 줄여 주어야 하므로 근관 와동 형성을 시도하였으나 치관부위 치수를 살짝만 건드려도 아이는 매우 아파하였고, 동시에 치수를 건드리면 출혈이 동반되어 마치 치수가 살아있는 것처럼 느껴졌다. '아, 이거 어떻게 된 거지?' 싶으면서도 일단 살아있는 치수를 다 긁어내지는 않고 2mm 정도의 얕은 치수 절단(부분 치수 절단술, shallow pulpotomy)을 시행한 후 상부를 MTA와 복합레진으로 수복하였다(그림 1-56).

당시 환자의 통증이나 동요도 또는 부종은 절개 및 배농 치료를 받은 후 많이 감소한 상태였다. 사실 근관 아래 부분에 저렇게 감염이 큰데 윗부분의 부분 치수 절단만 해도 될까 하는 의문이 있었다. 하지만 정확한 원인은 모르겠지만 치관부의 치수에서 느낌이 정상적으로 살아있고, 탐침 시 출혈이 되어서 일단 치수를 보호하고 조금 기다려 보다가 다시 증상이 나타나면 본격적인 치료를 하자고, 탐색을 하기 위한 치료라고 나름 생각하고 있었다.

치료를 하고 난 후 정기적으로 환자를 추적 관찰해 보았으나 환자는 별다른 불편감은 없고 치근단의 병소도 더 커지는 느낌이 없었다. 아니 조금씩 줄어들고 있는 것처럼 느껴졌다. 필자만의 착

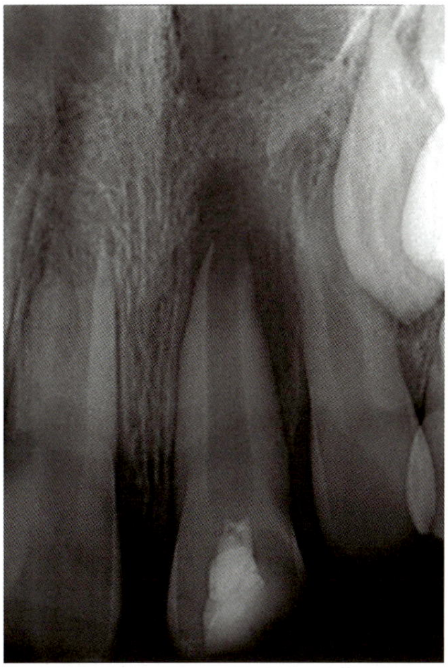

그림 1-56

부분 치수 절단술(#21)을 시행한 후의 모습. 근관 내로 약간의 MTA가 들어가 있으며, 타액 속의 세균이 다시 치아 내로 들어가 감염을 악화시키는 일이 없도록 최선을 다해 복합레진으로 근관의 상부를 충전하였다.

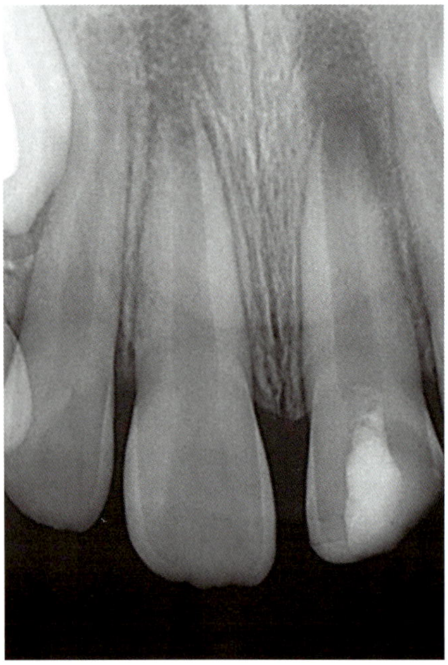

그림 1-57

부분치수절단(#21)을 한 후 6개월이 경과된 상태의 방사선 사진. 6개월 전에 비해 치근단 병소가 조금 줄어들어 보이는 듯하다. 이때까지는 거의 증상이 없었으므로, 이대로 병소가 줄면서 나아주면 좋겠다고 생각했다. 생각해 보면 이와 같이 큰 근관의 감염이 있는 상태에서 부분치수절단술만 한 후 증상이 낫기를 기다리는 것은 논리가 좀 부족한 일이었지만, 치관부의 치수에서 느낌이 정상적으로 살아있었고, 탐침 시 출혈되었기 때문에 증상 조절 후 지켜보고 싶었다. 이것이 아마도 대다수 치과의사의 마음일 것이고, 이 경우에는 아이를 키우는 아빠의 마음도 있었던 것 같다. 최소한의 침습 치료로 문제를 해결하고자 하는 마음이었던 것 같다.

각이었을지도 모르겠다(그림 1-57).

그러나 부분치수절단술 후 약 7개월 경과하였을 때 환자는 다시 통증과 치은부종을 호소하면서 내원하였다(그림 1-58). 치근단 병소는 초진 시보다는 약간 감소해 있는 상태였지만, 아무래도 부분치수절단술로는 근관 내의 염증과 감염을 줄이는 데 한계가 있는 것 같았다. 따라서 일단 복합레진과 MTA를 제거하고 다시 근관을 살펴보았더니 약간의 농이 근관을 통해서 빠져나왔다. 이제는 치수가 완전히 괴사되고 감염되어 있다는 것이 확실해져서 진단을 명확히 할 수 있다는 점이 오히려 위안이 되었다. 그래서 어떻게 치료해야 할까 곰곰이 생각해 보았다.

일단 근첨이 열려 있는 치아이고(그림 1-58), 치근단 병소가 존재하며, 치수가 괴사되어 있으므로 치아 내의 세균 감염이 심하다는 것은 자명하다. 어떻게든 이러한 세균 감염이 줄어들지 않고는 어떠한 근관치료라도 성공을 기대할 수 없으므로, 세균 감염을 줄이기 위한 조치를 선행하여야 하는데, 일반적인 근관이라면 근관형성(파일링)을 통한 기계적인 세척과 NaOCl 등을 이용한 화학적인 세정이 주로 시행되겠지만, 근첨이 열린 미성숙 치아에서는 근관형성(파일링)과 NaOCl 등을 이용한 기계적 및 화학적 세정이 쉽지 않은 경우가 많은 것 같다. 또한 근첨이 닫혀 있는 성숙 영구치와는 달리, 근첨이 열려 있는 미성숙 영구치는 세균을 죽일 수 있는 항균성 약재의 효과가 비교적 크다고 필자는 생각하고 있다. 이런 면에서 치근단 병소를 가진 미성숙 영구치(개방근첨의 영구치)의 경우에는 파일로 긁어내는 치료보다는 항생제를 근관 내에 넣어서 세균을 죽이면 더욱 효과적이지 않을까 하는 생각을 해 볼 수 있다. 이러한 생각에서 근관의 윗부분을 가볍

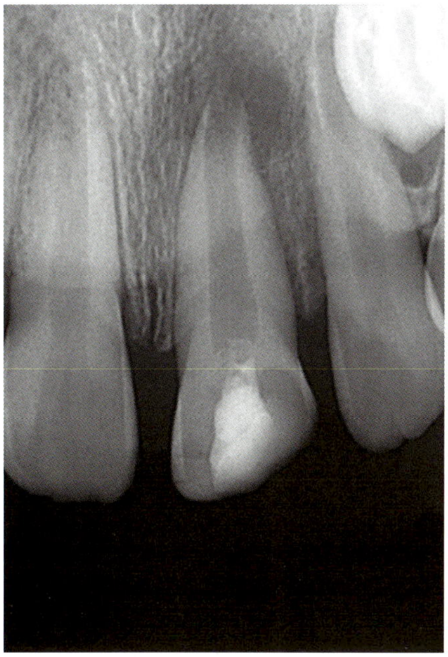

그림 1-58

부분치수절단술(#21) 후 7개월이 지난 시점에서 환자는 다시 통증과 치은부종을 호소하면서 내원하였다.

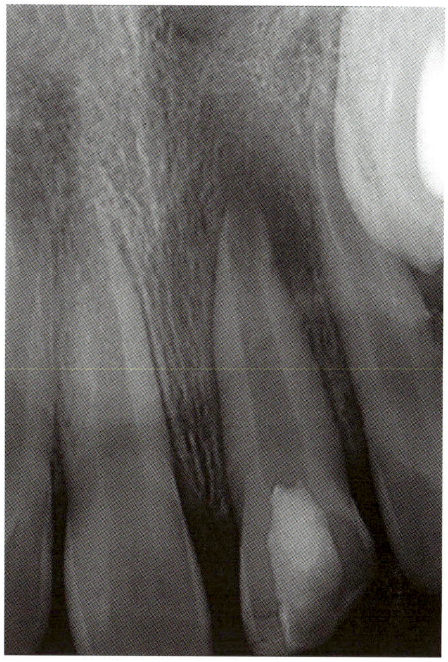

그림 1-59

가벼운 debridement(#21)와 근관 세척을 시행한 후 근관 내에 항생제를 적용하고 임시 가봉한 모습.

게 debriment 해주고, NaOCl을 사용하여 간단히 세척해 준 후 항생제를 근관 내에 적용하고 임시 가봉을 해 주었다(그림 1-59).

보통은 치아 안에 세 종류의 항생제(minocycline, metronidazole, ciprofloxacin)를 증류수와 잘 섞어 주어 paste 형태로 만들어서 lentulo spiral과 같은 기구를 사용하여 근관 내에 적용하게 되는데, 이 중 minocycline이 치아를 변색시키기 때문에(그림 1-60), minocycline 대신에 cephalosporin을 쓰거나 아니면 metronidazole과 ciprofloxacin만 사용하기도 한다. 필자는 metronidazole과 ciprofloxacin만 근관 내에 적용하고 근관 윗부분을 caviton과 IRM을 사용하여 가봉하여 주었다.

앞의 항생제 mix를 근관 내에 약 3주 정도 적용시킨 후 환자의 통증, 부종 및 치아 동요도는 많이 감소하여 거의 정상으로 돌아왔다(그림 1-61). 근관의 감염이 많이 감소하였으므로 이제 치아 윗부분으로부터 누출이 일어나 타액 내의 세균으로 근관이 이차 감염되는 것을 철저히 차단하기 위해서 근관의 윗부분을 MTA를 사용하여 다시 밀폐시켰다.

이때 텅 빈 근관 내에 어떻게 MTA를 넣어주는지 의아해할 선생님도 있을 것이다. 이것이 재혈관화의 핵심이라고도 할 수 있는데, 빈 근관의 치근단 쪽에 몇 번의 파일링을 하면 근첨부로부터 출

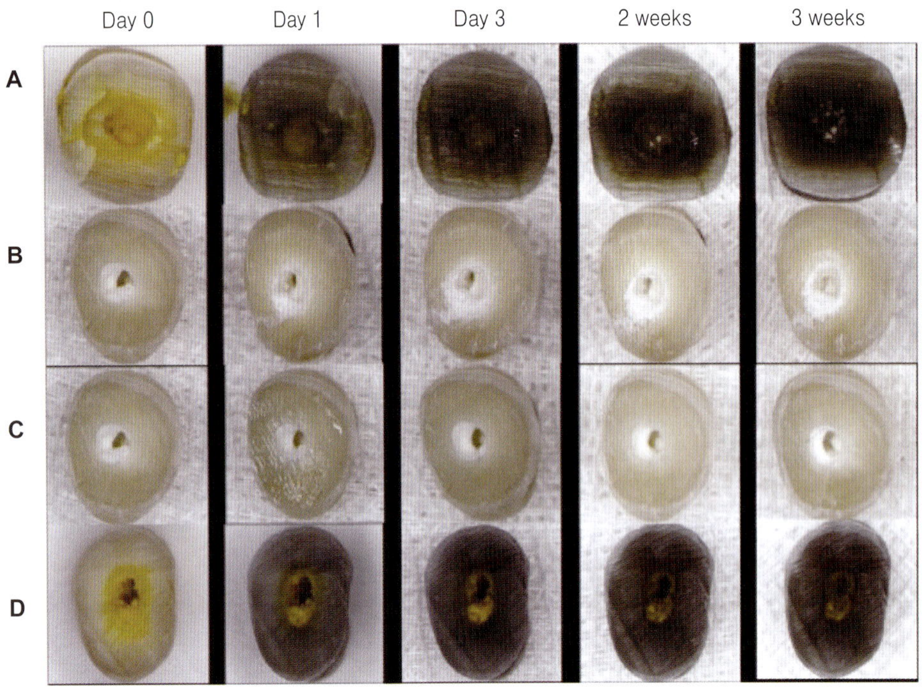

그림 1-60

Triple antibiotic paste를 적용시킨 치아에서 나타난 치질의 변색을 보여주는 사진. 실험적으로 A는 ciprofloxacin + metronidazole + minocycline을 모두 적용하였고, B는 ciprofloxacin만, C는 metronidazole만, 그리고 D는 minocycline만을 적용하였다. 그중 A와 D에서만 변색이 일어나고 B와 C에서는 변색이 일어나지 않은 결과를 확인할 수 있다. 결론적으로 triple antibiotic paste에 의한 치질의 변색은 minocycline에 의한 것임을 확인할 수 있다. [그림 출처: Tooth discoloration of immature permanent incisor associated with triple antibiotic therapy: a case report. Kim JH, Kim Y, Shin SJ, Park JW, Jung IY. J Endod. 2010 Jun;36(6):1086–91.]

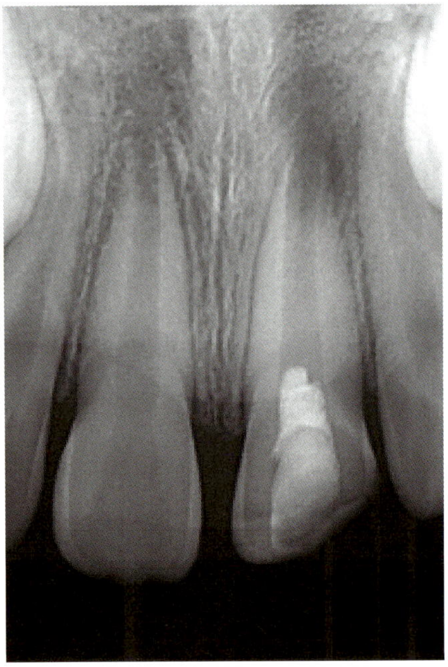

그림 1-61

근관 내의 항생제 적용으로 환자의 증상이 감소한 후 근관의 윗부분을 MTA를 사용하여 밀폐하였다(#21).

혈이 된다. 이때 시간을 두고 기다리면 모세관 현상과 비슷하게 출혈이 근관 내로 점차 차올라 오는 것을 느낄 수 있는데 이 상태에서 조금 더 기다리면 근관의 중앙 1/3~치경부 1/3 정도의 깊이에서 출혈이 응고되며 혈병이 생성되는 것을 볼 수 있을 것이다. 그러면 그렇게 형성된 혈병 위에 조심스럽게 MTA를 올려가면서 충전하는 것이다. 필자는 이 술식을 좀 더 쉽게 하기 위해 콜라겐으로 된 흡수성 재료(테루 플러그)를 사용하여 MTA가 너무 깊이 밀려들어 가지 않게 barrier를 만들어 준 후 그 상부를 MTA로 충전하였다.

그림 1-62는 MTA로 근관의 상부를 밀폐한 후 약 2개월 경과했을 때의 모습이다. 환자는 아무런 불편감이 없고, 치아의 동요도가 없으며, 부종도 보이지 않았다. 더구나 치근단 병소의 크기가 상당히 줄어들어 보인다. 그리고 매우 넓게 열려 있었던 치근의 끝부분이 이전 내원 시의 방사선 사진과 비교하여 조금 닫혀 있는 듯한 모습을 보인다. 근관 내에 충전된 MTA의 하방에는 근관 내의 석회화가 조금씩 진행되는 것 같은 방사선 불투과상이 관찰된다. 근관 내의 석회화가 진행된다는 것은 근관 내에 어떤 살아있는 조직이 있다는 뜻이 되고, 거꾸로 말하면 이 살아있는 조직에 의해서 미쳐 다 자라지 못한 치아뿌리가 다시 살아서 자라날 수 있다는 가능성을 말해주는 것이기도 하다.

다시 2개월 후의 경과 관찰 방사선 사진이다(항생제 적용 후 MTA로 근관 상부를 밀폐한 지 4개월째). 이제 근단부의 병소 크기는 완연히 줄어 있고, 미완성 근첨도 다시 자라기 시작한 것이 확연하게 관찰된다(그림 1-63). 넓게 열려 있었던 치아뿌리끝이 조금씩 자라면서 닫혀져 가는 것이

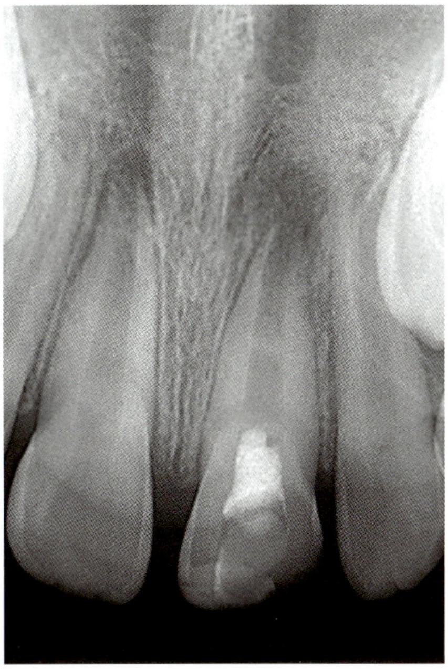

그림 1-62

MTA로 근관의 상부(#21)를 밀폐한 지 약 2개월이 경과했을 때의 모습. 치근단 병소가 치유되고 있는 양상을 보인다.

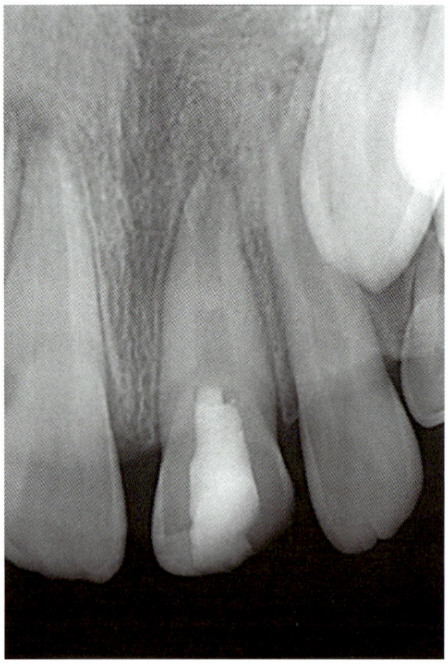

그림 1-63

항생제 적용 후 MTA로 근관 상부(#21)를 밀폐한 후 4개월이 경과한 시점의 사진. 근단부 병소가 많이 치유되어 있고 치근의 성장이 진행되고 있음을 확인할 수 있다.

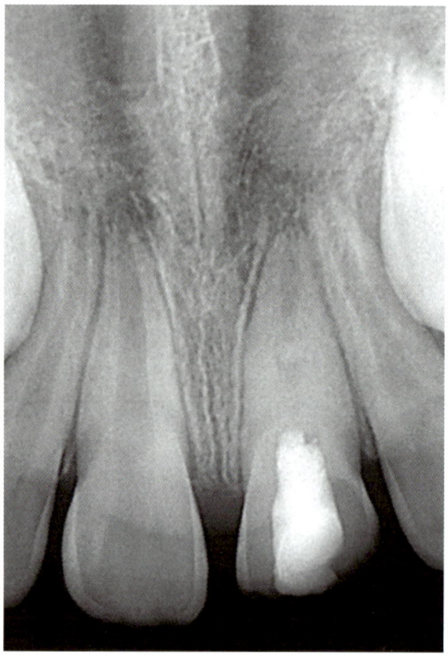

그림 1-64

항생제 적용 후 MTA로 근관 상부(#21)를 밀폐한 지 12개월이 지난 시점. 근단부의 병소는 거의 치유되어 보이며, 치근의 성장과 함께 근관 내의 석회화가 관찰된다.

관찰된다. 다시 말해 치아뿌리끝이 두께도 두꺼워지고 길이도 길어지는 것이 관찰된다. 물론 환자는 아무 불편감이 없고, 치아의 동요나 치은부종도 관찰되지 않는다. 치아 주변에는 치조백선이 선명하게 재생되고 있어 앞으로의 예후가 좋을 것이라는 기대감을 갖게 한다. 다만 #21의 치근 길이가 #11의 치근 길이보다 조금 짧다. 하지만 이 정도 후유증은 감내할 만한 수준이 아닐까?

경과 관찰 후 다시 8개월이 지난 시점[항생제 적용 후 MTA로 근관 상부(#21)를 밀폐한 지 12개월째]에서 관찰해 보았을 때 근단부의 병소는 거의 치유되었다. 그리고 근관 내의 석회화도 많이 진행되어(그림 1-64), 치근의 중앙부에는 거의 근관이 보이지 않는 수준이다. 재미있는 것은 #21 치아에 전기 치수 검사를 해 보았더니 찌릿한 반응이 온다. 치아 내의 감각신경도 재생이 된 것일까? 미완성되어 완연히 열려 있던 치아 뿌리의 끝은 거의 정상적인 무 뿌리 모양으로 형성되었다. 환자도 아무 불편 없이 사용하고 있고, 이제 이 치아의 예후를 걱정하지 않아도 될 듯하다.
재혈관화 술식(MTA로 근관 상부 밀폐)을 시행한 지 1년 6개월 후의 모습(그림 1-65)에서 치아의 뿌리는 거의 정상에 가까워 보일 정도로 길이 및 두께가 성장하였다. 그러나 아무 일 없이 자란 #11에 비하면 치근의 모양은 좀 다르다. 일단 길이가 짧다. 그리고 근관 내의 석회화가 매우 심하게 관찰된다. 치수의 생활력은 유지되고 있다. 환자는 아무 증상이 없고, 이제 치아를 잘 수복하여 환자가 평생 안정적으로 사용하기를 바라본다.

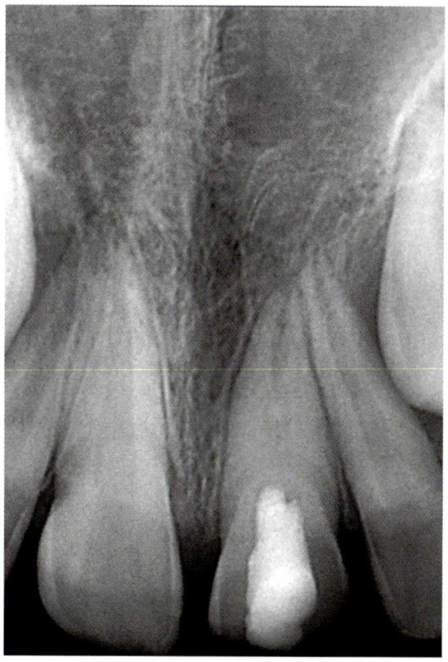

그림 1-65

재혈관화 술식(MTA로 근관 상부 밀폐: #21) 후 1년 6개월이 경과한 시점에서 치근단 병소는 거의 완전하게 치유되어 보이며, 치근의 형성도 완성되어 보인다.

이러한 치료는 최근에 많이 발표되고 있고 그 술식의 이름은 다양하지만 치수의 재혈관화(pulp revascularization)라는 이름으로 많이 불리고 있다. 실제로 이러한 치료는 성공한 많은 증례들로 발표되고 있는데, 술식을 다시 한 번 정리하면 다음과 같다.

앞에서 설명한 바와 같이 치아 안에 세 종류의 항생제(minocycline, ciprofloxacin, metronidazole)를 섞어서 잘 주입해 주고 몇 주 후 부종이나 근관 감염으로 인한 증상이 사라지면서 어느 정도 감염이 조절되고 나면, 개방 근첨의 치아이므로 파일을 조심히 사용해 치근단 부위를 몇 번 건드려 주면 근관 내로 출혈이 일어난다. 이 출혈을 그대로 두면 마치 모세관 현상처럼 흘러나온 혈액이 근관의 중간 정도 부위까지 차올라 온다. 그리고 그대로 조금 놓아 두면 혈액이 근관 내에서 약간 응고되면서 어느 정도 점도가 있는 젤 상태가 된다.

이 젤 상태의 응고된 혈액은 그냥 젤이 아니라 그 안에 많은 세포를 함유하게 되는데, 이 세포들 중 사람들이 잘 알고 있는 줄기세포가 있다고 알려져 있다. 즉, 이 줄기세포는 치아의 구성 성분인 상아질을 만드는 조상아세포, 백악질을 만드는 조백악세포(cementoblast) 또는 골조직을 만드는 조골세포(osteoblast) 등으로 분화되어서 실제로 상아질, 백악질, 골 등을 만드는 역할을 하는 것으로 필자는 이해하고 있다. 괴사되어 큰 병소가 생기고 치근첨이 뻥 뚫려 있는, 언뜻 보면 발치해야 될 것 같은 어려운 증례에서 항생제를 넣어 어느 정도 근관 내의 세균을 제거하고 출혈을 유도해서 그대로 두기만 하면, 이 안에 있는 줄기세포가 새로운 경조직을 형성해 가면서 중간에 성장이 멈추어 짧고 끝부분도 뻥 뚫려 있는 치아를 다시 성장하게 하여 길이, 두께, 모양 등 모든 면에서 정상적인 치아에 가깝게 성장시키는 놀라운 일이 벌어질 수 있다는 것이다. 이러한 술식은 재혈관화라는 이름으로 많은 성공 증례가 보고되고 있으며, 학문적 연구도 많이 이루어지고 있는 근관치료학의 핫(hot)한 부분이다.

그렇다면 재혈관화가 MTA와 무슨 관련이 있는지 궁금해할 선생님들이 있을 것이다. MTA는 앞서 설명하였듯이 근관 내에 혈병을 만들고 난 다음 사용되는데, 아무리 줄기세포가 많은 혈병이 만들어졌다고 하더라도 근관의 윗부분에서 세균이 쏟아져 내려온다면 술식은 당연히 실패로 돌아갈 것이다. 따라서 재혈관화가 성공하기 위해서는 근관의 윗부분을 밀폐력이 매우 높은 재료로 밀폐해 주는 것이 필요한데, 이때 가장 적합한 재료가 MTA라고 할 수 있을 것이다. 실제로 재혈관화를 보고한 많은 증례 보고에서 근관의 윗부분은 MTA를 사용하여 밀폐하고 있는 경우가 많다. 그러나 아직 이 재혈관화라는 술식은 항상 성공한다고 보기에 무리가 있는 것 같다. 성공한 것으로 보고되고 있는 많은 증례가 성인이 아닌 어린아이를 대상으로 한 경우가 많다. 현재 재혈관화와 관련된 많은 연구 논문이 발표되고 있으므로, 아마도 가까운 미래에 이러한 술식이 일반적으로 적용될 수 있는 방법들이 개발되지 않을까 하고 기대하게 된다.

5 MTA의 사용 방법

사실 MTA라는 재료는 사용 방법에 있어 그다지 쉬운 재료가 아니다. MTA는 물과 함께 개어 놓으면 다른 치과 재료들이 찰지게 치아에 달라붙는 성질을 가지는 것과는 달리, 모래처럼 푸석푸석한 성질을 가지기 때문에 이를 잘 옮겨서 치아에 적합시키는 과정이 그리 쉽지는 않다. 보통 엔도 플러거나 스푼 익스커베이터 등을 이용해서 조금씩 떠서 적용 부위로 옮긴 후 플러거를 사용해서 다지는 방법을 사용하기도 하지만, 이러한 과정에서 MTA가 적용 부위가 아닌 다른 부위에 흩뿌려져서 시술 부위가 어지럽혀지고 시술이 더 복잡해지는 결과가 초래되기도 한다.

그래서 이러한 MTA의 단점을 극복하기 위한 방법으로서 MTA를 위한 특수한 applicator가 만들어져 있다는 것을 설명한 바 있는데 이런 applicator를 사용하면 MTA가 시술 부위 이외의 부위에 흩뿌려지는 일 없이 적용 부위에만 잘 적용될 수 있기 때문에 훨씬 간편한 측면이 있다. MTA의 applicator 이외에 MTA의 적용에 사용되는 또 하나의 장비는 MTA 블록이다.

그림 1-66에서 보이는 MTA 블록은 대단한 장비는 아니고 블록에 일자로 홈을 내 놓은 것이다. 일자로 홈을 내 놓은 부분에 물과 섞은 MTA를 채워 놓으면 기다란 MTA 덩어리가 만들어지게 되는데, 이렇게 된 MTA를 작은 스푼 익스커베이터 등을 사용해서 한 번에 떠내면 MTA가 깨끗하게 한 덩어리로 떠지게 된다. 그러면 이를 적용 부위로 조심스럽게 옮긴 후 플러거를 사용해서 MTA를 다져 주면 된다.

MTA를 임상적으로 사용할 때 한 가지 주의할 점은 MTA는 굳기 전에 혈액에 씻겨 나갈 수 있다는 점이다. 따라서 MTA를 적용 부위에 너무 얇게 도포해 주는 것은 불안한 치료이다. MTA가 일정 부분 혈액에 씻겨 나가 버리면 치과의사들이 바라는 밀폐력을 얻을 수 없기 때문이다. 많은 문헌에서 적어도 MTA가 3~4mm 정도 되도록 충분한 두께로 적용해 주어야만 MTA의 우수한 성질을 제대로 발휘할 수 있다고 말하고 있다.

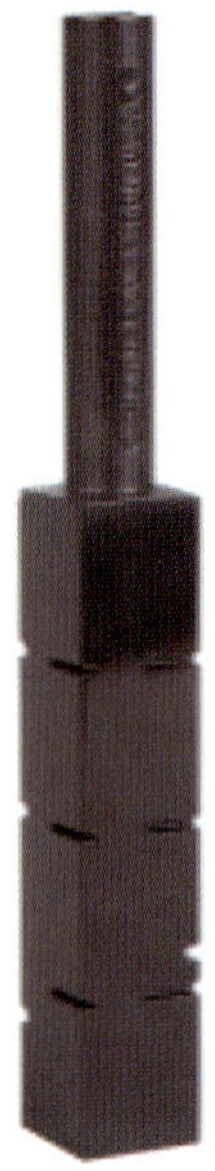

그림 1-66

MTA 블록. 사진에서 보이는 홈 안에 MTA를 채워 넣고 한 번에 떠내면 MTA를 한 덩어리로 쉽게 시술 부위로 옮길 수 있다.

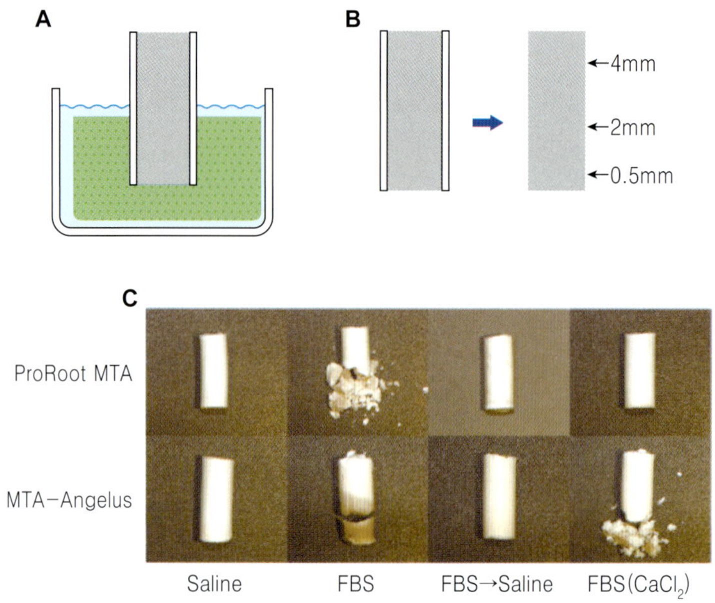

그림 1-67

경화 중인 MTA를 saline과 접촉시켰을 때는 괜찮지만 혈액과 비슷한 성분으로 구성된 FBS(fetal bovine serum)와 접촉시켰을 때는 강도가 약해진다는 결과를 보여주고 있다. [그림 출처: Failure of setting of mineral trioxide aggregate in the presence of fetal bovine serum and its prevention. Kim Y, Kim S, Shin YS, Jung IY, Lee SJ. J Endod. 2012 Apr;38(4):536-40.]

* Mineral trioxide aggregate: a comprehensive literature review – part II: leakage and biocompatibility investigations. Torabinejad M, Parirokh M. J Endod. 2010 Feb;36(2):190-202.
* Clinical Applications of Mineral Trioxide Aggregate. Torabinejad M, Chivian N. J Endod. 1999 Mar;25(3):197-205.

MTA를 사용하는 데 있어 또 하나의 주의사항은 적용 부위에 충분히 지혈시키고 나서 MTA를 사용하라는 점이다. 사실 다른 어떤 재료보다도 MTA는 혈액에 의한 오염에 잘 견디는 재료이지만 MTA가 경화되기 전에 너무 많은 혈액에 오염되면 잘 굳지 않는 경우가 생긴다. 이는 문헌상으로도 보고된 바가 있다.

그림 1-67은 MTA를 대롱(A)에 담아서 경화시키는데, 어떤 MTA는 saline에 접촉(A)한 채로 경화시키고, 어떤 MTA는 FBS(송아지의 혈장: 혈액이라고 생각하면 됨)에 접촉한 채로 경화시켰던 실험이다. 그랬더니 saline에 접촉한 채로 경화시킨 MTA는 모양 그대로 잘 굳었는데, 혈액(FBS)과 접촉한 MTA는 푸석푸석하게 잘 굳지 않아서 그대로 부서져 버린다는 내용이다. 이러한 실험 결과는 MTA가 혈액에도 잘 견딘다고 해서 혈액이 흥건한 부위에 MTA를 바르기 보다는 지혈

을 가능한 한 깔끔하게 해 주고 MTA를 발라 주는 것이 MTA의 경화에 더 유리하다는 것을 명확히 보여준다.

앞의 실험 결과처럼 실제로 MTA를 사용하여 치근단 수술을 했다가 수술이 실패해서 재수술을 해보면 치근단 역충전 재료로 사용했던 MTA가 잘 굳지 않아서 푸석푸석한 상태로 있거나, 아니면 혈액에 씻겨 나간 경우가 종종 있다. 다시 설명하자면, 혈액에 의한 오염에 잘 견디는 MTA라 하더라도 지나친 혈액 오염은 MTA의 경화를 방해하니 가급적이면 출혈 부위는 NaOCl로 세척하거나 보스민 등의 지혈제를 사용하여 충분히 지혈시킨 다음 MTA를 적용해 주는 것이 좋다.

MTA의 경화와 관련해서 한 가지 더 설명하자면, MTA가 경화되려면 충분한 수분과 시간이 필요하다는 것이다. 콘크리트를 굳힐 때 위에 물을 뿌려 주어 가면서 굳히는 것을 생각하면 될 것이다. MTA가 충분히 굳기 위해서는 충분한 수분의 공급이 필요하기 때문에 MTA를 적용하고 난 다음에는 솜으로 된 면구를 물에 충분히 적셔서 적용된 MTA 위에 올려놓아 주어야 하고 통상적으로 MTA의 적용 후에는 24시간 정도를 기다려서 MTA가 충분히 경화된 다음에 수복 작업을 하라고 권하고 있다. 하지만 이는 각각의 MTA 제품의 경화 시간에 따라서 다를 수 있으므로, 각 MTA 제품의 경화 시간에 대해서는 각 제품의 사용설명서를 잘 읽어 보고 사용에 참고하는 것이 좋다.

6 MTA의 단점

사실 모든 치과 재료에는 장점과 단점이 있다. MTA가 매우 우수한 생체친화성과 밀폐력, 경조직 생성 도움 능력 등을 가지고 있지만, 일반적으로 MTA의 단점으로 언급되는 것은 치아를 변색시킬 수 있다는 점, 긴 경화 시간 그리고 조작하기가 어렵다는 점 등 3가지 정도이다. 이 중에서 MTA가 치아의 변색을 일으킨다는 것은 임상적으로 세심한 주의를 요하게 하며, 환자에게 미리 설명하지 않는다면 환자와 원하지 않는 갈등을 겪게 될 수도 있으므로 매우 중요한 부분이라고 생각된다.

그림 1-68의 실험에서 MTA를 원형으로 굳혀 glycerin에 넣은 다음 광중합기로 빛을 조사하였을 때 ProRoot MTA와 MTA-Angelus의 색이 상당히 어둡게 변하는 것을 알 수 있다. 반면에 ENCOCEM Zr와 Retro MTA(공교롭게 모두 한국 회사의 제품이다)는 처음 색이 큰 변화 없이, 큰 변색 없이 유지되는 것을 관찰할 수 있다.

왜 그럴까? ProRoot MTA와 MTA-Angelus는 방사선 불투과성을 위한 조영제로 bismuth oxide를 사용하고 있고, ENDOCEM Zr과 Retro MTA는 zirconium oxide를 사용하고 있는데, 이 두 가지 물질을 가지고 똑같이 실험해 보면(그림 1-68) bismuth oxide만 까맣게 변색되는 것을 알 수 있다. 아마도 위의 ProRoot MTA와 MTA-Angelus에서 나타나는 변색은 대부분 방사선 조영제로 사용되는 bismuth oxide에서 비롯되는 것이 아닌가 생각된다.

이와 같이 MTA가 일으키는 치아 변색은 MTA의 구성 성분 중 주로 bismuth oxide에 의한 것이라고 생각되고 있다. 이 외에도 철이나 망간 등의 중금속이 MTA의 치아 변색에 어느 정도의 역할을 하는 것으로 생각된다. 따라서 MTA를 전치부에 사용하는 경우에는 환자에게 치아 변색 가능성을 미리 말해 주는 것이 좋다. 그리고 MTA에 의한 변색이 나타난 경우라고 하여도 일반적으로 통상적인 실활치 미백 방법에 의해 좋은 결과를 얻을 수 있다고 알려져 있으므로 크게 당황할 필요는 없다. ProRoot MTA의 초기 제품(gray)은 치아 변색을 일으킨다고 하였으나, ProRoot MTA의 후속 제품(tooth-colored formula)은 치아 변색이라는 부작용에 대해서 많은 개선을 한

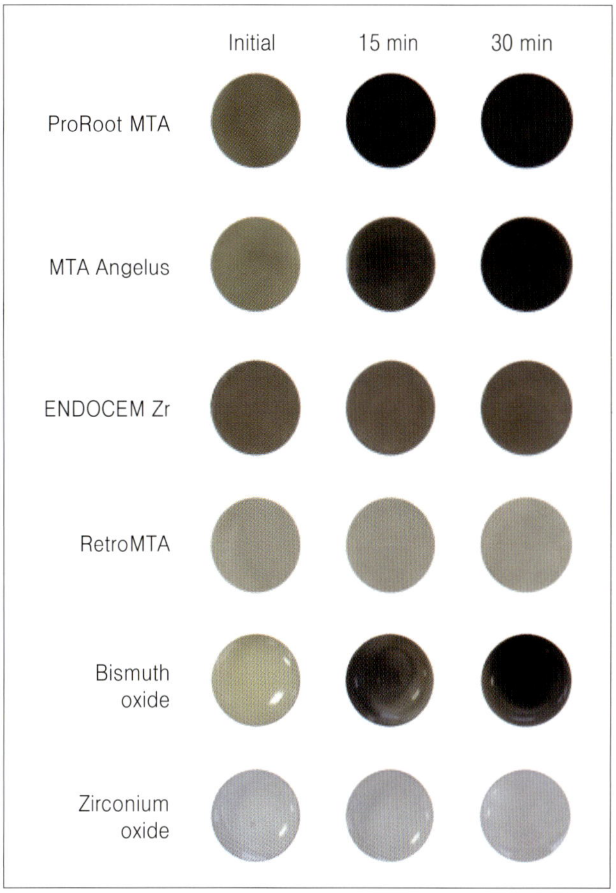

그림 1-68
MTA와 관련된 변색을 보여 주는 실험 자료. MTA의 제품에 따라서, 그리고 제품 안에 들어있는 방사선 조영제(radio opacifier)의 종류에 따라 변색의 여부가 결정됨을 보여 주고 있다. [그림 출처: Color changes of teeth after treatment with various mineral trioxide aggregate-based materials: an ex vivo study. Kang SH, Shin YS, Lee HS, Kim SO, Shin Y, Jung IY, Song JS. J Endod. 2015 May;41(5):737-41.]

것으로 알려지고 있으며, 이 외에 출시된 타 회사의 많은 제품은 bismuth oxide 대신 zirconium oxide, tantalum oxide 등을 사용하는 등 치아 변색을 방지하거나 최소화하기 위한 많은 노력을 기울인 것으로 생각된다.

MTA의 또 다른 단점 중 하나인 긴 경화 시간에 대해서도 ProRoot MTA 이후에 출시된 후속 제품들에서는 경화 시간 단축을 위한 많은 노력을 기울였다고 알려져 있으며, 실제로 많은 후속 제품의 홈페이지 제품 소개에 의하면 24시간보다 훨씬 짧은 경화 시간을 가지고 있다고 한다. MTA의 푸석푸석한 모래 같은 조작성의 문제는 아직까지 완전히 해결되지 못하고 있다고 생각되지만, 어떤 제조사에서는 bioceramic에 기반한 새로운 제품을 출시하였는데 MTA처럼 우수한 생체친화성과 밀폐 능력, 경조직 형성 유도 능력을 가지면서도 마치 putty와 같이 끈적끈적한 성질을 지녀 필요 부위에 쉽게 적용될 수 있도록 개발되었다고 한다(그림 1-69).

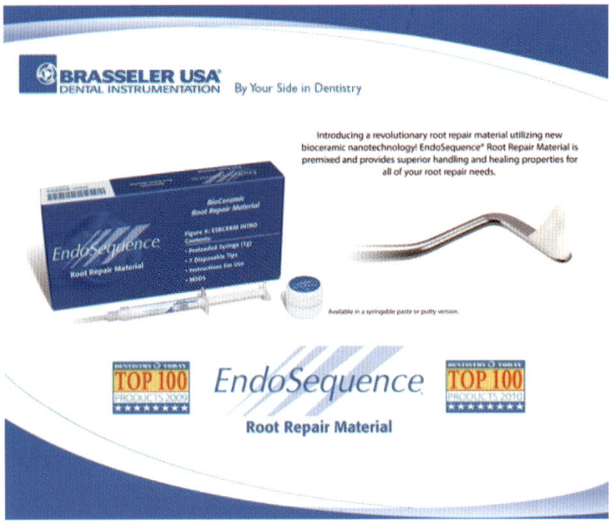

그림 1-69

Brasseler사의 제품으로 EndoSequence Root Repair Material이라는 이름으로 판매되고 있는데, 아직 우리나라에서는 시판되지 않는다. 그림에서 보는 것처럼 끈적끈적한 성질을 지녀서 필요한 부위에 쉽게 적용시킬 수 있도록 되어 있다.

앞의 제품들은 (아직 우리나라에 시판되고 있지는 않지만)적용하기에 편리하면서도 밀폐 능력이나 생체친화성도 MTA와 마찬가지로 매우 우수하다고 연구 논문들에서 보고되고 있다.

* Healing after root-end microsurgery by using mineral trioxide aggregate and a new calcium silicate-based bioceramic material as root-end filling materials in dogs. Chen I, Karabucak B, Wang C, Wang HG, Koyama E, Kohli MR, Nah HD, Kim S. J Endod. 2015 Mar;41(3):389-99.

7 현재 우리나라에서 시판되고 있는 MTA 종류

현재 우리나라에는 많은 종류의 MTA 제품들이 시판되고 있는데, 제조사에 따라 소개해 보면 다음과 같다. 먼저 Dentsply사의 ProRoot MTA가 있다(그림 1-70).

가장 먼저 시판된 제품이고 우리나라에서도 다른 종류의 MTA에 비해 가장 먼저 시판되고 알려진 제품이다. 원래는 포틀랜드 시멘트처럼 암회색의 제품이 선보였지만, 이후 흰색 계열의 색상을 지닌 tooth colored formula가 개발되었으며, 현재 우리나라에서는 tooth colored formula만 시판되고 있다. 현재 의학 검색 엔진인 펍메드(Pubmed)에서 검색해 보면 ProRoot MTA에 대한 수백 편의 연구 논문을 찾아볼 수 있으며, 그만큼 이 제품의 안전성과 효과에 대한 입증은 완비되어 있다고 할 수 있다. ProRoot MTA의 제조사인 Dentsply사에서는 ProRoot MTA의 적응증을 다음과 같이 기재하고 있다(그림 1-71).

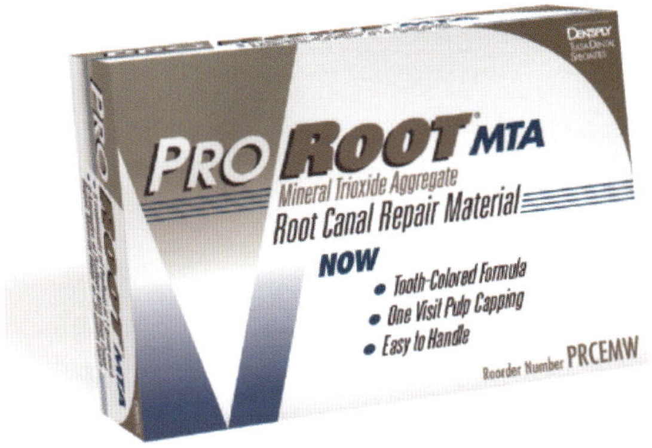

그림 1-70

Dentsply사의 ProRoot MTA.

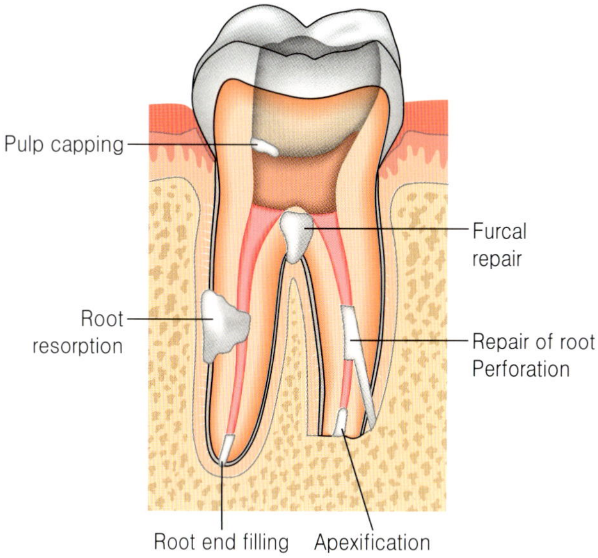

그림 1-71

제조사가 소개하고 있는 ProRoot MTA의 적응증.

- Apexification
- Repair of root perforations during root canal therapy
- Repair of root resorption
- Root-end filling
- Pulp capping

ProRoot MTA 외 외국산 제품으로서 우리나라에서 시판되고 있는 것으로 MTA-Angelus라는 브라질 제품이 있다. 이 제품은 화학적 구성 성분 면에서 ProRoot MTA와 매우 유사한 것으로 보고되고 있다. 화학적 성분이 유사하다는 것은 필자가 생각하기에는 이러한 화학적 성분의 유사성을 바탕으로 물리화학적 및 생물학적 성질이 비슷할 가능성이 크다고 여겨진다. MTA-Angelus의 안전성과 효과에 대한 연구 논문들이 그간 많이 축적되어 있어 그 사용 면에 있어서 매우 안전하고 추천할 만하다고 생각된다. 브라질의 Angelus사의 제품으로, 제조사에서는 경화 시간이 15분 정도로 짧다고 한다(그림 1-72).

제조사에서 추천하는 MTA-Angelus의 적응증은 다음과 같다.

- Treatment of perforations of root canal and furcation caused iatrogenically or by caries lesion
- Canal treatment of root perforation due to internal resorption
- Surgical treatment of root perforation due to internal resorption
- Periapical surgery with reverse filling
- Pulp capping/Pulpotomy(removal of affected coronal pulp to preserve vitality of remaining pulp tissue)
- Apexogenesis(induction of root development in vital teeth with an inflammed coronal pulp)
- Apexification(induction or formation of a mineralized barrier at the root tip of young permanent teeth with incomplete root development and a necrotic pulp)

국내 시장에서 시판되고 있는 또 하나의 외국산 MTA 제품으로 프랑스 Septodont사의 바이오덴틴(Biodentine)이 있다(그림 1-73). 바이오덴틴은 Bioactive Dentin Substitute로 시판되고 있으며 제조사에서는 이 제품이 통상적인 MTA가 사용되는 증례에 사용될 수 있을 뿐만 아니라 이를 넘어서 손실된 상아질의 수복을 위해서도 사용될 수 있다고 소개하고 있다. 제조사에서 소개하고 있는 바이오덴틴의 적응증은 다음과 같다.

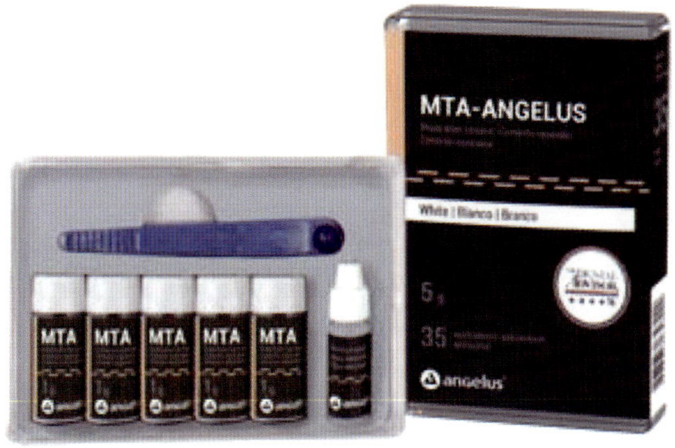

그림 1-72

브라질 Angelus사의 제품인 MTA-Angelus.

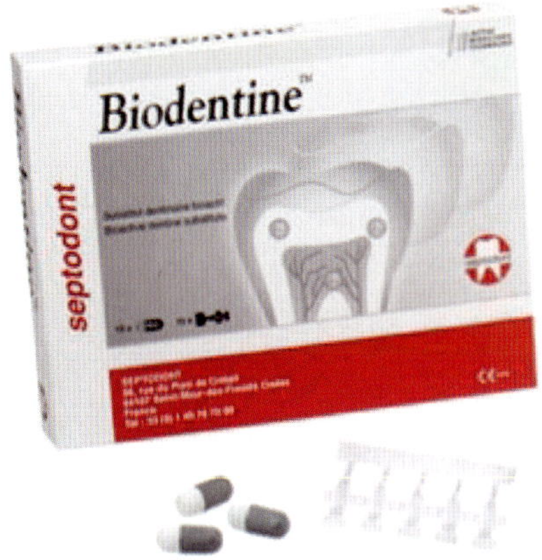

그림 1-73

프랑스 Septodont사의 제품인 Biodentine.

- In the crown: temporary enamel restoration, permanent dentine restoration, deep or large carious lesions, deep cervical or radicular lesions, pulp capping, pulpotomy.
- In the root: root and furcation perforations, internal/external resorptions, apexification, retrograde surgical filling.

필자도 Biodentine을 가지고 실험 및 논문 작성을 한 적이 있었는데, 이 연구를 통하여 Biodentine이 우수한 생체친화성과 경조직 형성 유도 능력을 가진 좋은 재료라는 것을 확인할 수 있었다.

* Effects of calcium silicate endodontic cements on biocompatibility and mineralization-inducing potentials in human dental pulp cells. Chang SW, Lee SY, Ann HJ, Kum KY, Kim EC. J Endod. 2014 Aug;40(8):1194-200.

앞의 제품들은 외국산 제품이지만 우리나라 시장에는 이 외에 한국 MTA 제품들도 시판되고 있으며 그중 Ortho MTA라는 제품이 있다(그림 1-46 참조). 필자는 Ortho MTA의 화학적 구성 성분에 대한 연구를 시행하였는데, 크롬이나 비소와 같은 중금속 함유량 면에서 ProRoot MTA보다 못하지 않은, 오히려 중금속 함량이 어떤 면에서는 더 적은 것을 확인할 수 있었으며 이를 국제학술지에 발표한 바 있다.

* Heavy metal analysis of ortho MTA and ProRoot MTA. Chang SW, Baek SH, Yang HC, Seo DG, Hong ST, Han SH, Lee Y, Gu Y, Kwon HB, Lee W, Bae KS, Kum KY. J Endod. 2011 Dec;37(12):1673-6.

필자는 또한 Ortho MTA의 생체친화성과 경조직 유도 능력에 대한 연구에도 참여하여 그 결과를 국제학술지에 발표한 바 있는데 Ortho MTA는 우수한 생체적합성과 경조직 유도 능력을 보였다.

* Effects of calcium silicate endodontic cements on biocompatibility and mineralization-inducing potentials in human dental pulp cells. Chang SW, Lee SY, Ann HJ, Kum KY, Kim EC. J Endod. 2014 Aug;40(8):1194-200.

같은 회사(BIOMTA)의 제품으로서 Retro MTA라는 제품이 있다. 이 제품은 Ortho MTA에 비해 경화 시간이 매우 짧아진 새로운 제품으로 소개되고 있다.

BioMTA사의 두 가지 MTA 외에 마루치사의 EndoCem도 우리나라 MTA로서 많이 사용되고 있다. EndoCem은 특히 빠른 경화 시간을 가진 것으로 제조사에서 설명하고 있으며, 부분치수복조술을 비롯한 치수복조술에 사용되어 우수한 결과를 보였다는 보고가 있다. 같은 회사 제품으로 EndoCem Zr가 시판되고 있는데, 이들 제품은 우수한 생체친화성과 경조직 형성 유도 능력을 가진 것으로 보고되고 있다.

* Odontogenic effects of a fast-setting calcium-silicate cement containing zirconium oxide. Kim KA, Yang YM, Kwon YS, Hwang YC, Yu MK, Min KS. Dent Mater J. 2015;34(4):432-40.

현재도 ProRoot MTA와 MTA-Angelus 및 Biodentine을 비롯한 우리나라 MTA인 Ortho MTA, Retro MTA와 EndoCem, EndoCem Zr 등에 대한 연구들이 국내·외 많은 학자들에 의해 이루어지고 있으며, 앞으로도 우리나라 제품들이 MTA의 연구 개발에 큰 역할을 해 나갈 것으로 기대한다.

8 MTA로 다른 치과 재료까지 만들어 낼 수는 없을까?

MTA가 워낙 좋은 생체친화성과 골조직 형성 유도 능력을 가지고 있다 보니, 원래의 용도를 더욱 넓혀서 MTA로 다른 치과 재료, 예를 들면 근관봉함재(근관 실러)나 이장재(라이너, 베이스) 등을 만들어 쓸 수 있지 않을까 하고 생각하는 선생님들이 많다. 필자도 이러한 시도가 매우 가치 있고, MTA를 바탕으로 이러한 재료들을 개발한다면 이전에 사용되던 재료들보다 우수한 생체친화성과 물리화학적 성질을 가지게 되지 않을까 생각하고 있었다.

이러한 생각을 하는 사람이 많았을 것으로 여겨지며, 그러다 보니 실제로 MTA에 기반한 근관 실러 등이 개발, 시판되고 있다.

첫 번째 MTA 기반의 근관 실러로 캐나다 Innovative Bioceramic사의 iRoot SP(그림 1-74)라는 제품이 있다. 이 제품에 대해 발표된 연구들은 iRoot SP가 우수한 생체친화성과 경조직 형성 도움 능력을 가지고 있다고 보고하고 있다.

* In vitro biocompatibility, inflammatory response, and osteogenic potential of 4 root canal sealers: Sealapex, Sankin apatite root sealer, MTA fillapex, and iRoot SP root canal sealer. Chang SW, Lee SY, Kang SK, Kim EC. J Endod. 2015 Oct;40(10):1642-8.

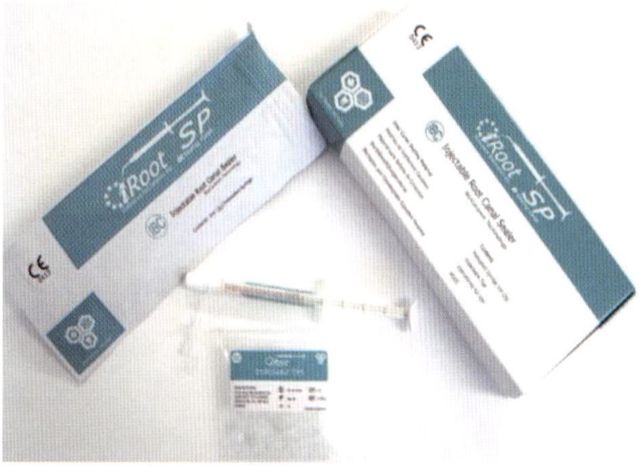

그림 1-74
Innovative Bioceramic사의 iRoot SP.

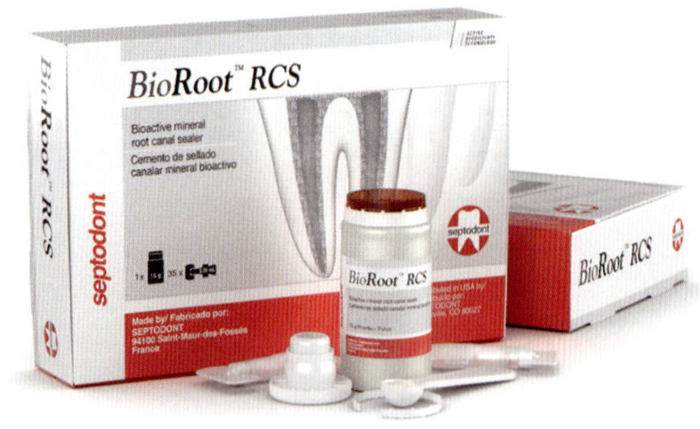

그림 1-75

Septodont사의 BioRoot^{TM} RCS.

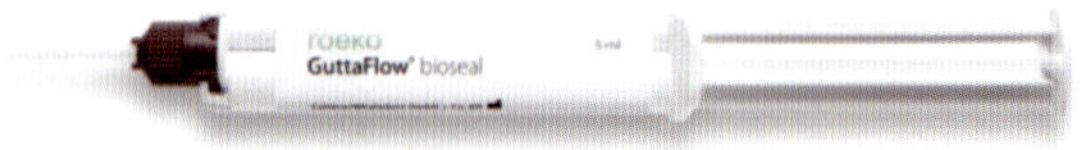

그림 1-76

Coltene사의 GuttaFlow® bioseal.

또 하나의 칼슘실리케이트 기반 근관봉함재로서 BioRoot(그림 1-75)가 있다. 제조사에서는 BioRoot 근관 실러가 거타퍼챠콘과 상아질에 잘 접착되며, 친수성을 띠어 수분이 있는 환경에서 밀폐력이 좋고, pure mineral formulation을 가지고 있어 치아를 변색시키지 않으며, 순수한 칼슘실리케이트로 구성되어 있고 레진을 함유하고 있지 않으므로 중합 수축이 없으며, 흐름성이 좋아 부근관을 밀폐시킬 수 있다고 소개하고 있다.

비슷한 이름을 가진 재료로서 GuttaFlow bioseal(그림 1-76)이라는 제품도 있는데, 이 제품은 polysiloxane과 거타퍼챠 그리고 calcium silicate를 같이 함유하고 있는 근관 실러로서 우리나라에서 시판되고 있다.

* Properites of a novel polysiloxane-gutta percha calcium silicate-bioglass-containing root canal sealer. Gandolfi MG, Siboni F, Prati C. Dent Mater. 2016 May;32(5):e113-26.

또한 우리나라 회사인 마루치에서 생산 판매하고 있는 ENDOSEAL(그림 1-77)이라는 제품이 있다. 이 제품에 대한 연구 결과는 이 제품이 우수한 생체친화성을 가지고 있음을 보고하고 있으며, 주변의 치과의사 선생님들 중에 이 제품을 사용하는 경우를 많이 보고 있다.

* Physical properties and biocompatibility of an injectable calcium-silicate-based root canal sealer: in vitro and in vivo study. Lim ES, Park YB, Kwon YS, Shon WJ, Lee KW, Min KS. BMC Oral Health. 2015 Oct 21;15(1):129.

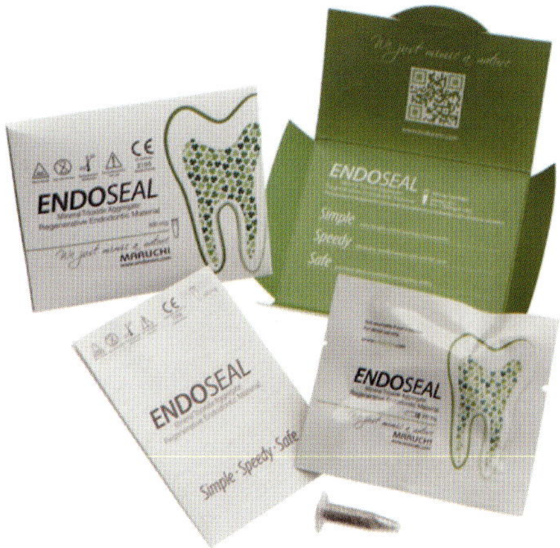

그림 1-77

마루치사의 ENDOSEAL.

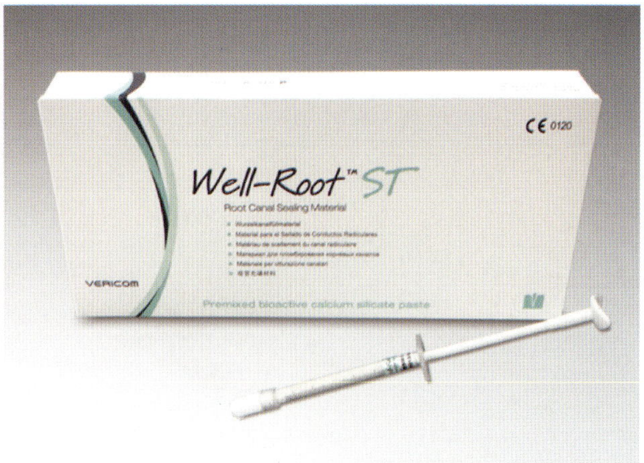

그림 1-78

베리콤사의 Well-Root™ ST.

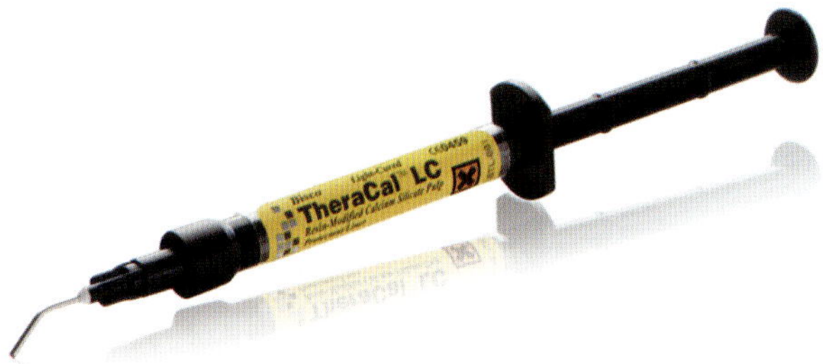

그림 1-79

비스코사의 TheraCal™ LC.

또 하나의 우리나라 제품으로서 베리콤사의 Well-Root ST(그림 1-78)라는 제품이 있다. Calcium silicate 기반의 제품으로 알려져 있다.

우리 제품이 이렇듯 선전하고 있다는 것은 우리나라 치과의사로서 기분 좋은 일이 아닐 수 없다. MTA에 기반해서 만든 재료는 근관봉함재만 있는 것은 아니다. 치과의사가 깊은 우식을 제거하고 나서 치수에 대한 이장재, 라이너나 베이스가 필요할 때 사용할 수 있는 용도로 쎄라칼(TheraCal)(그림 1-79)이라는 제품이 비스코사에서 나와 있다. 이 제품에 대해 칼슘을 방출할 수 있는 능력 때문에 기존에 사용되어 왔던 수산화칼슘에 비해 더욱 우수한 능력을 가진다는 다수의 연구 결과가 발표되고 있다. 앞으로 발전이 더욱 기대되는 재료라고 생각한다.

* Primate pulpal healing after exposure and TheraCal application. Cannon M, Gerodias N, Viera A, Percinoto C, Jurado R. J Clin Pediatr Dent. 2014 Summer;38(4):333-7.

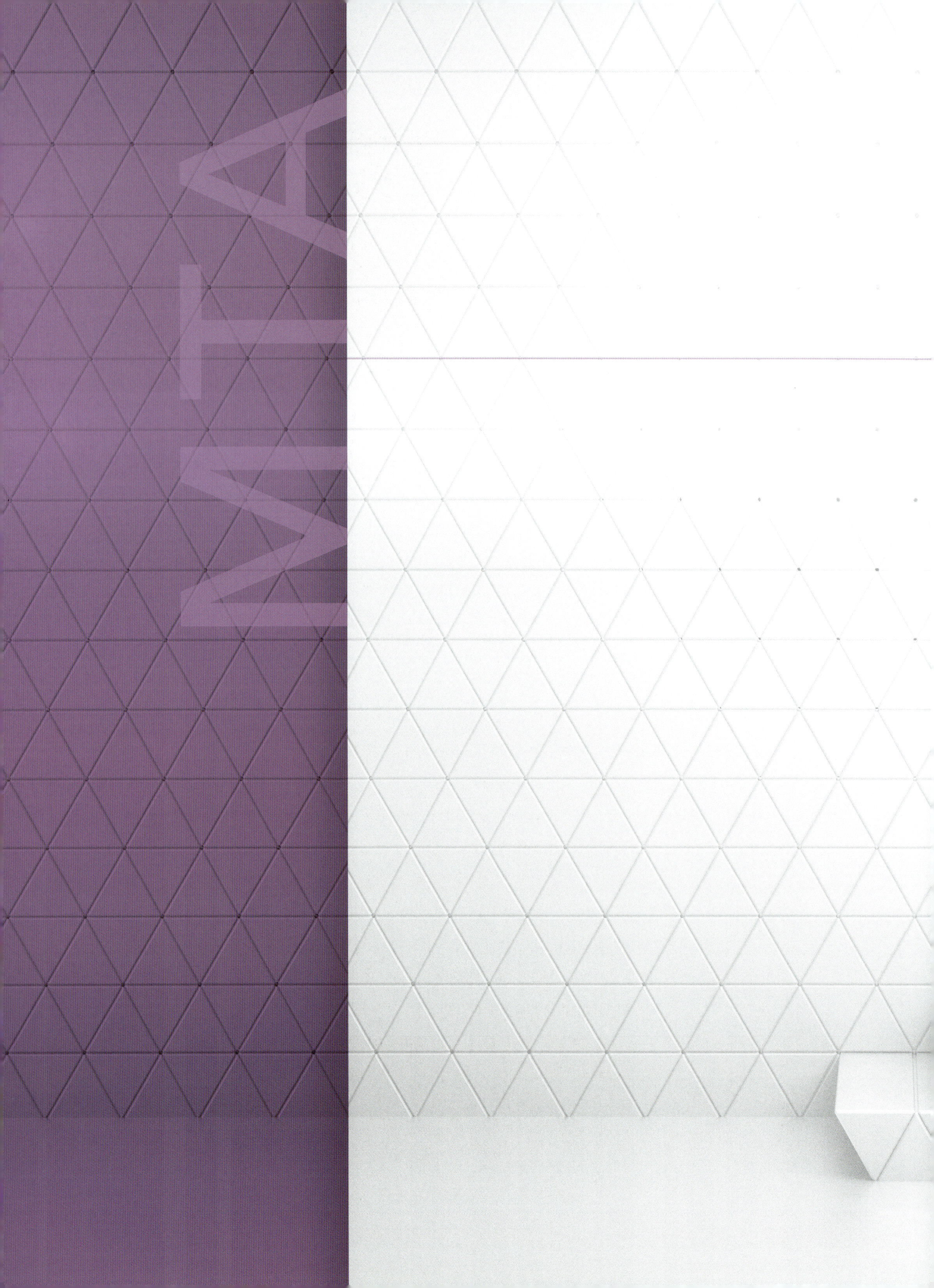
MITA

제 2 장

MTA의 종류와 사용되는 기구

1 MTA의 종류

이 장에서는 실제 MTA의 임상 적용과 사용되는 기구에 대하여 알아보도록 한다.

우선 기본적으로 우리나라에 소개되고 있는 MTA의 종류를 살펴보면 다음과 같다.

제품명	제조사	수입사
ProRoot MTA	Dentsply Sirona	덴츠플라이 코리아 (02) 2008-7600
MTA-Angelus	Angelus dental	삼부덴탈 (02) 312-3751(Osstem에서도 판매)
OrthoMTA, Retro MTA	BioMTA	신흥 (02) 6366-2000
		오스코 (02) 779-2880
EndoCem, EndoCem Zr	마루치	마루치 1600-2879

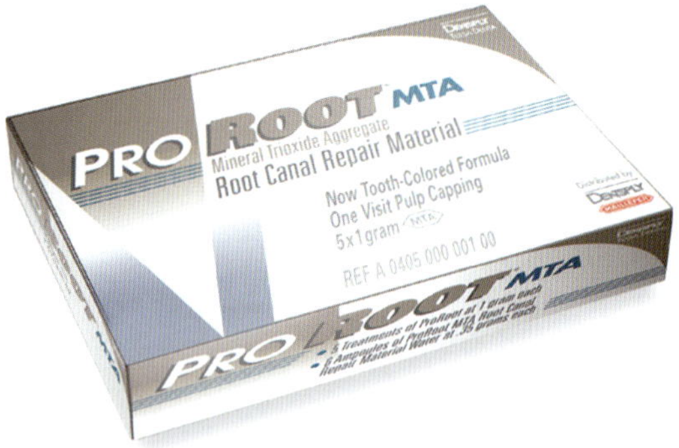

그림 2-1

Dentsply Sirona사의 ProRoot MTA.

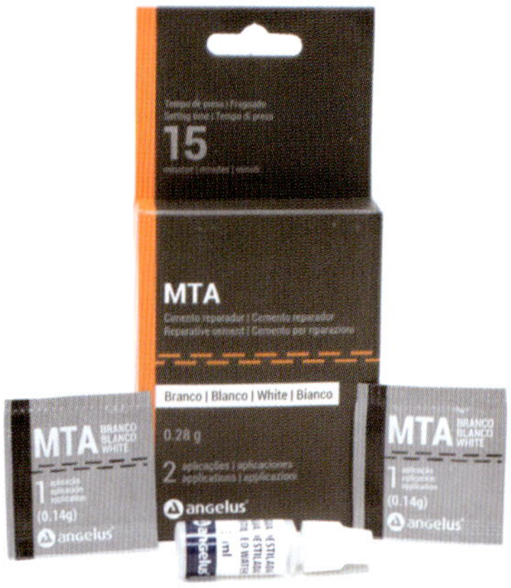

그림 2-2

Angelus dental사의 MTA-Angelus.

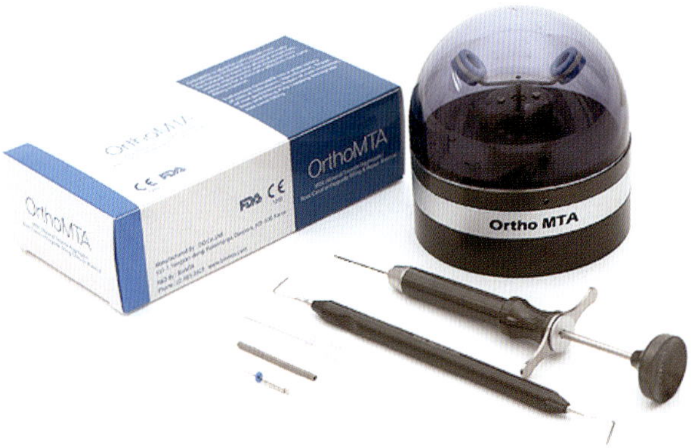

그림 2-3

BioMTA사의 OrthoMTA.

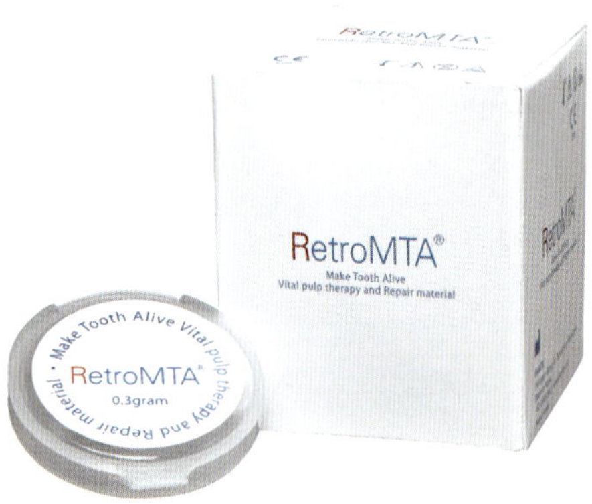

그림 2-4

BioMTA사의 Retro MTA.

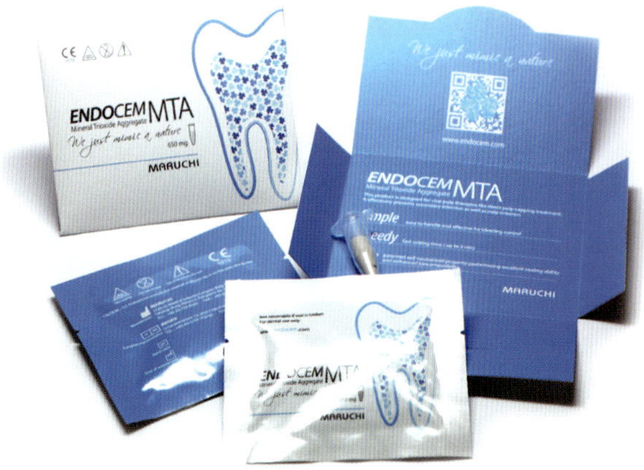

그림 2-5

마루치사의 EndoCem.

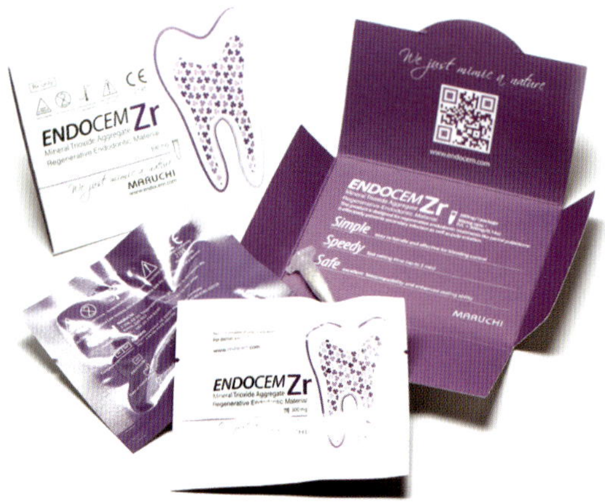

그림 2-6

마루치사의 EndoCem Zr.

한 종류의 MTA를 사용할 수도 있지만 필자의 경우 재료의 setting time에 따라 적응증을 나누어 사용하고 있다.

Dentsply MTA	8 hr
OrthoMTA	6 hr
MTA-Angelus	15 min
Retro MTA	3 min
EndoCem, EndoCem Zr	3 min

*Setting time은 제조사 기준

1 Canal filling: MTA-Angelus, OrthoMTA, ProRoot MTA

불가피하게 MTA로 근관 내 충전을 해야 하는 경우가 간혹 있다.

① Apical constriction이 없거나 부족한 경우
② 외흡수나 미완성 치근단처럼 오히려 근단부가 더 넓은 경우
③ Apical transportation으로 인해 기존의 GP로의 충전이 불가능한 경우
④ Apical width가 oval shape보다 큰 long oval, flattening shape의 경우
⑤ MAF가 너무 커서 GP로의 충전이 어렵거나 불가능한 경우

이러한 경우 기존의 GP를 이용해서 충전하기가 어렵거나 불가능하다. 오히려 GP를 이용해서 충전할 경우 over-filling의 가능성이 더 크기 때문에 추천하지 않는다.

이러한 근관들에서는 MTA를 제한적으로 근관 내에 적용하여 충전을 시행하는데, setting time이 빠른 재료를 사용하다가 자칫 근단부 3mm를 다지기도 전에 굳어버리게 되면 다시 제거해야 하는 번거로움이 있어서 이런 경우 setting time이 느린 MTA-Angelus나 OrthoMTA, Dentsply MTA 사용을 추천한다.

2 Direct capping, Apicoectomy: EndoCem, EndoCem Zr, Retro MTA

① Hyperemia 상태의 치아에서 우식을 제거하다 노출된 치수의 capping을 시행하는 경우
② Furcation 부위의 perforation repair의 경우
③ Apicoectomy나 intentional replantation, transplantation 등 retro-filling을 시행하는 경우

이러한 경우에는 가급적 빨리 굳을 수 있는 EndoCem, EndoCem Zr, Retro MTA 등의 사용을 추천한다.

2016년 7월 기준으로 금 시세는 48,000원 정도이다.
각 제조사 MTA의 gram당 가격은 대부분 금 시세보다 높다(온라인 판매 사이트 정가 기준).

제조사별 MTA 가격/g	
Dentsply MTA	77,000원 (포장 단위 2g = 153,000원)
MTA-Angelus	62,000원 (포장 단위 0.14g × 3 = 26,000원)
OrthoMTA	47,000원 (포장 단위 0.2g × 50 = 470,000원)
Retro MTA	40,000원 (포장 단위 0.3g × 8 = 95,000원)
EndoCem Zr	79,000원 (포장 단위 0.3g = 23,000원)

필자는 근관 내 적용 시 MTA-Angelus를 선호하는데 소포장(0.14g)이기 때문에 한 번 개봉해서 잔량은 버리면 되기 때문이다. 아무래도 MTA는 공기 중 수분과 접촉을 최소화하는 것이 더 좋을 것이라는 생각이다.

근관 내 적용을 제외하고는 EndoCem를 주로 사용하며, 전치부나 심미적인 부위에 사용할 경우에는 EndoCem Zr, Retro MTA를 사용하고 있다.

2 MTA 관련 기구

1 Dentsply Sirona사: Messing gun kit

(현재는 MAP kit로 upgrade되었으나 우리나라에는 시판되지 않는 상태임)

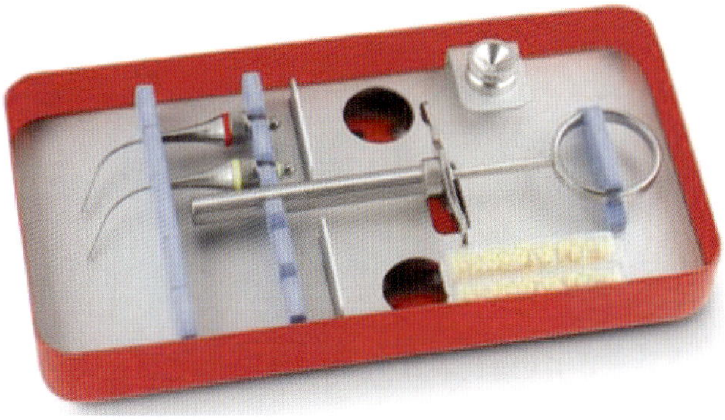

그림 2-7

Messing gun kit.

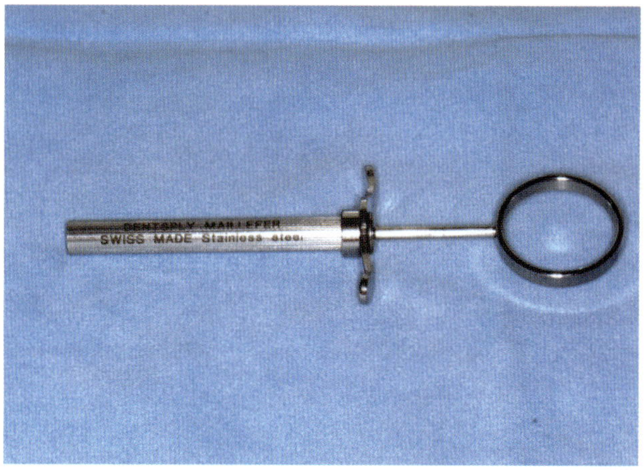

그림 2-8

Messing gun syringe(손잡이 부분).

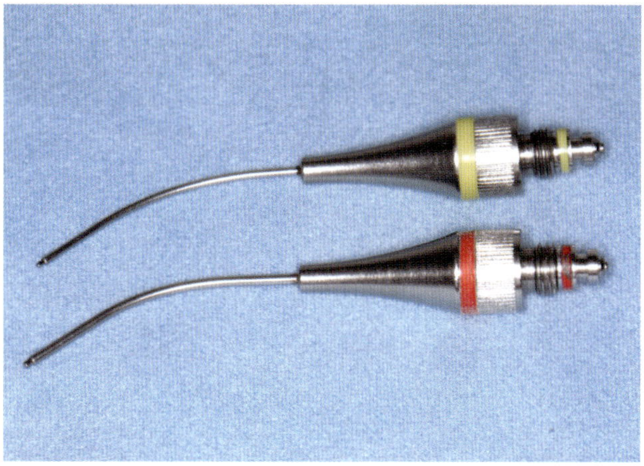

그림 2-9

Messing gun angle(MTA를 담는 부분).

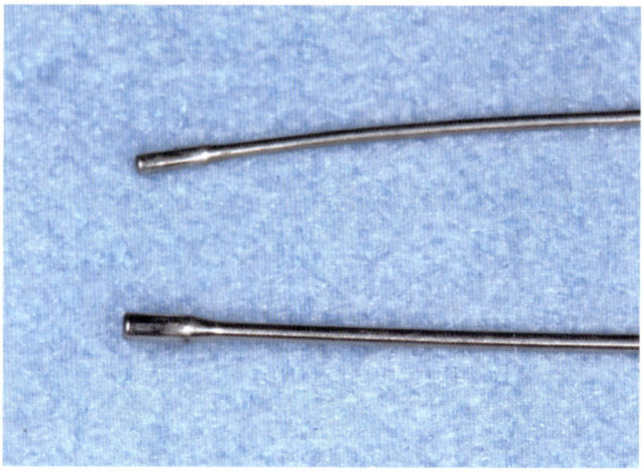

그림 2-10

Messing gun plugger(MTA를 밀어내는 부분).

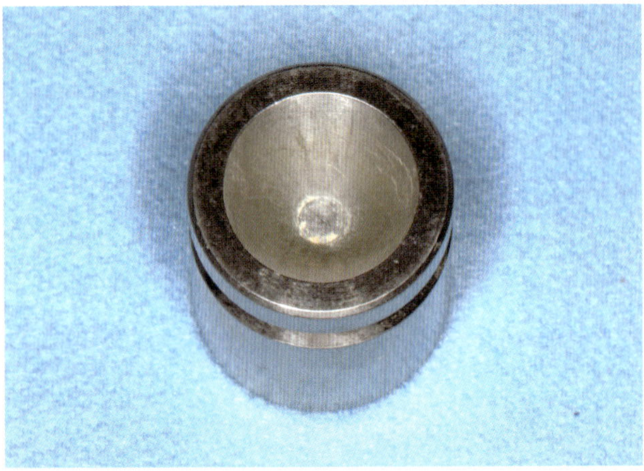

그림 2-11

MTA well(혼합한 MTA를 담는 그릇 역할).

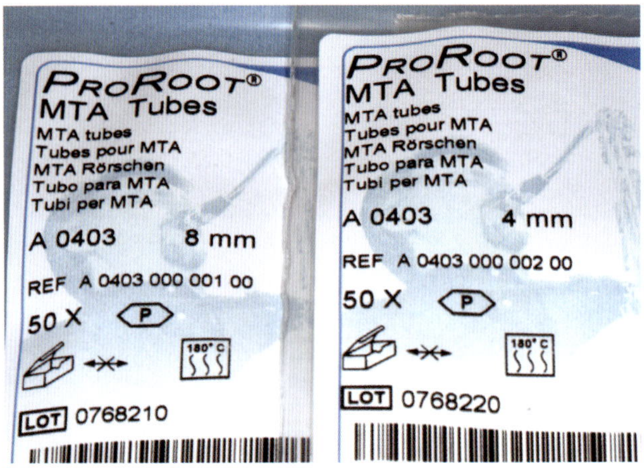

그림 2-12

MTA tube(MTA를 담는 plastic tube).

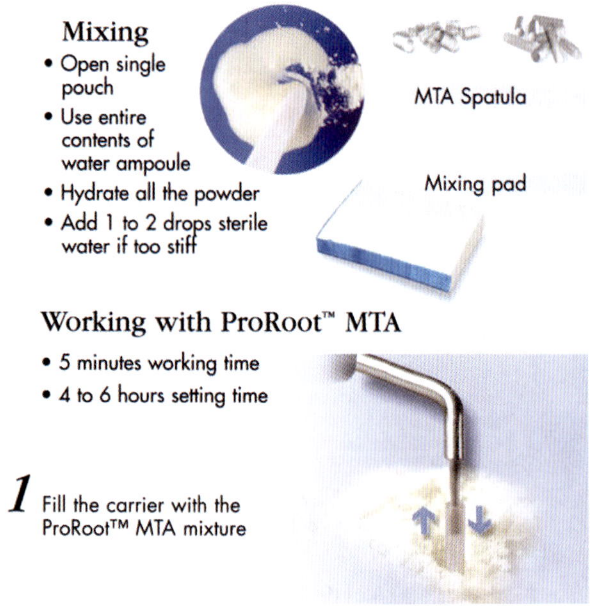

그림 2-13

MTA를 믹스해서 tube에 넣은 모식도.

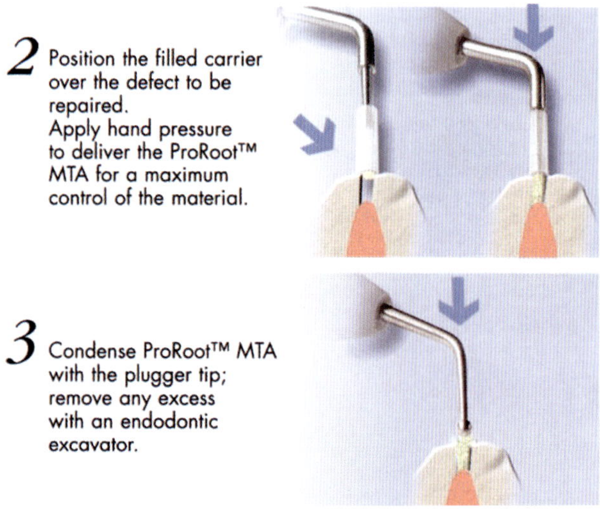

그림 2-14

MTA tube 내의 MTA를 적용 부위에 놓고 condensation 하는 모식도.

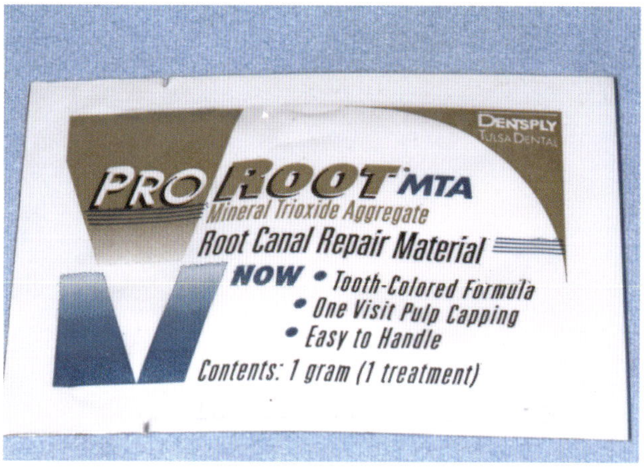

그림 2-15

MTA pouch(1g 포장된 MTA).

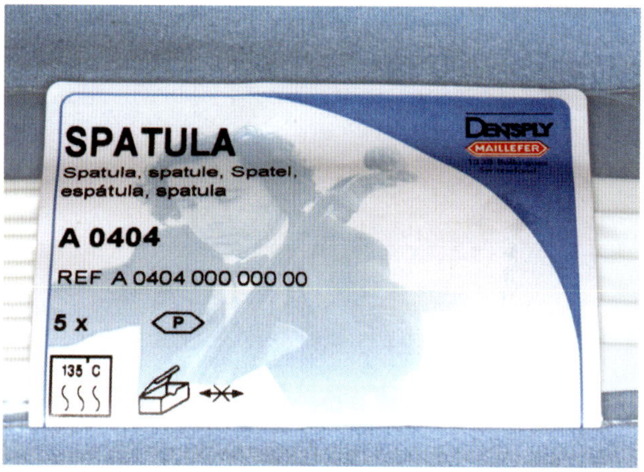

그림 2-16

Plastic spatula.

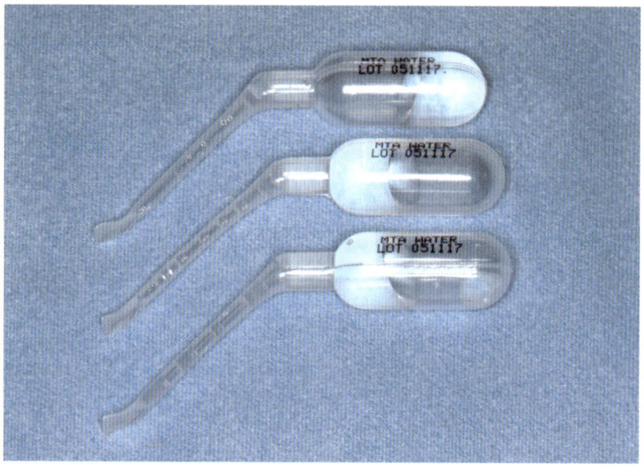

그림 2-17

Disposable D/W(일회용으로 tip 부위를 잘라 사용).

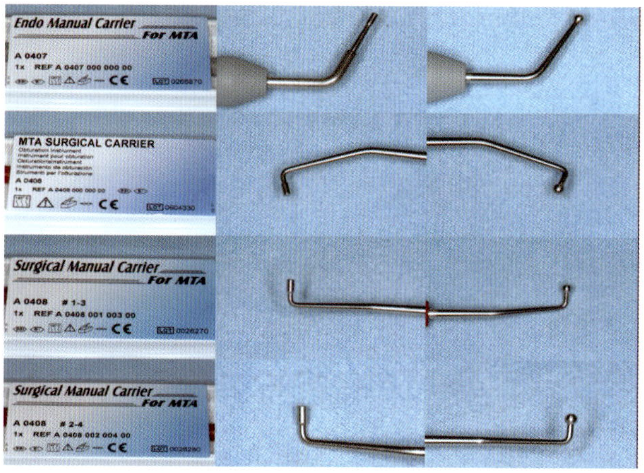

그림 2-18

MTA condenser.

2 Angelus사(삼부덴탈 수입): MTA applicator

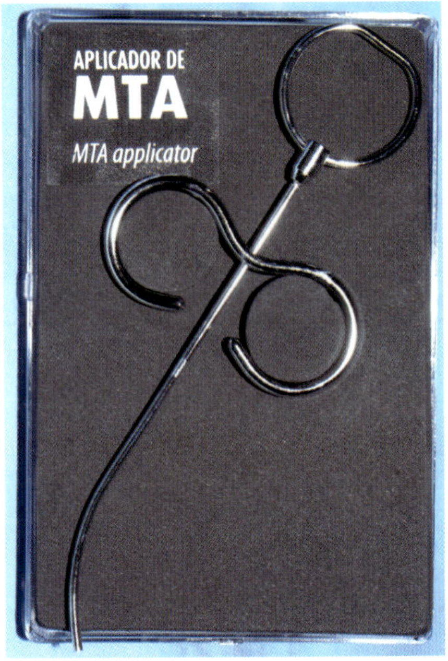

그림 2-19

Angelus MTA applicator.

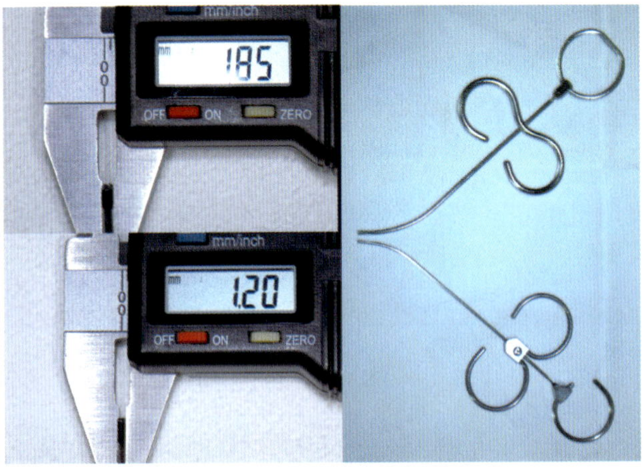

그림 2-20

두 종류의 Angelus MTA applicator. 주로 큰 것을 사용한다.

3 BioMTA사: OrthoMTA starter kit

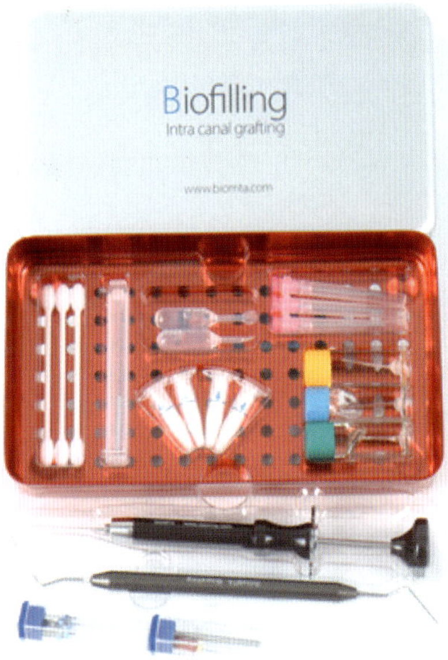

그림 2-21

OrthoMTA starter kit.

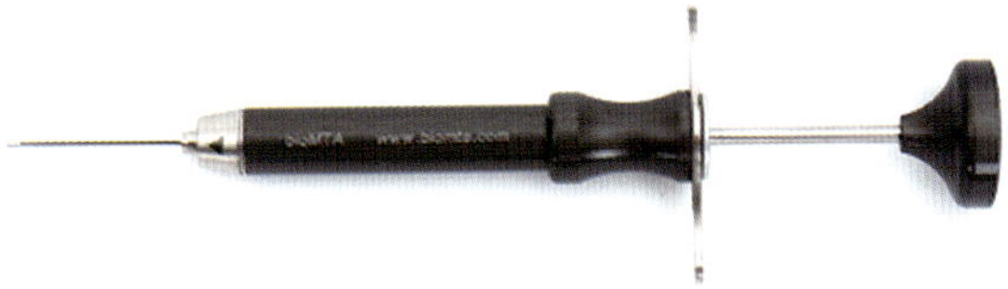

그림 2-22

OrthoMTA carrier(MTA를 담아서 주입하면서 적용).

4 B&L biotech[(02)565-4757], JS medical[(02)900-9336]: MTA block

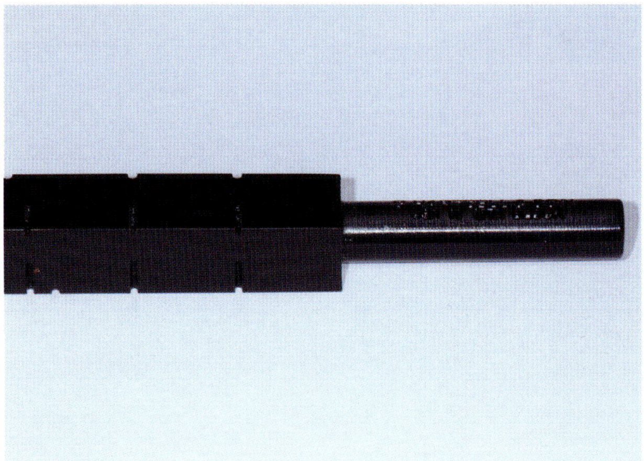

그림 2-23

MTA를 소량씩 떠서 사용할 수 있는 autoclave 가능한 plastic block.

5 기타 제품

기타 재료나 기구의 사용 설명은 각 회사 홈페이지를 참조하면 된다.

상품명	회사	홈페이지
ProRoot MTA	덴츠플라이 코리아	http://www.dentsplykorea.co.kr
MTA-Angelus	삼부덴탈	http://www.sambudental.com
OrthoMTA Retro MTA	BioMTA 오스코	http://www.biomta.com http://www.biofilling.com
EndoCem EndoCem Zr	마루치	http://www.mtamall.com http://www.endocem.com

제 3 장

임상 증례별 적용 범위

다음과 같은 경우 필요에 따라 MTA를 적용할 수 있다.

① Pulp capping

② Perforation repair

③ Apexogenesis

④ Revascularization

⑤ Retro-filling

⑥ Canal filling

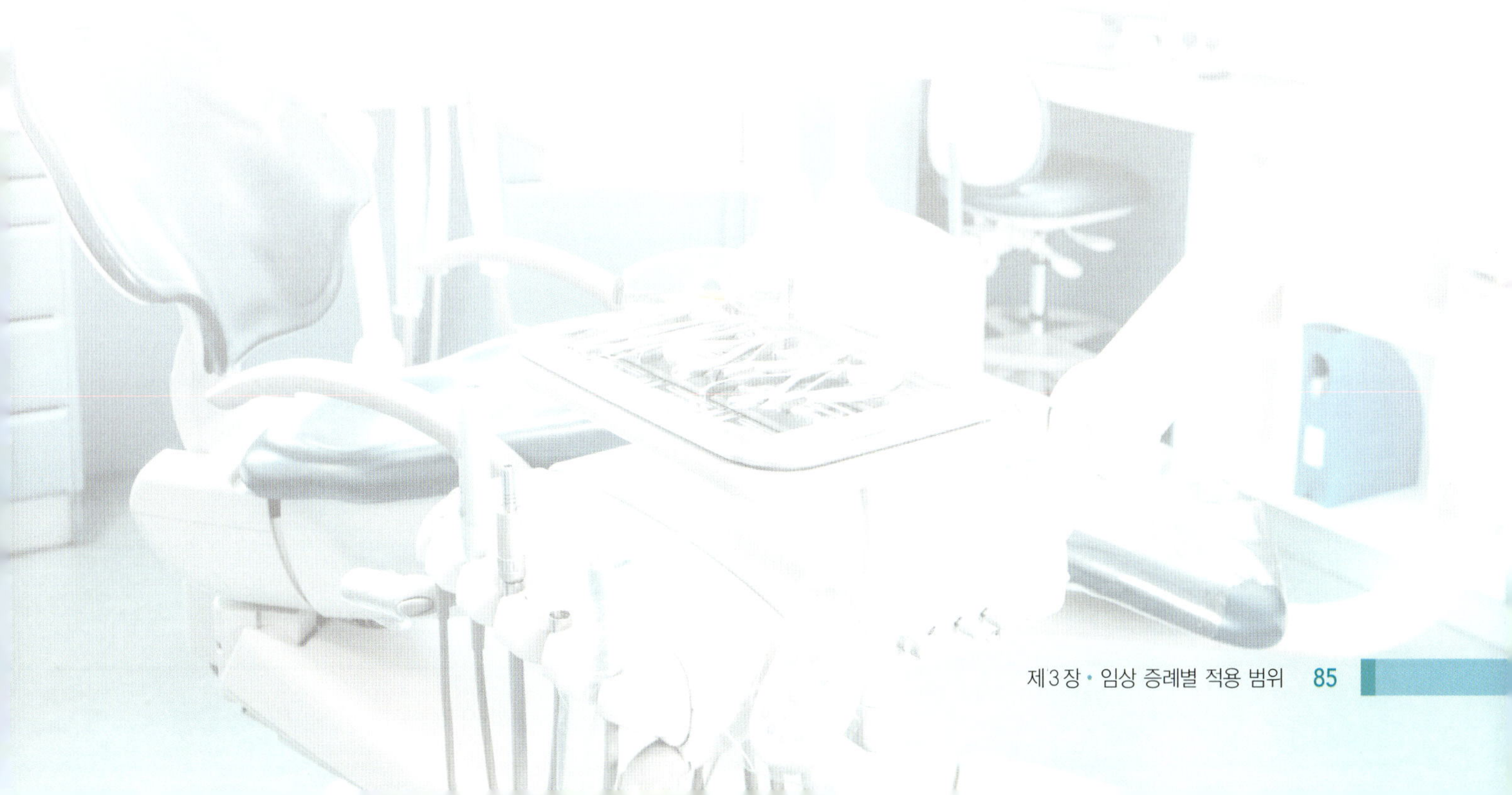

1 Pulp Capping

치과의사들이 학부 과정에서 배우는 내용으로, 일반적으로 pulp capping이라고 하면 현재 해당 치아가 hyperemia라는 전제 조건하에 시행해야 한다.

우식을 제거하다 불가피하게 치수가 노출된 경우 pulpitis 증상을 보이지 않는 치아에서 잔존 우식을 모두 제거하고 노출된 치수 표면과 상아질 부위를 NaOCl로 1분 정도 세척하고 건조시킨 후에 MTA를 치수가 노출된 상부에 적용하고 굳힌 다음 이후의 수복 치료나 크라운 수복을 시행한다. 당연히 aseptic한 상태에서 시술을 해야 하므로 러버댐 장착은 필수이고, 술식에 사용하는 기구들도 멸균 상태에서 시행해야 한다.

술자의 편의에 의해 pulpitis로 근관치료가 필요한 경우 MTA를 이용한 pulp capping을 시도하는 것은 바람직하지 못하다.

증례 1 ››› 치과 관련 종사자이며, 찬물을 마실 때 이가 시리다는 주소로 내원하였다. 자발통은 없었고 PDL space widening도 관찰되지 않았다.

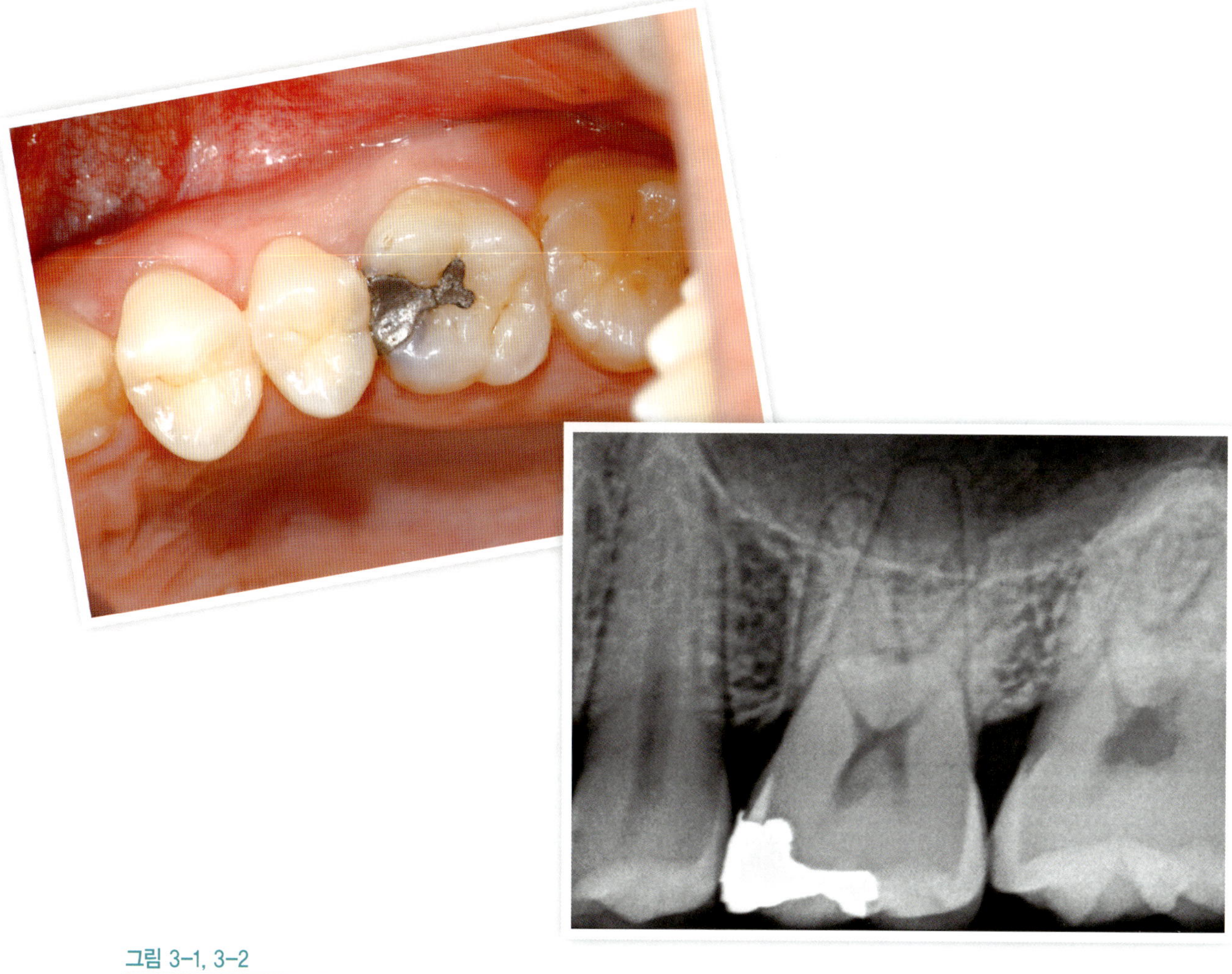

그림 3-1, 3-2

임상 검사 및 방사선 촬영 결과 #26 아말감 수복물의 파절 및 수복물 하방으로 2차 우식이 의심되어 마취하에 기존 아말감 수복물을 제거하였다.

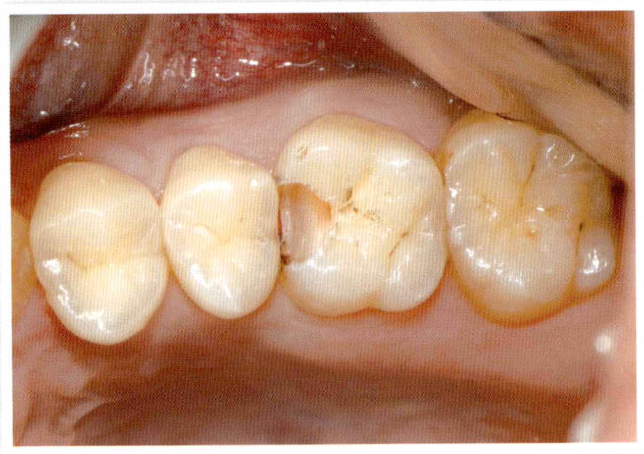

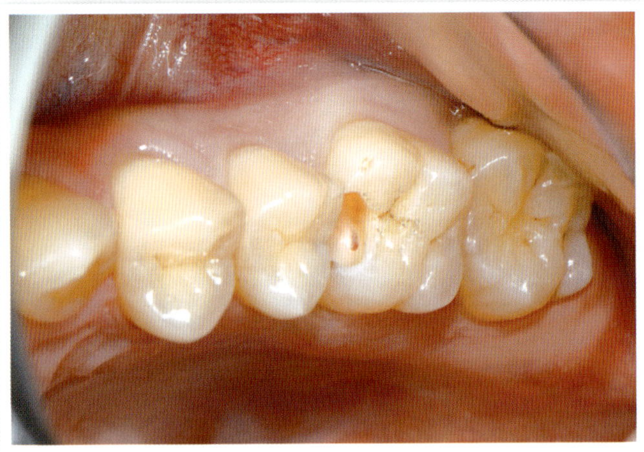

그림 3-3, 3-4

우식을 제거하는 과정에서 치수가 노출이 되었으나 pulpitis 증상을 주소로 내원한 경우가 아니었기에 노출된 치수에 NaOCl로 소독을 시행하고 MTA로 pulp capping을 시행하였다.

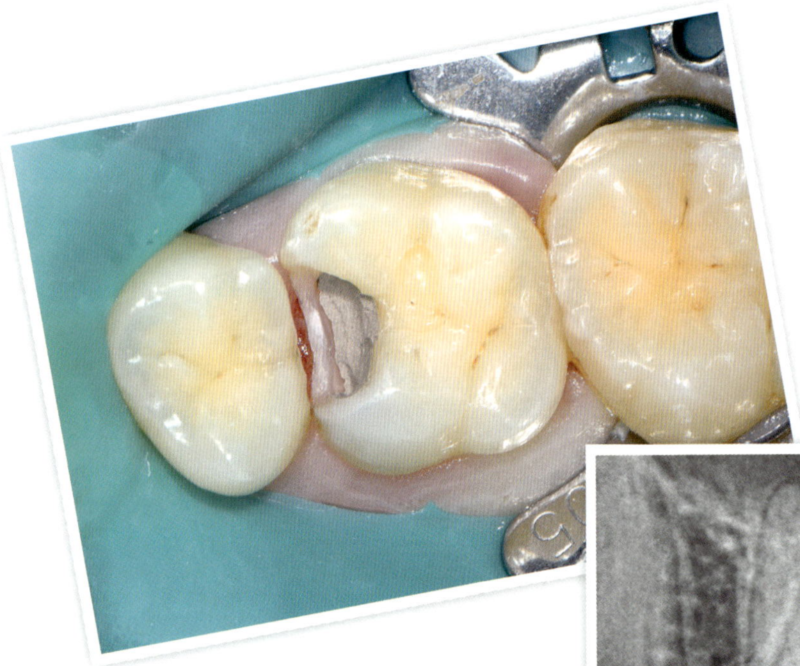

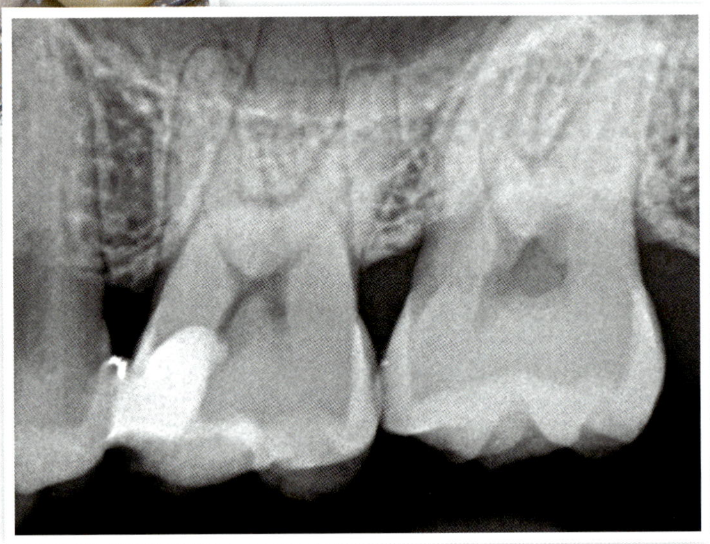

그림 3-5, 3-6

우식 범위가 크지 않았기 때문에 레진 충전으로 마무리하였다.

증례 2 ››› 전체적인 구강 검진을 주소로 내원하였다.
평소에 찬물에 치아가 시리기는 했지만 자발통은 없었다고 한다.

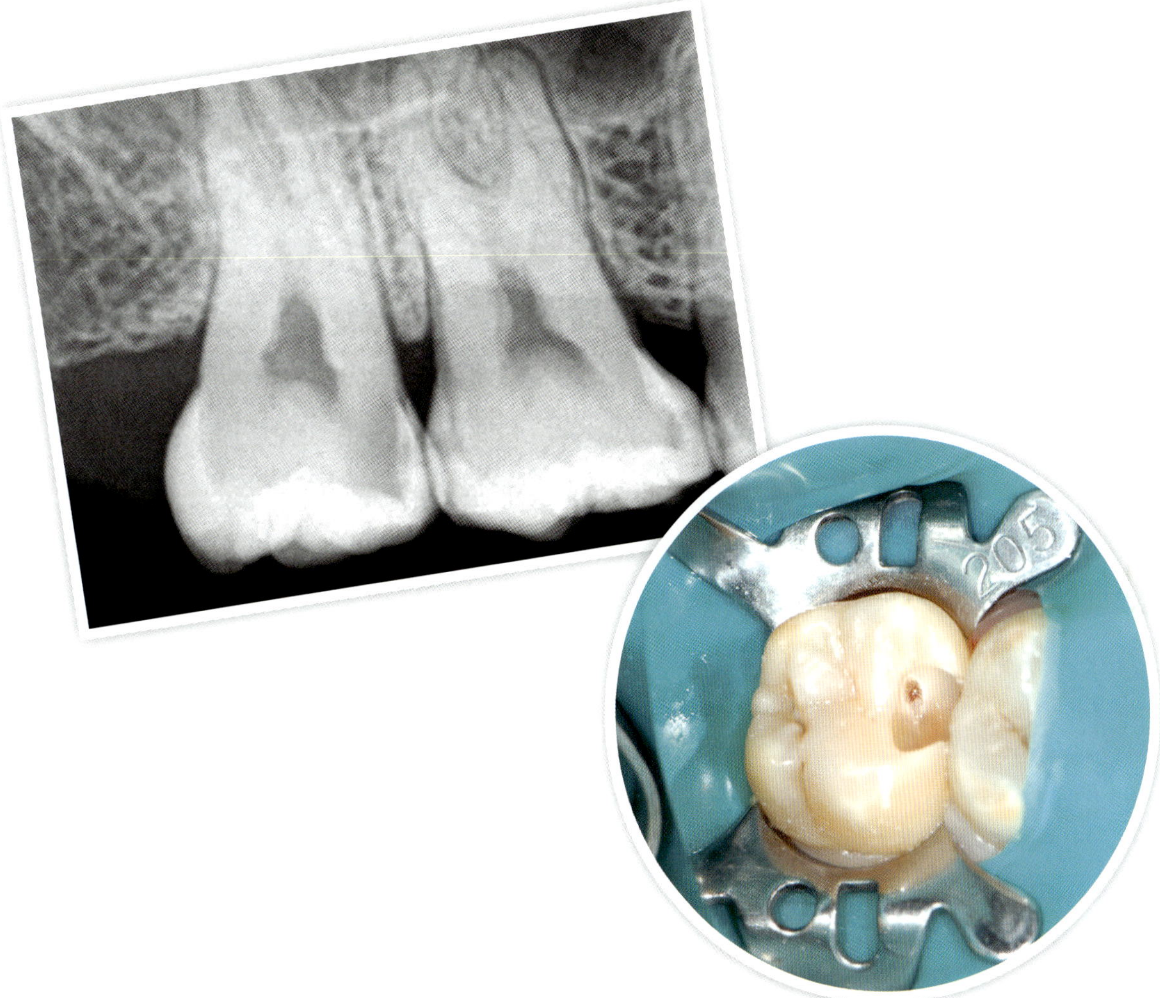

그림 3-7, 3-8

초진 방사선 사진에 인접면 우식이 관찰되었으며, 인접면 우식을 제거하는 과정에서 치수가 노출되었다.

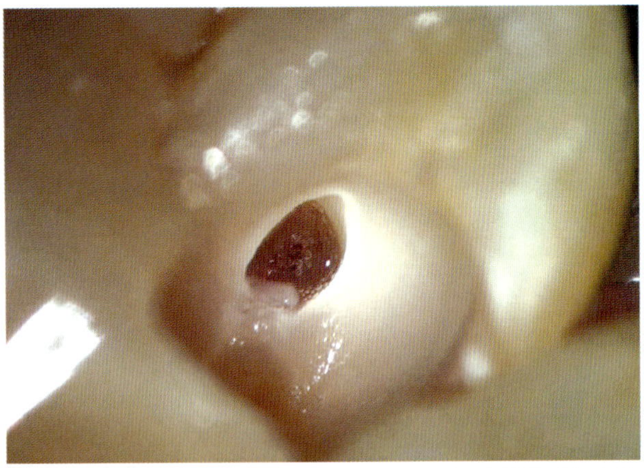

그림 3-9

노출된 치수에 NaOCl을 1분간 적용하여 소독을 시행하고 건조시킨 후의 현미경 사진.

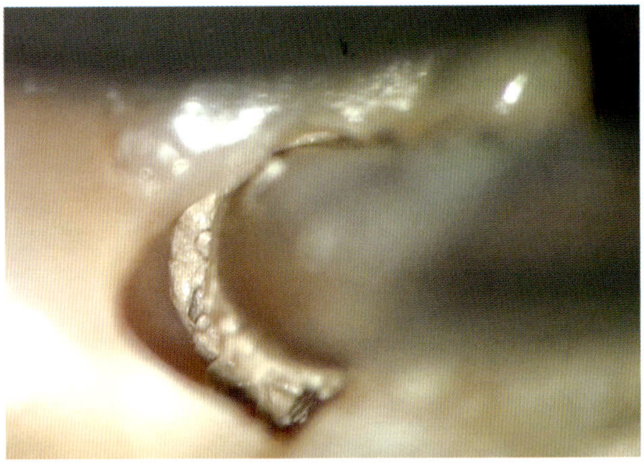

그림 3-10

MTA gun에 EndoCem MTA를 채워 치수 노출 부위에 적용하였다.

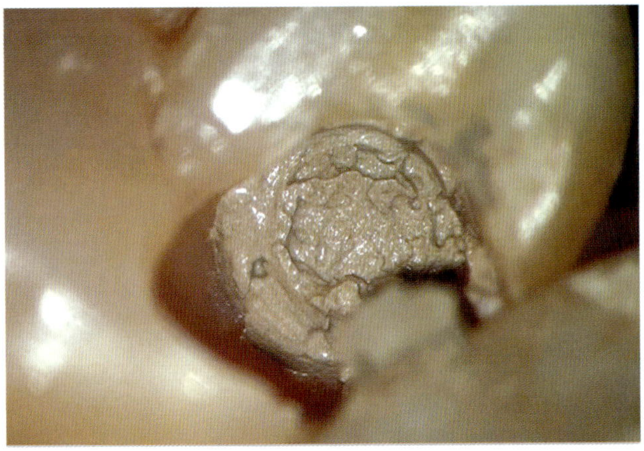

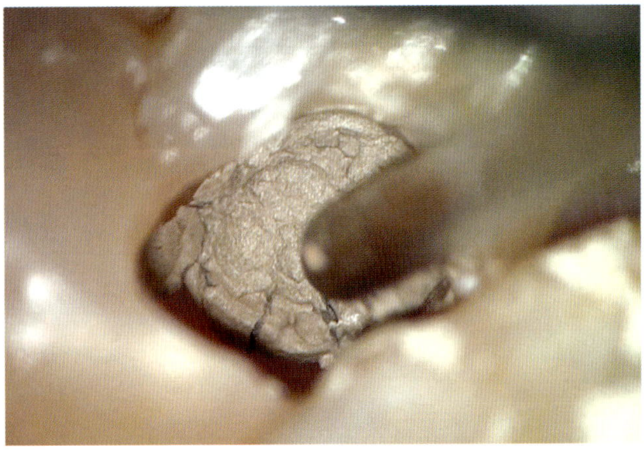

그림 3-11, 3-12

MTA gun 내에 MTA를 치수 노출 부위에 적용한 후 condenser로 다지는 과정.

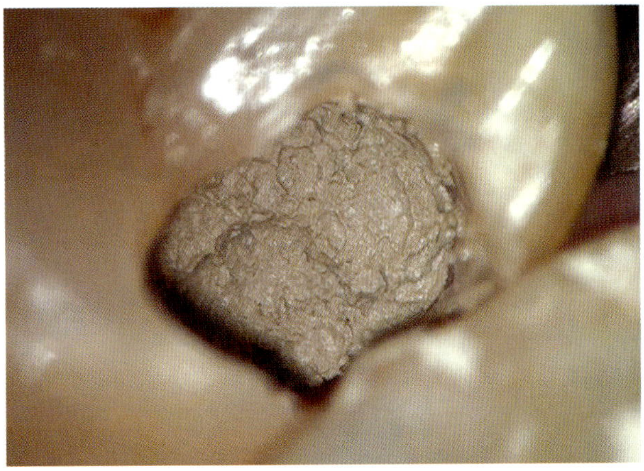

그림 3-13

MTA를 적용한 후 condenser로 다져진 맨 아래층의 사진.

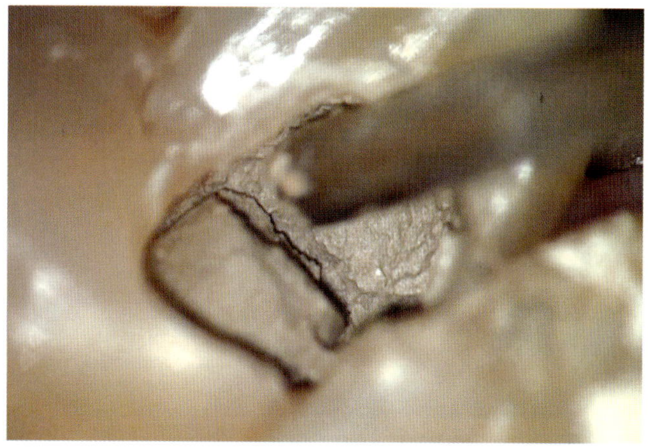
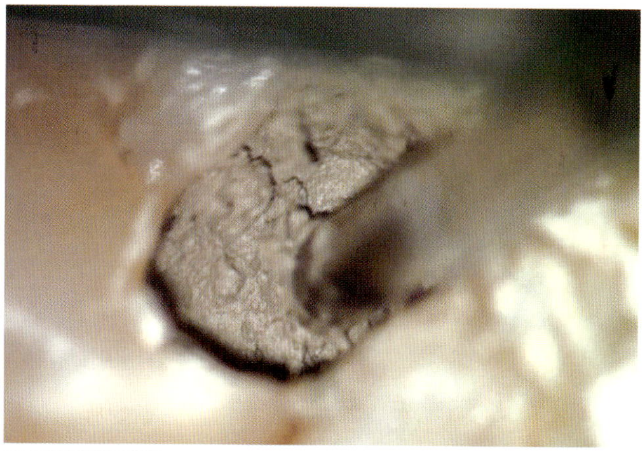

그림 3-14, 3-15

다시 MTA gun에 MTA를 채워 부족한 부위에 적층하고 condenser로 다지는 과정.

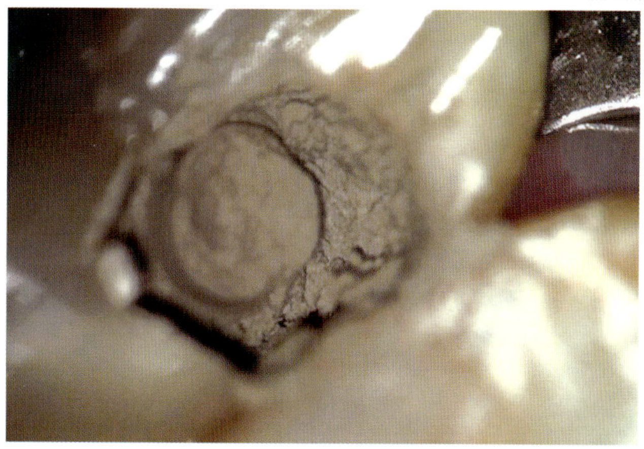
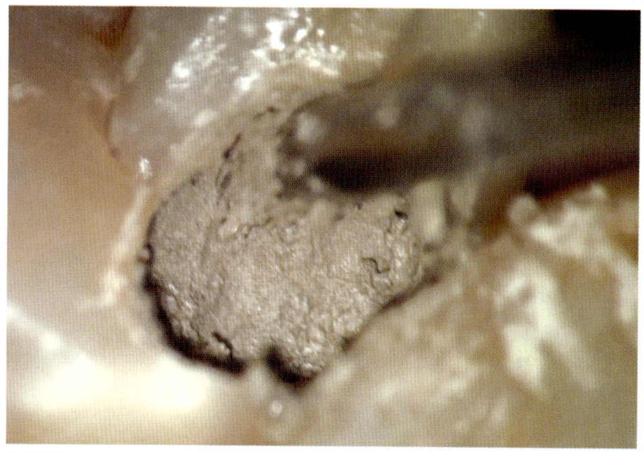

그림 3-16, 3-17

위의 과정을 다시 한 번 반복하여 점차 와동을 채워 가는 과정.

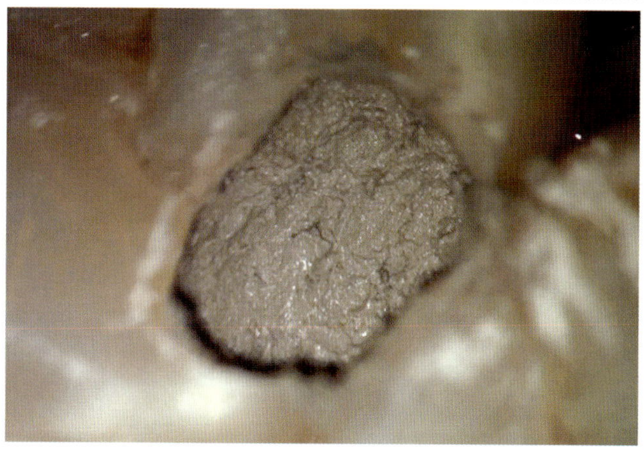
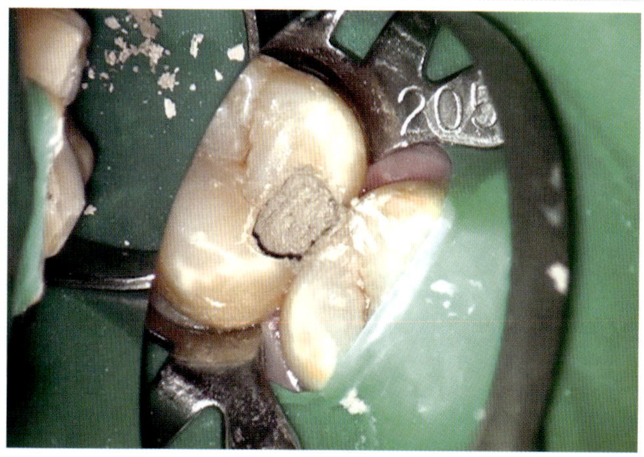

그림 3-18, 3-19

어느 정도 base의 역할을 할 수 있는 높이까지 MTA를 충전한 모습.

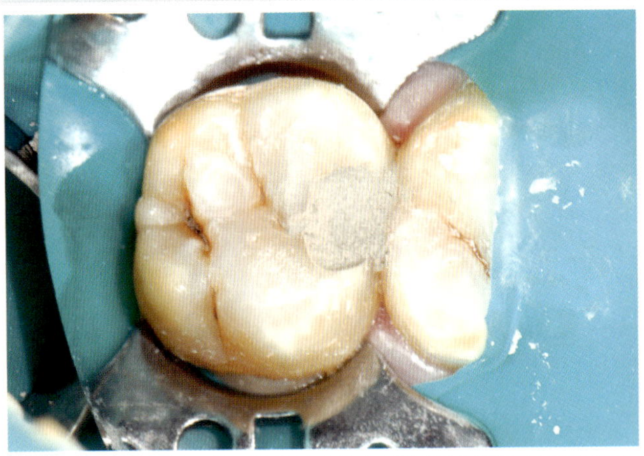

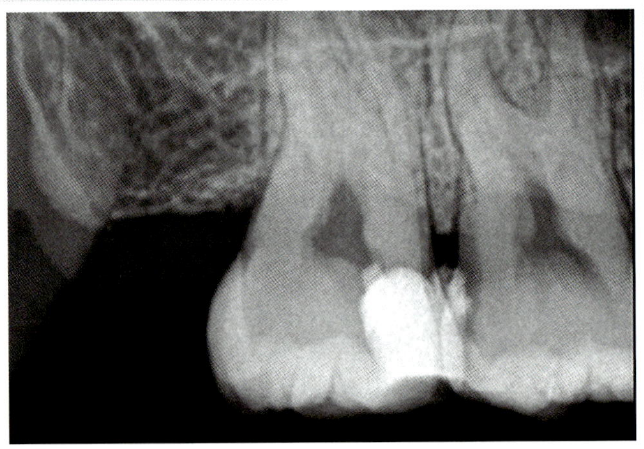

그림 3-20, 3-21

최종적으로 치아 형태와 유사한 형태로 채운 이후에 방사선 사진으로 확인한다.

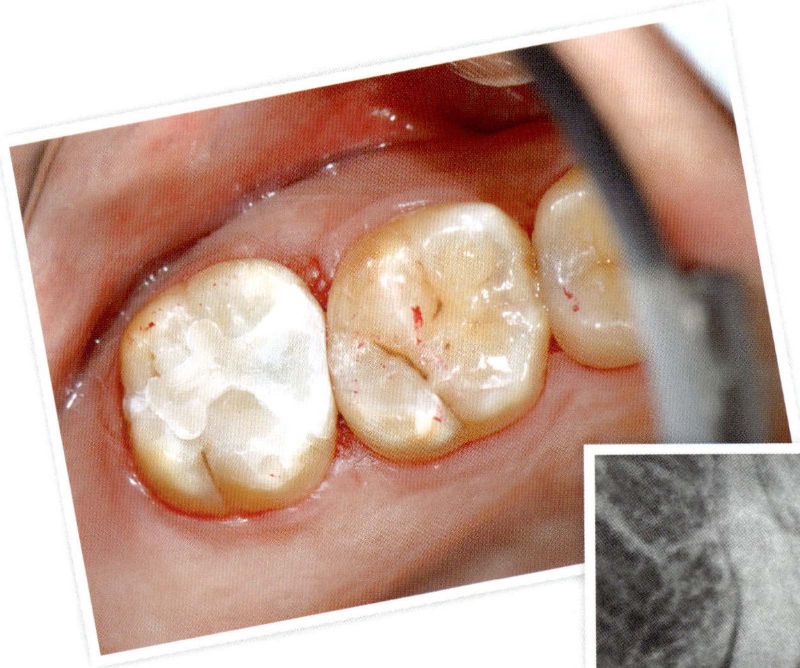

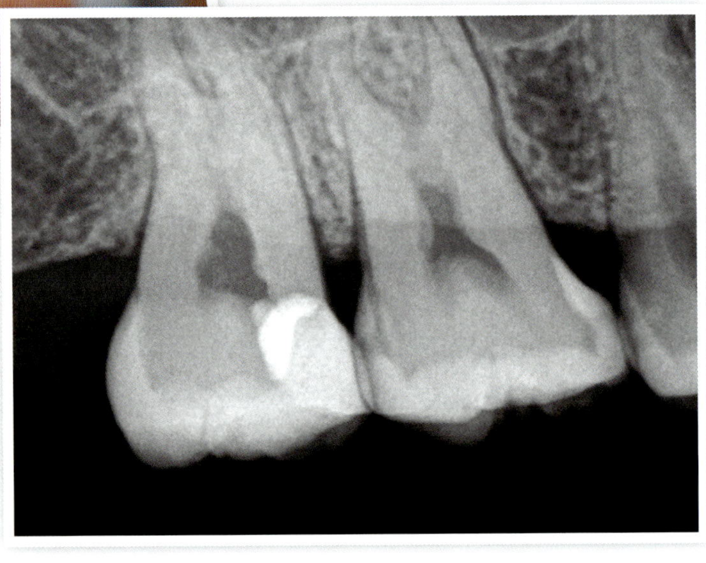

그림 3-22, 3-23

우식이 후방으로 연장되어 있어 MO Tescera Inlay를 setting 한 임상 및 방사선 사진.

2 Perforation Repair

근관치료는 모든 근관을 찾고 치수조직을 제거하는 과정인데 그 과정 중에 근관을 찾지 못해 불가피하게 perforation을 유발시키기도 한다.

가장 중요한 것은 근관의 입구는 pulpal wall과 pulpal floor가 만나는 곳에 있다는 것을 배워서 알기는 하지만, 잘 안 보이는 경우 대부분 perforation을 유발시키게 된다.

Perforatioin은 당일 repair가 원칙이다. 방치한 경우 granulation tissue가 채워 들어오면서 다음 내원 시 perforation site의 repair를 하기 위해 이를 제거하게 되면 bleeding control이 힘들어진다.

증례 3 ››› 근관치료 도중 근관을 확보하지 못해 의뢰된 증례이다.

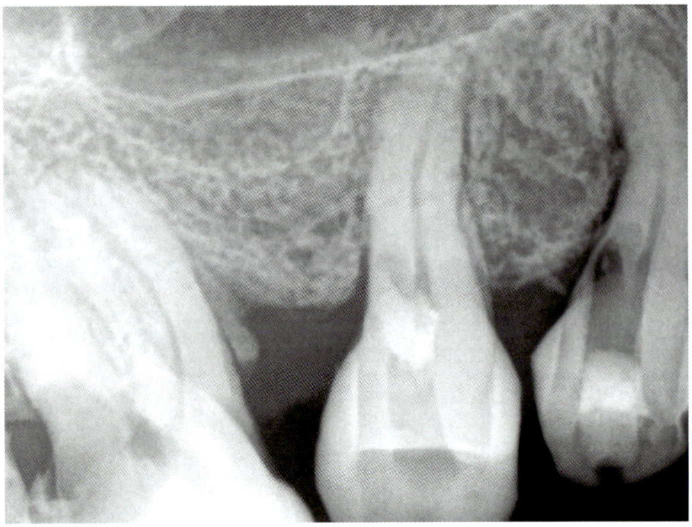

그림 3-24

초진 방사선 사진. #14, 15 근관치료를 의뢰해 왔는데 둘 다 distal perforation이 원심측으로 존재한다.

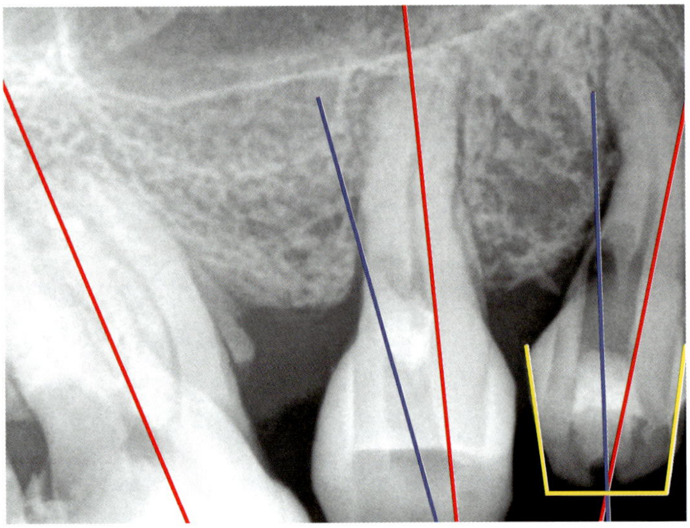

그림 3-25

여기서 중요한 사실을 얻게 된다.

#14, 15, 17의 치아 장축이 다 다르다는 것을 알 수 있다(#16 missing으로 #17이 근심경사, #14는 원심경사).

#14부터 살펴보면 crown restoration이 되어 있었던 상태로 치아 장축으로는 수복물 path가 안 나오다 보니 crown path를 근심 쪽으로 수정해서 preparation을 시행한 것 같다(노란색 테두리).

그런데 preparation된 crown의 장축과 치근의 장축이 다르기 때문에 crown 형태대로 access opening을 들어가게 되면(#14 파란색 선) 당연히 perforation이 될 수밖에 없다(#14 빨간색 선이 치아 장축).

#15은 아마도 #17 crown의 장축을 보면서 access를 들어간 듯하다(#17의 빨간색 선과 평행하게 #15의 파란색 선이 access opening이 된 축).

원래 #15의 장축을 따라 들어갔다면(#15의 빨간색 선) perforation을 예방했을 수도 있다.

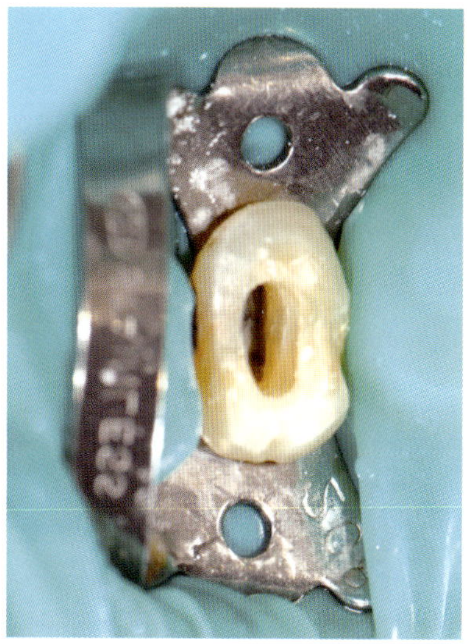

그림 3-26

#14의 원래 근관 입구를 확보한 사진.

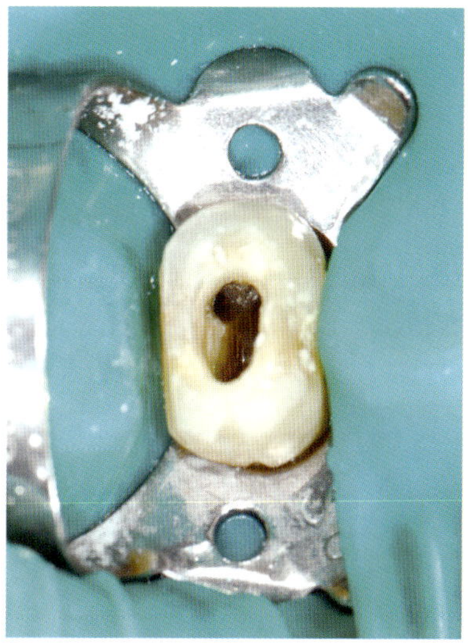

그림 3-27

#14의 perforation site 사진.

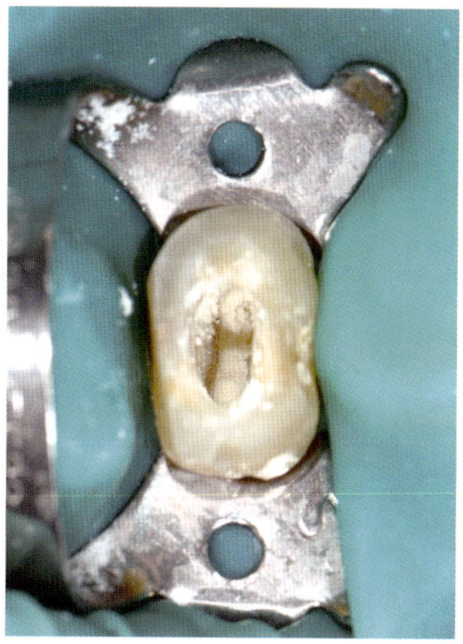

그림 3-28

#14의 perforation site에 MTA repair를 시행하였다.

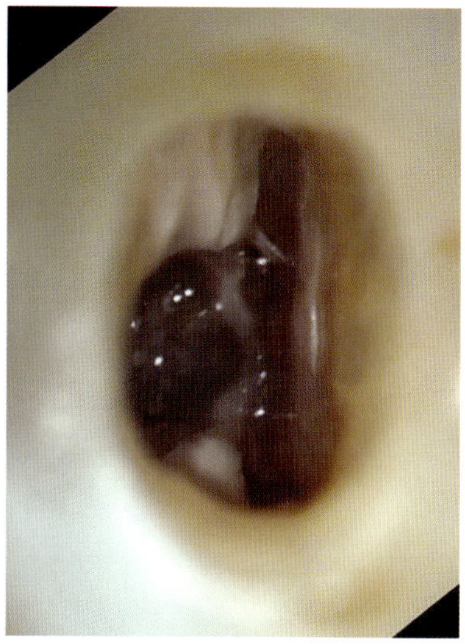

그림 3-29

#15의 원래 근관 입구가 관찰된다.

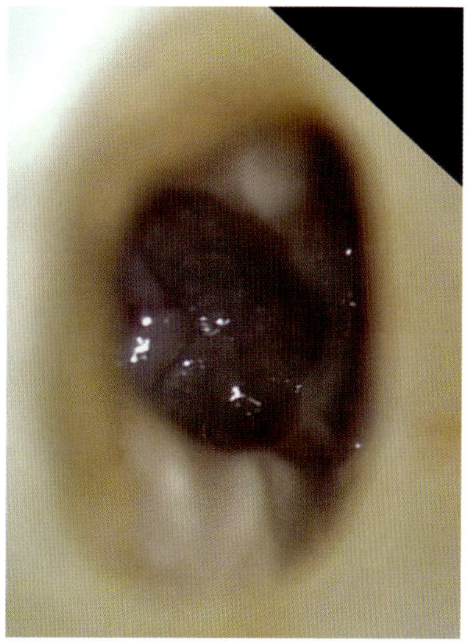

그림 3-30

#15 원심측으로 perforation site가 관찰된다.

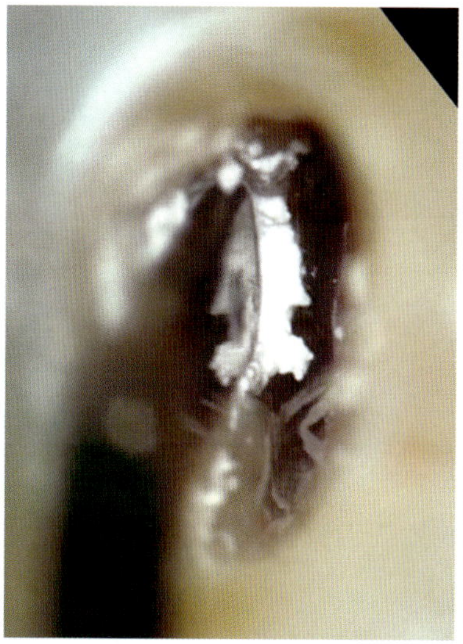

그림 3-31

#15의 perforation site에 MTA repair를 시행하였다.

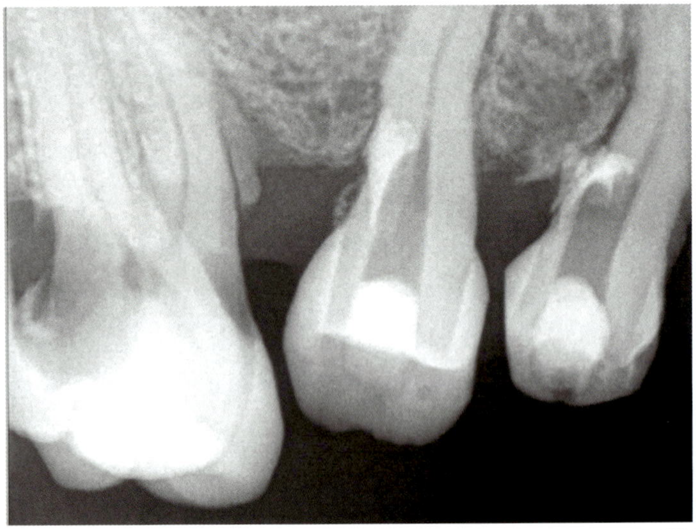

그림 3-32

#14, 15의 perforation site MTA repair를 시행한 후의 방사선 사진.

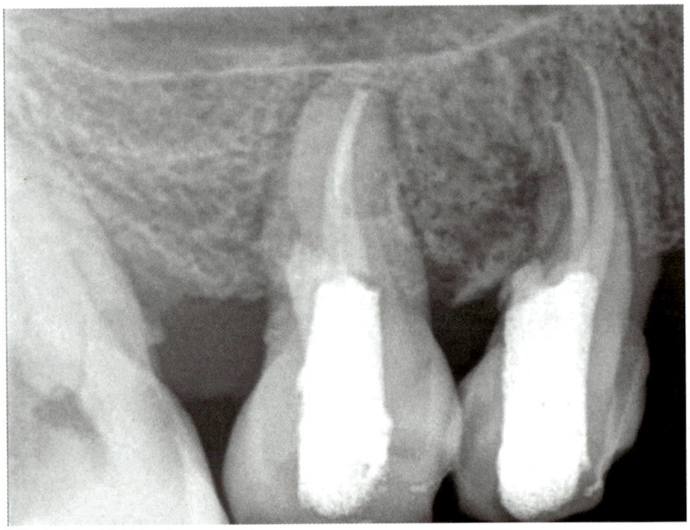

그림 3-33

#14, 15 모두 근관을 확보하고 근관 충전 및 core까지 시행한 방사선 사진.

이후 환자는 crown restoration을 위해 의뢰해 왔던 병원으로 재의뢰되었다.
이 증례에서 가장 중요한 것은 항상 근관치료 전에 방사선 사진을 촬영하여 각각 치아의 path를 꼭 확인하는 것이다.

증례 4 »» 특별히 통증이 있는 것은 아니지만 재근관치료를 위해 의뢰된 환자이다.

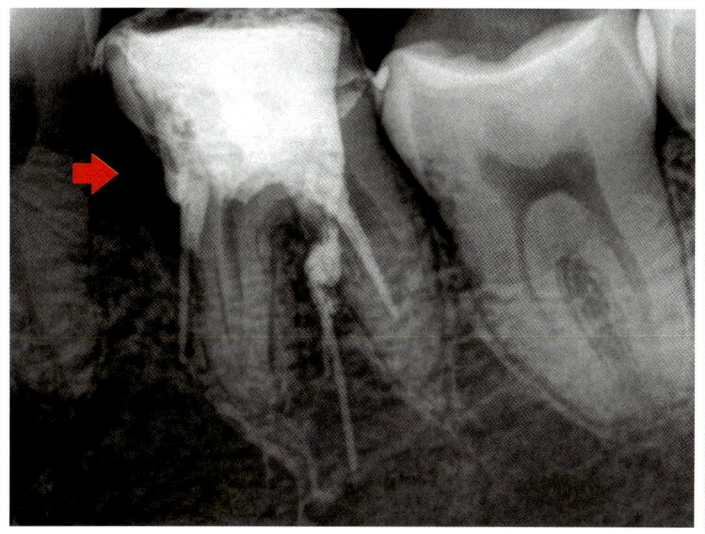

그림 3-34

초진 방사선 사진상 근심과 furcation 부위의 perforation이 관찰되며 그곳을 통해 GP가 bone 내에 충전되어 있는 것을 관찰할 수 있다.
근심 부위는 perforation으로 인해 bone loss가 관찰되었다(빨간색 화살표).

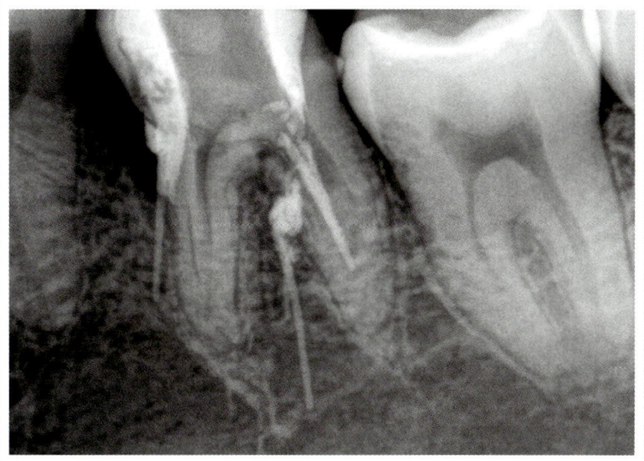

그림 3-35

Access cavity 내의 수복물을 제거하고 치아 내부에 GP 상단 부위의 위치를 확보하였다.

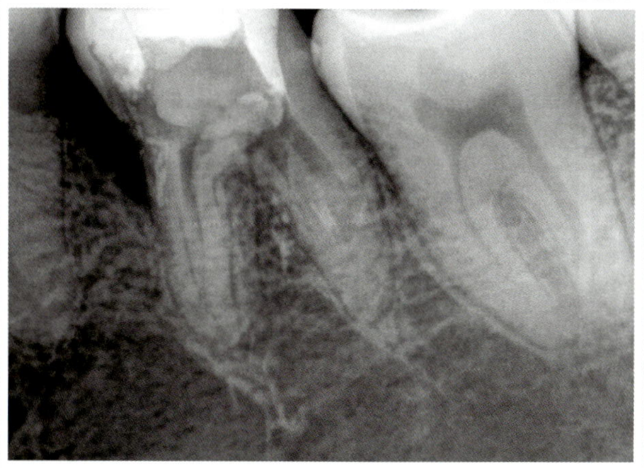

그림 3-36

근관 내, 골 내 GP를 모두 제거한 상태이다.

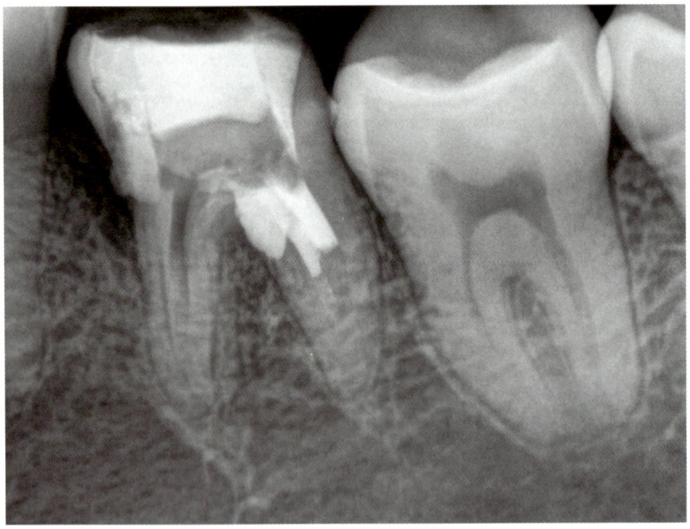

그림 3-37

근관 내로의 MTA 유입을 막기 위해 원심 근관 입구에 GP를 조금 짜서 다진 후 perforation site에 MTA repair를 시행하였다.

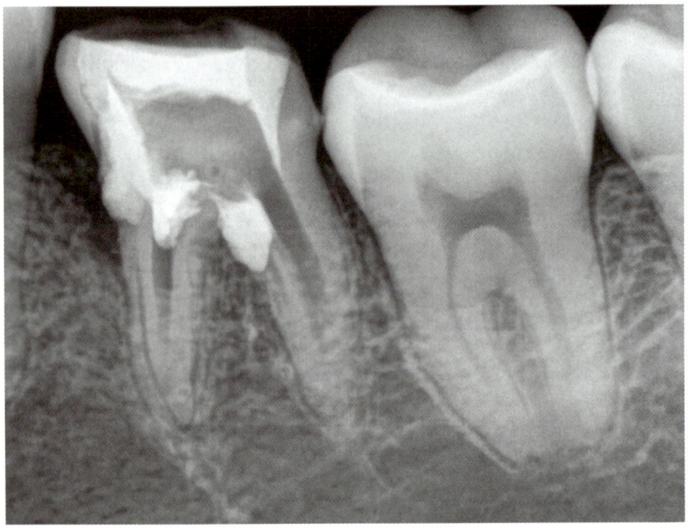

그림 3-38

근심면 perforation 부위도 원심과 마찬가지로 근관 내로의 MTA 유입을 막기 위해 근심 근관 입구에 GP를 조금 짜서 다진 후 perforation site에 MTA repair를 시행하였다.

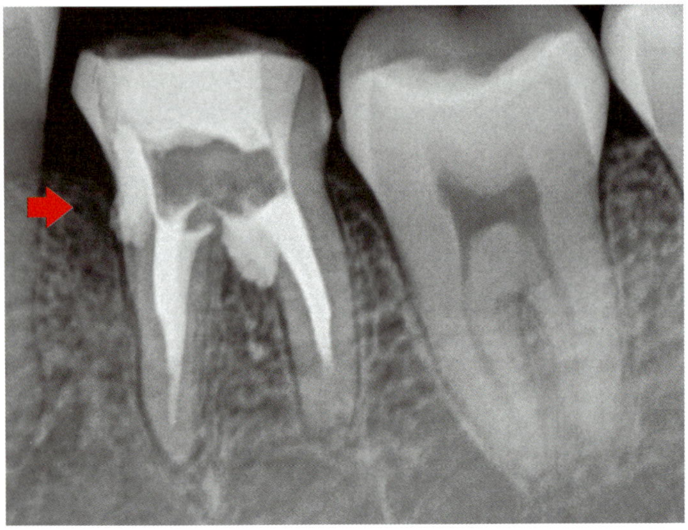

그림 3-39

Perforation site에 대한 MTA repair가 끝난 뒤에 기존 근관 입구에 넣어 두었던 GP를 제거하고 원래 근관을 확보하려고 했으나 근관 내 ledge로 인해 근단부까지 도달하지는 못한 상태였다. 하지만 증상이 없는 관계로 일단 확보한 근관 길이까지 근관 성형 및 충전을 시행하였다. 근심 부위에 존재하던 bone loss 부위는 조금씩 bone이 차오르는 것을 관찰할 수 있다(빨간색 화살표).

증례 5 ››› CBCT가 없었던 시절, 병원 직원의 아버지가 #17 통증을 주소로 내원하였다.

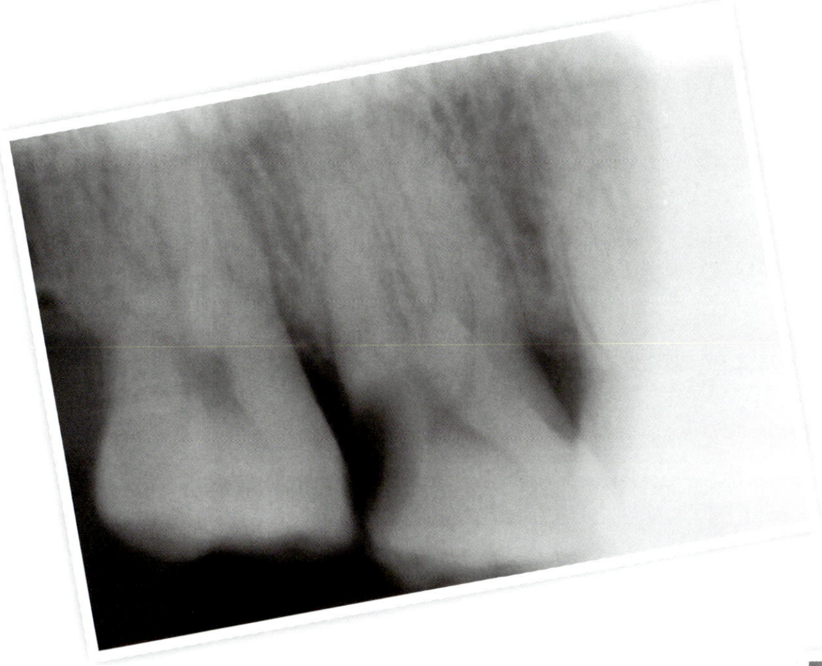

그림 3-40

초진 방사선 사진상 원심면 우식이 관찰되었다.

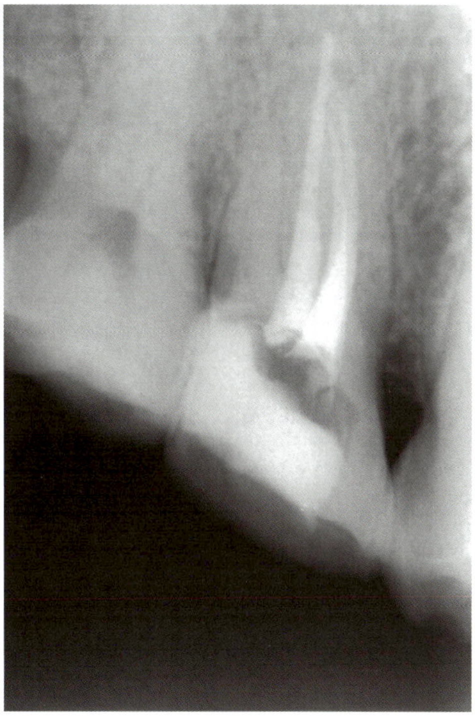

그림 3-41

상악 제2대구치의 MB2 발현 빈도는 우리나라 환자에서 약 40% 정도이다. 대개 치아가 MD로 좁기 때문에 3 canal을 확보하고 MB2는 없을 것으로 판단하여 근관장 측정, 근관 성형 및 충전을 시행하며 방사선 촬영을 하였다.
그런데 DB canal이라고 찾은 줄 알았던 곳이 MB2 canal이었으며 결국 DB missing 상태임을 확인할 수 있었다.

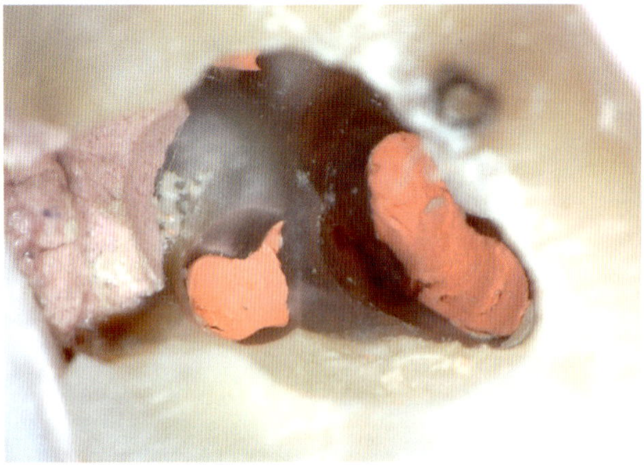

그림 3-42

DB canal 입구를 찾는 과정에서 근심 협측근의 furcation에 perforation이 발생하였다. 다행히 DB canal을 확보하고 마무리하였으며, perforation site를 보여 주는 사진이다.

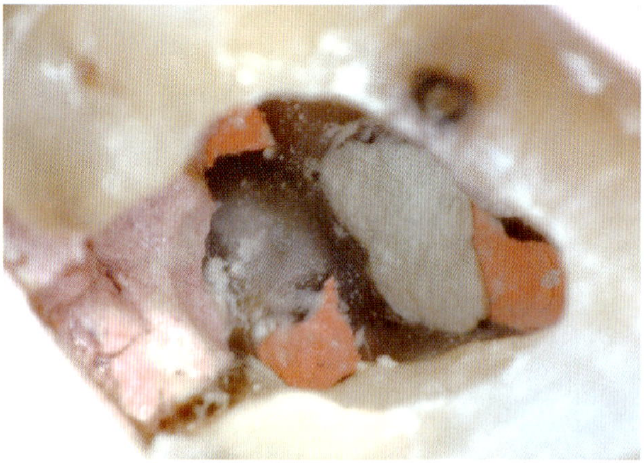

그림 3-43

Perforation site에 MTA repair를 시행하였다. 얇게 도포된 것은 사진을 찍기 위함이었고, MTA는 적어도 3mm 이상의 두께로 충전하는 것이 좋기 때문에 MB1, MB2 입구를 포함하는 orifice 입구까지 MTA로 충전을 시행하였다.

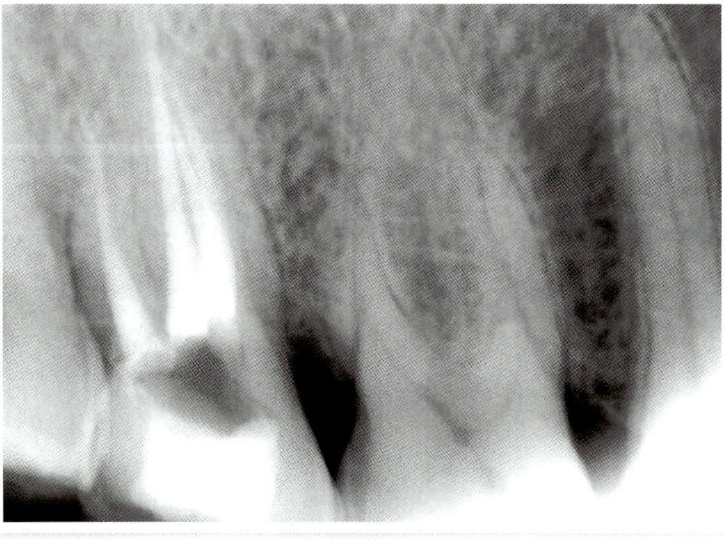

그림 3-44

근관치료가 마무리된 후의 방사선 사진.

증례 6 ››› "오른쪽 아래가 뭔가 씹을 때 불편해요."라는 주소로 재내원을 반복했던 환자이다.

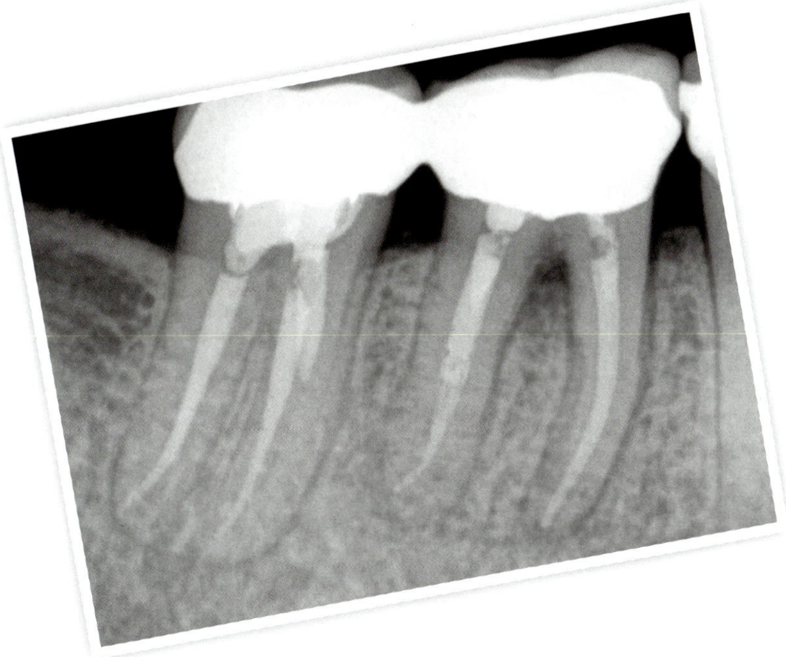

그림 3-45

초진 방사선 사진으로 #46 수복물 하방으로 약간의 radiopacity가 떨어지는 것 외에는 별 이상이 없어 보였다.

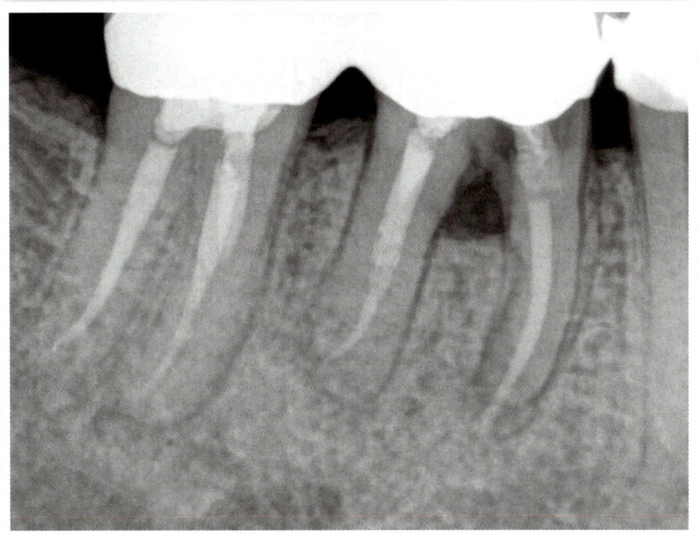

그림 3-46

약 2년 반 후에 지속적으로 불편하다는 주소로 내원하였다. 방사선 사진상의 radiopacity가 초진 사진과 비교하였을 때 현저히 차이가 나서 기존 수복물을 제거하고 상태를 확인해 보기로 하였다.

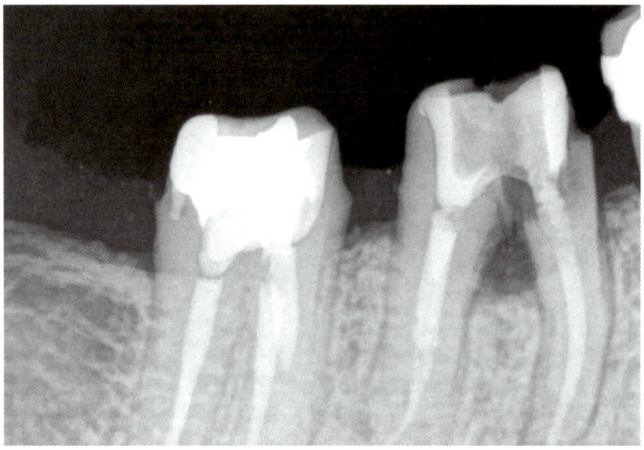

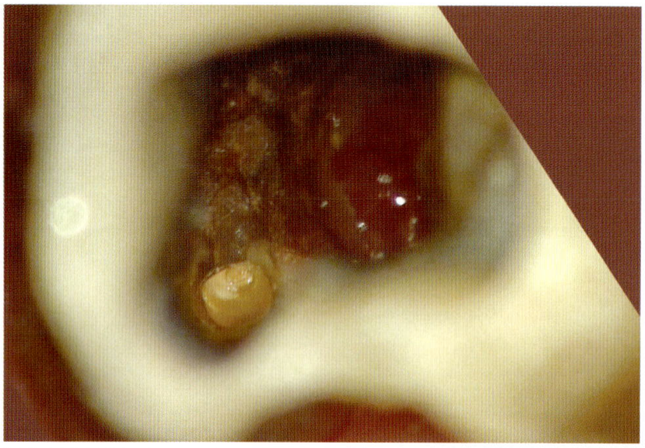

그림 3-47, 3-48

수복물과 와동 내 충전 재료를 제거한 후의 방사선 및 임상 사진. Furcation involvement로 인해 root caries가 진행되어 perforation이 되었던 것으로 판단되었다.

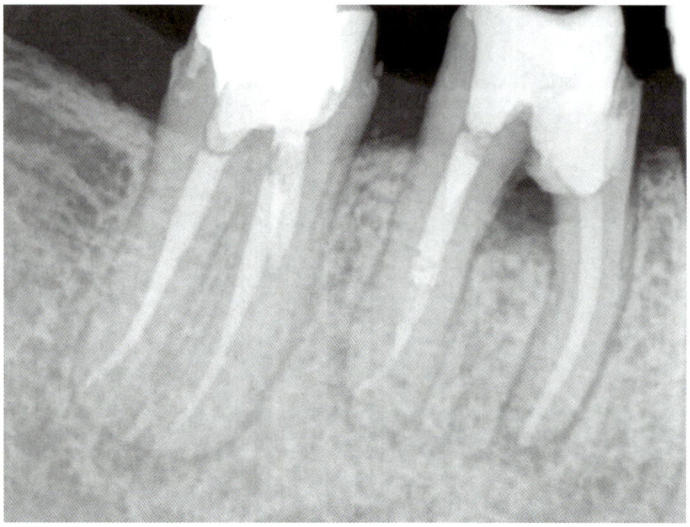

그림 3-49

치근 우식을 제거하고 MTA로 perforation repair를 시행한 후의 방사선 사진.

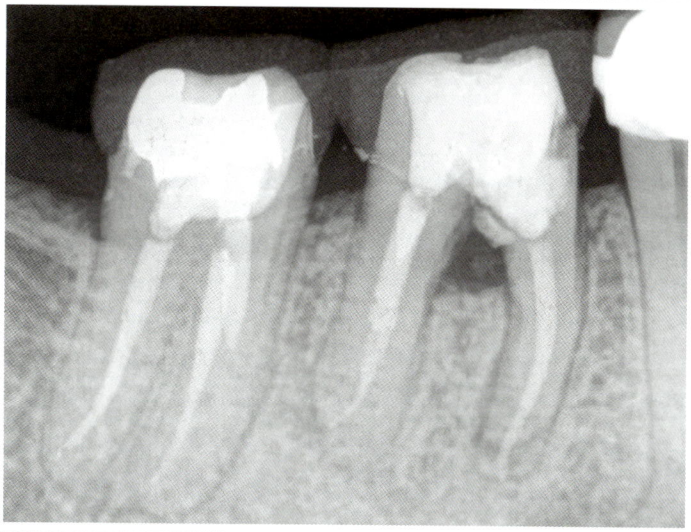

그림 3-50

근관치료 중 발생한 iatrogenic한 perforation과 비교하였을 때 furcation involvement된 경우 치근 우식에 의한 perforation은 예후가 좋지 않았던 경험을 가지고 있었기 때문에 치근파절의 가능성 및 C.C가 해결되는지를 확인하기 위해 provisional restoration으로 경과를 지켜보기로 했다.

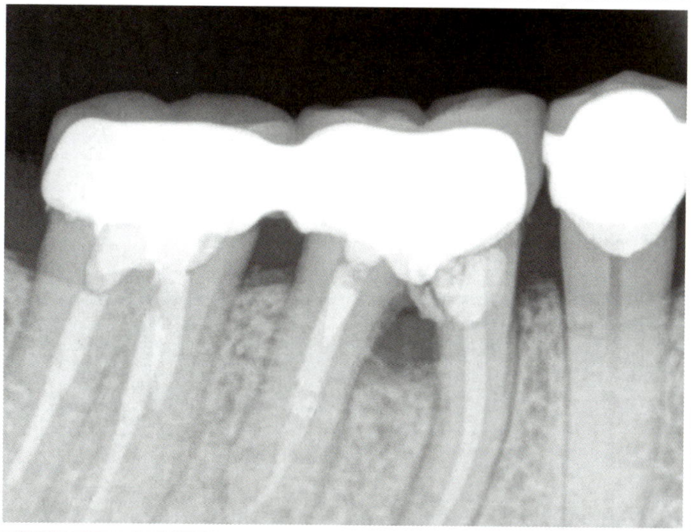

그림 3-51

약 3개월 후 증상은 소실되었고 최종 보철 수복을 원하여서 crown을 시행하였다.

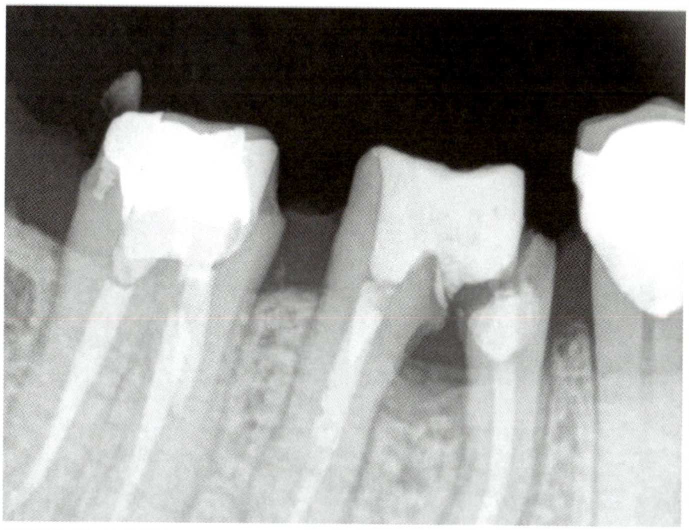

그림 3-52

약 3개월 후 저작 시 불편감을 주소로 재내원하였으며, 방사선 사진상 치근파절이 관찰되었다. 환자에게 3가지 option을 제안했다.

1번: 발치하고 #46 임플란트 식립

2번: 발치하고 #45~47 bridge

3번: #46 hemisection 후 cantilever bridge

수술은 무섭고 #45는 건드리고 싶지 않았는지 선뜻 3번을 선택하였다.

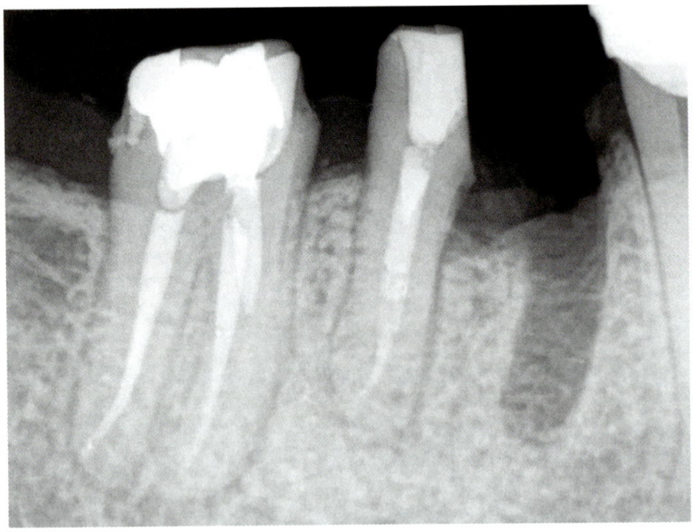

그림 3-53

Hemisection을 시행하고 다시 3개월 정도 provisional restoration으로 경과를 지켜보기로 했다.

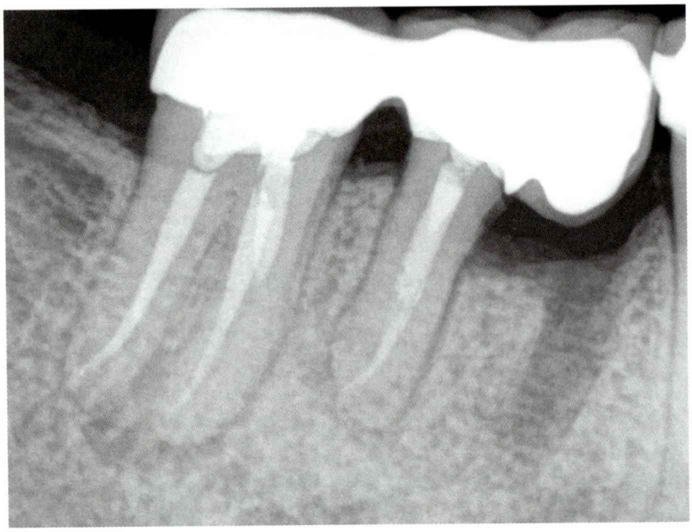

그림 3-54

약 3개월 후 불편함이 없다 하여 #46~47 cantilever bridge를 시행하였다.

최종 사진은 없지만 결국 #46 원심 치근도 발치하게 되어 불가피하게 #45~47 bridge를 시행하였다. 치아를 유지하는 것도 중요하지만 무리한 치료계획으로 환자 분이 고생한 증례라고 생각한다.

Perforation repair가 그렇게 어려운 것은 아닌데 한 번도 안 해 보면 어렵게 느껴질 수도 있다. 다음은 발치 치아에서 perforation repair 하는 과정을 보여 준다.

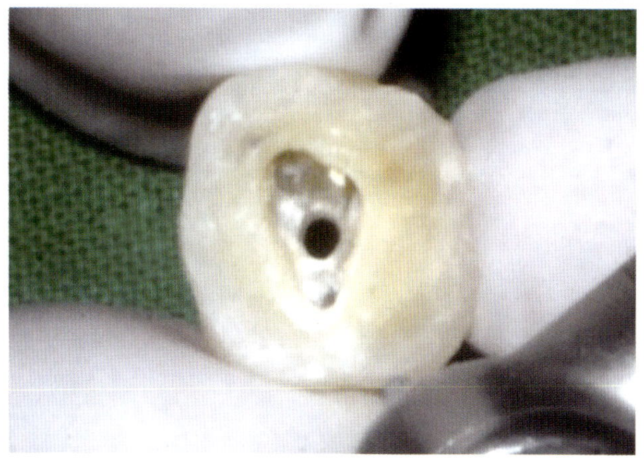

그림 3-55

Furcation 부위에 발생한 perforation이 관찰된다.

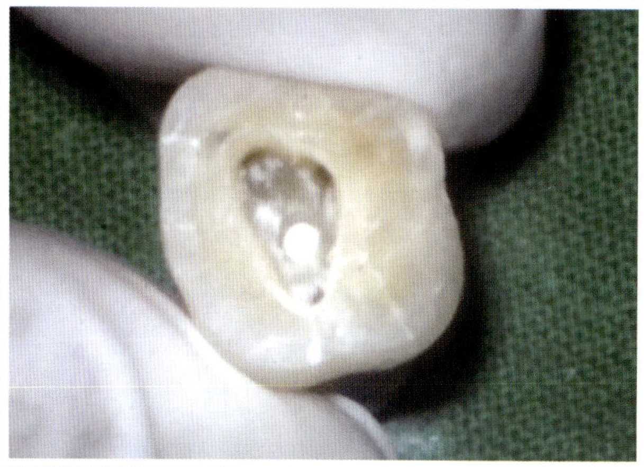

그림 3-56

흰색으로 보이는 부분이 granulation tissue라고 가정하고 MTA perforation repair 과정을 진행한다.

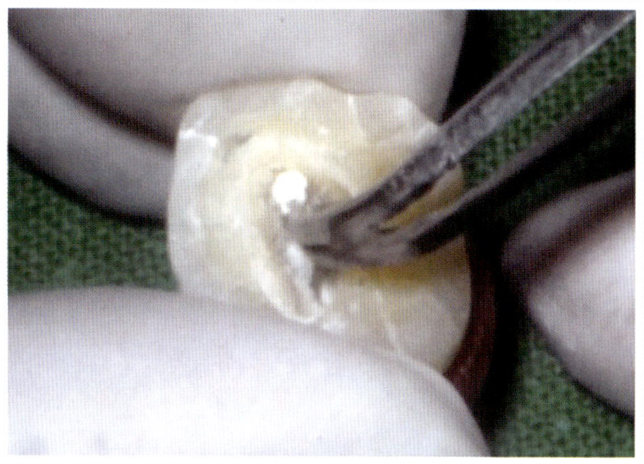

그림 3-57

MTA repair 하는 동안 MTA가 근관 입구를 막게 되는 것을 방지하기 위해 일단 확보된 MB 근관 입구에 cotton pellet을 작게 말아서 둔다.

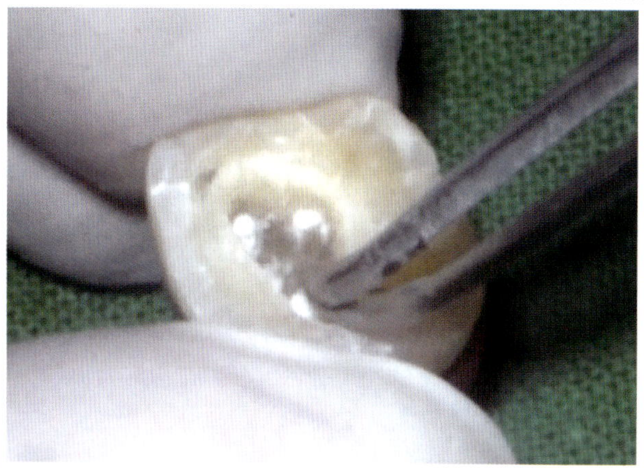

그림 3-58

DB 근관의 입구에도 cotton pellet을 작게 말아서 둔다.

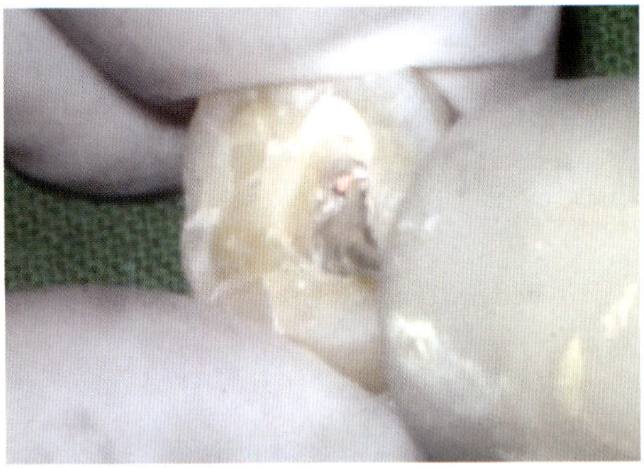

그림 3-59

Cotton pellet으로 막을 수도 있고 Obtura를 이용하여 근관 입구에 GP를 조금 주입해도 된다.

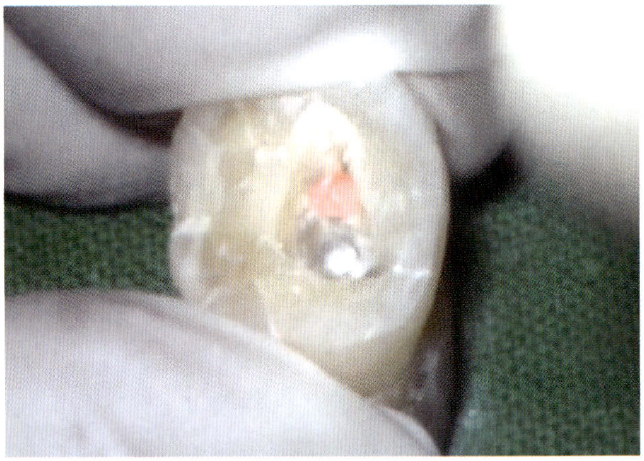

그림 3-60

GP를 주입한 후 condenser로 잘 다져 준다.

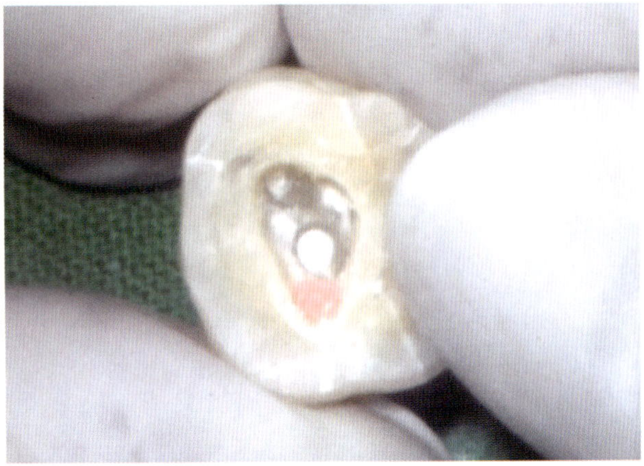

그림 3-61

Perforation site를 제외한 근관 입구가 잘 밀폐된 상태이다.

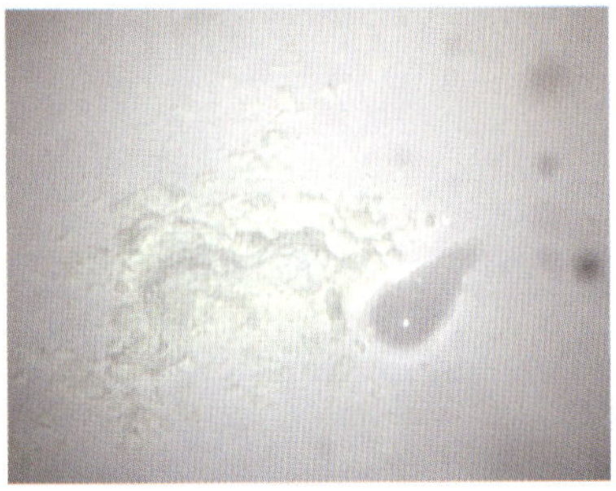

그림 3-62

MTA와 saline을 적당량 mixing pad 위에서 잘 mixing 한다.

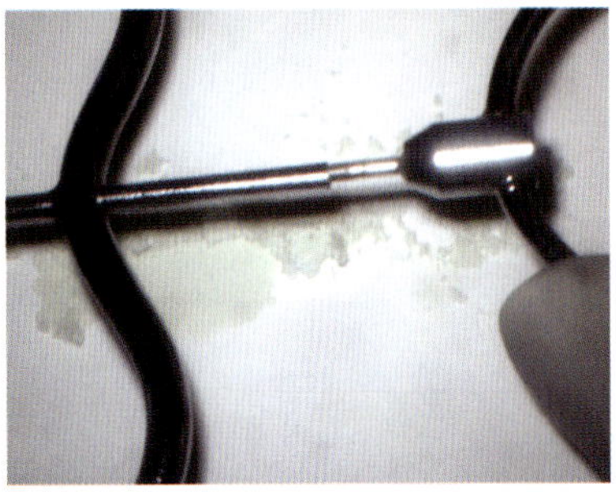

그림 3-63

MTA carrier의 손잡이를 뒤로 살짝 잡아당긴다.

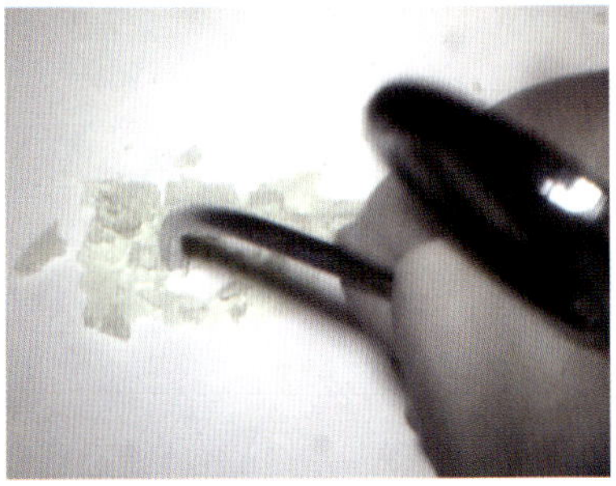

그림 3-64

손잡이를 뒤로 잡아당기면 carrier 앞쪽에 공간이 생기게 된다. MTA를 3~4번 찍어서 carrier 내에 채운다.

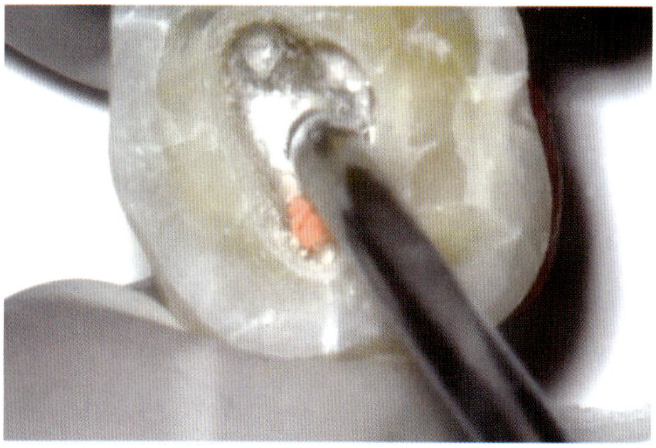

그림 3-65
MTA carrier를 perforation site에 대고 주입한다.

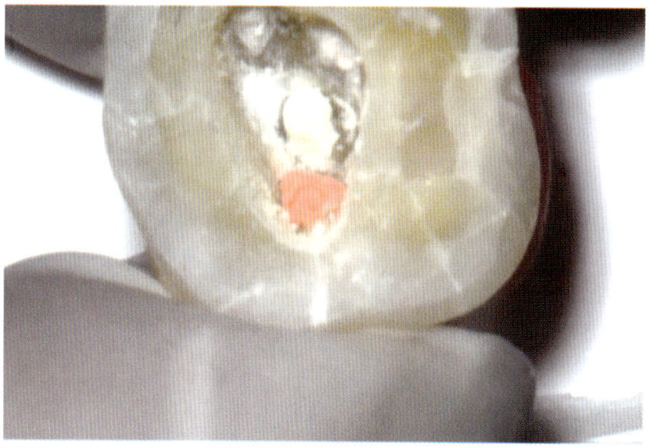

그림 3-66
Perforation site에 주입이 된 MTA.

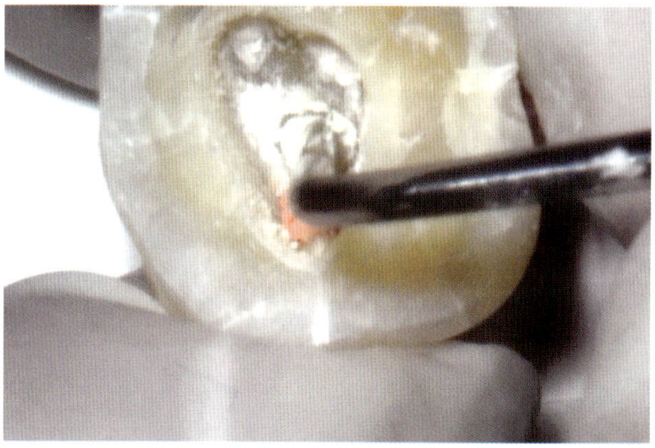

그림 3-67
Condenser를 이용하여 MTA를 잘 다져 준다.

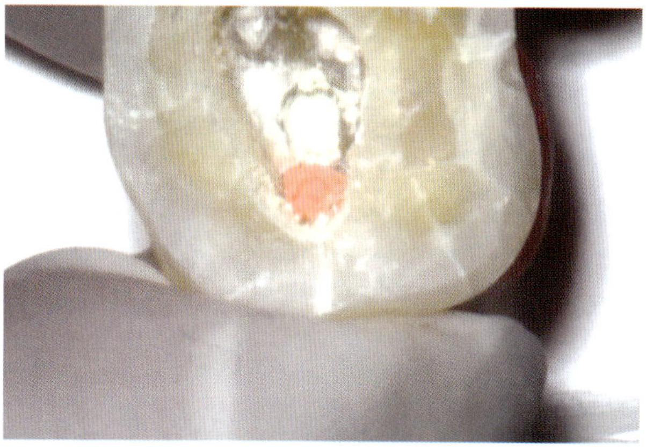

그림 3-68
Perforation site에 다져진 MTA.

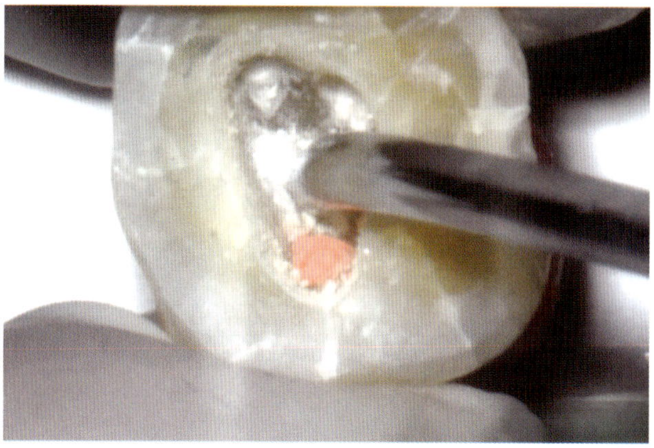

그림 3-69
다시 한 번 MTA를 채운 MTA carrier를 perforation site에 대고 주입한다.

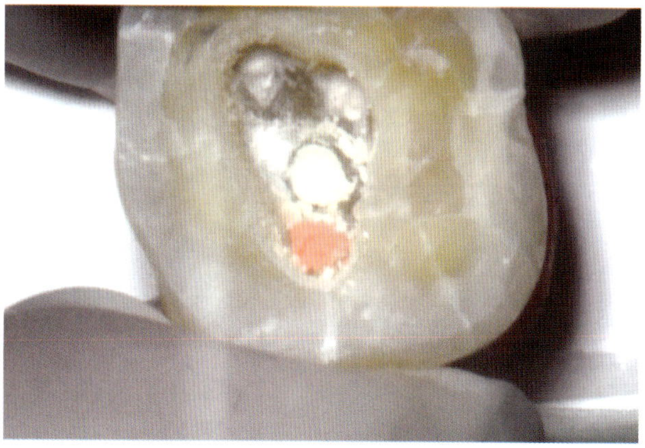

그림 3-70
Perforation site에 추가로 주입된 MTA.

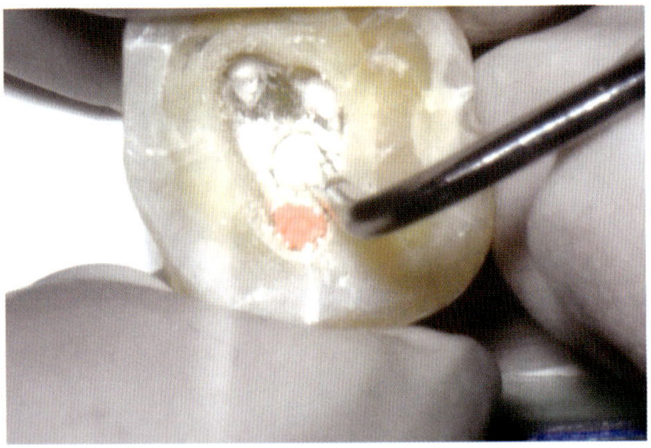

그림 3-71

Condenser를 이용하여 다시 한 번 MTA를 잘 다져 준다.

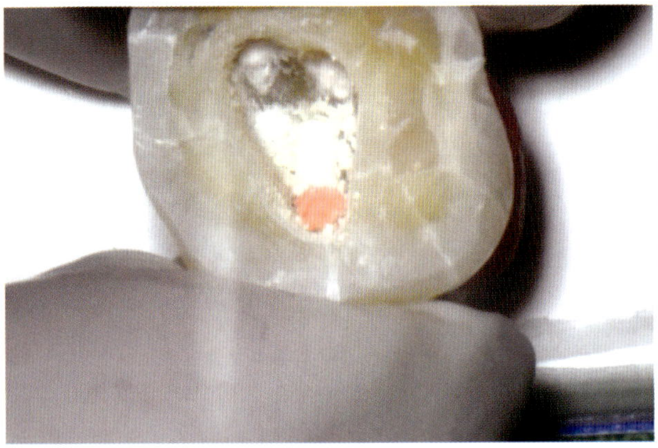

그림 3-72

Perforation site에 다져진 MTA.

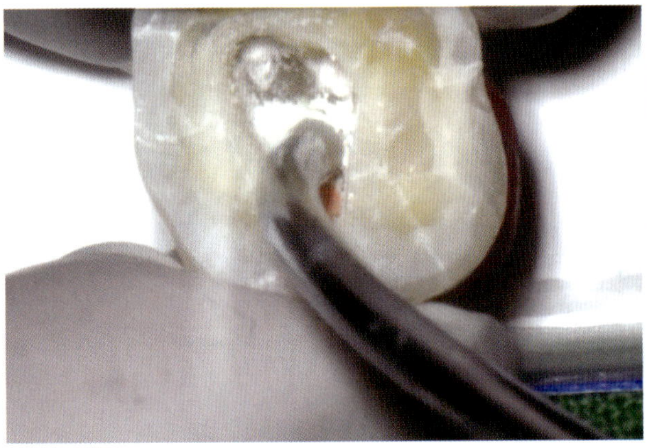

그림 3-73

다시 한 번 MTA를 채운 MTA carrier를 perforation site에 대고 주입한다.

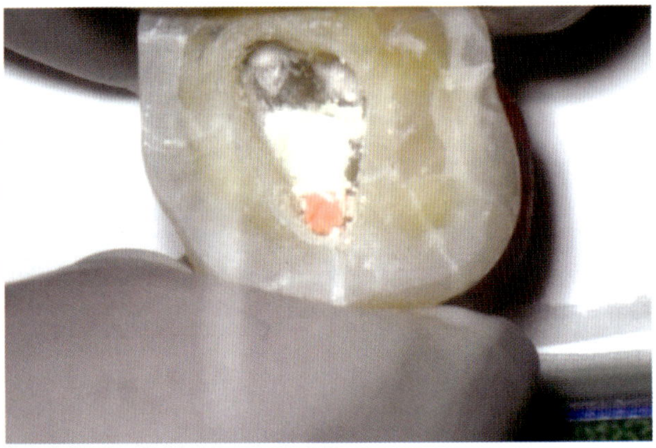

그림 3-74

마지막으로 floor level까지 MTA를 다시 한 번 채운다.

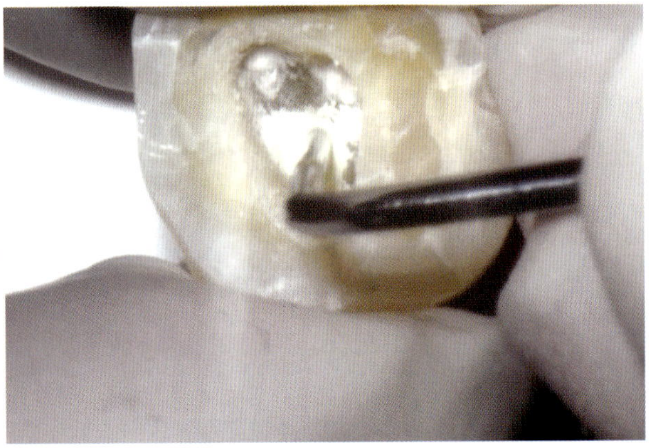

그림 3-75

Conderser를 이용하여 최종적으로 MTA를 잘 다져 준다.

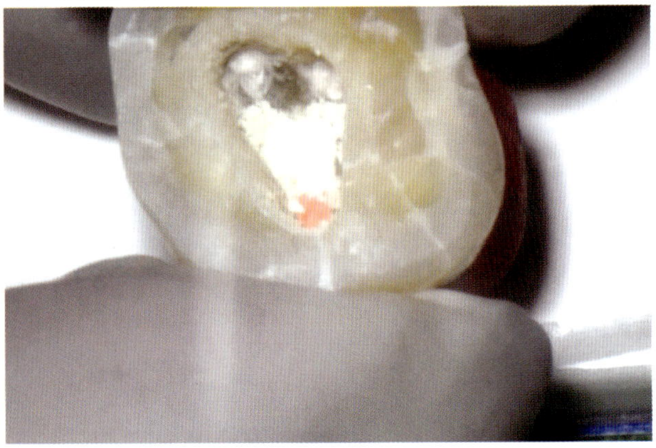

그림 3-76

Perforation repair가 끝난 상태.

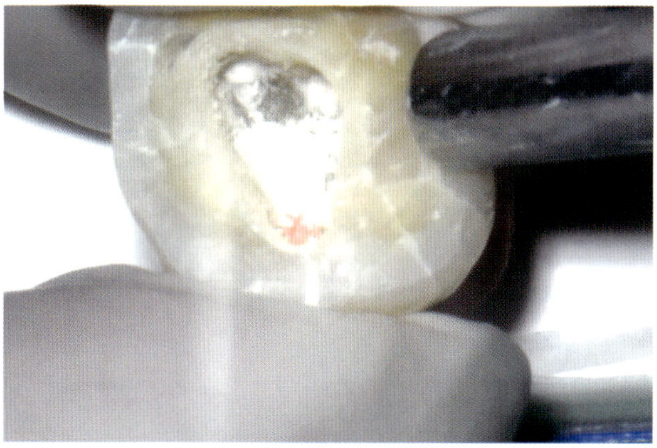

그림 3-77

3 way syringe로 잔존해 있는 여분의 MTA를 제거한다.

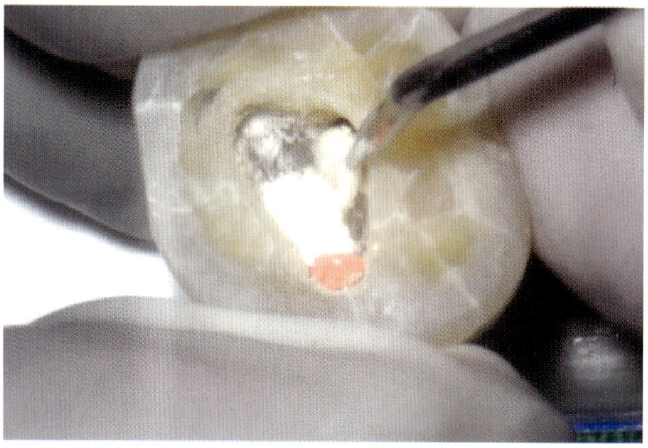

그림 3-78

MTA repair가 끝나면 DB 근관 입구를 막고 있던 cotton pellet을 제거한다.

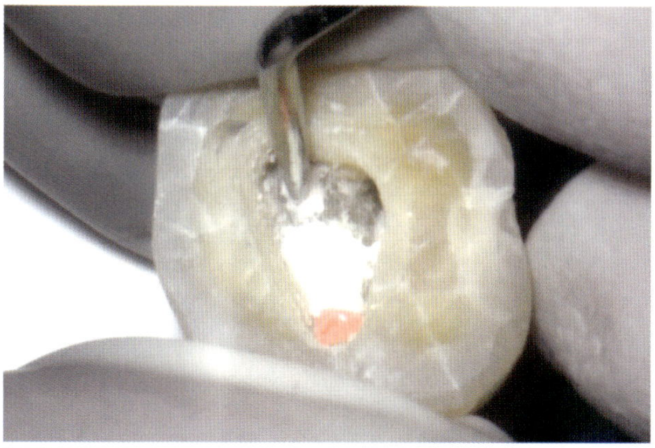

그림 3-79

MB 근관 입구를 막고 있던 cotton pellet도 제거한다.

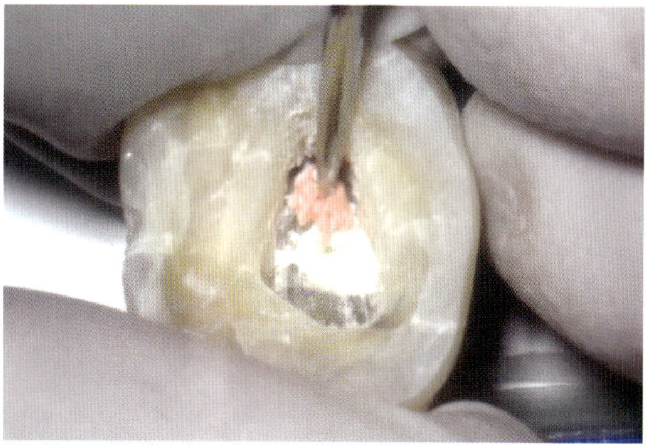

그림 3-80

Palatal 근관 입구를 막고 있던 GP도 제거한다.

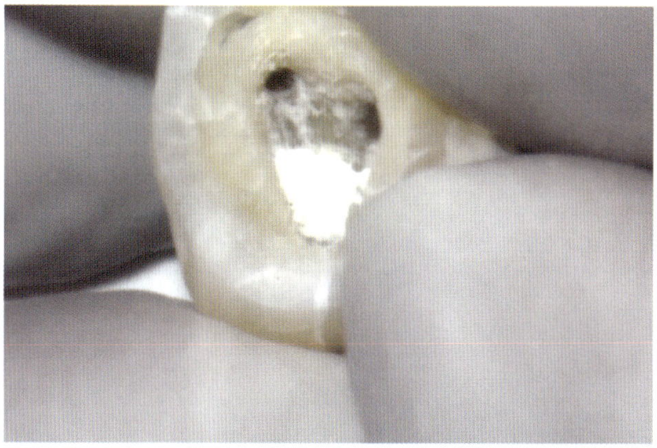

그림 3-81

근관 내로 떨어진 MTA가 없이 MTA repair가 끝난 상태.

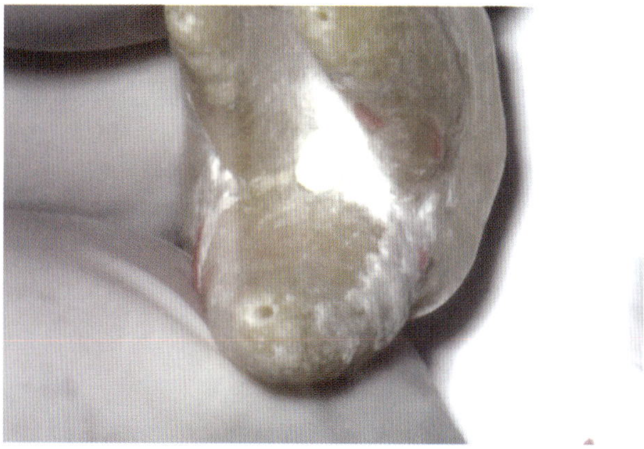

그림 3-82

실제 임상에서 육안으로는 볼 수 없는 부분이지만 furcation 부위에 메워진 MTA.

3 Apexogenesis

임상을 접하면서 가장 애매한 부분 중의 하나가 open apex를 가진 외상 치아이다. 자주 접하는 진료가 아니다 보니 치료 방법도 자꾸 잊어버리고 어쩌다가 치료를 해야 하는 경우가 생기면 어디부터 시작해야 하는지 난감한 경우가 종종 있다.

MTA와는 조금 동떨어진 이야기이지만 외상에서 치과의사들의 목표는 단순하게 정리하자면 apex의 완성 여부이다. Open apex는 몸에서 스스로 apex를 완성할 수 있는 상황을 만들어 주는 것이고, closed apex는 고민하지 않고 근관치료를 하면 되는 상황이다.

다음 표는 간단하게 외상 치아에 대해 요약해 본 것이다.

Luxation 시 고려사항

Open apex				
Concussion	Subluxation	Lateral luxation	Extrusive luxation	Intrusive luxation
	동요도 시 splint	원위치 – splint 4W	원위치 – splint	7mm↑ 원위치 – splint 4W
교합조정	교합조정	교합조정	교합조정	교합조정
Vitality check	Vitality check	Vitality check	Vitality check	Vitality check
X-ray follow-up	X-ray follow-up	X-ray follow-up	X-ray follow-up	X-ray follow-up
Closed apex				
Concussion	Subluxation	Lateral luxation	Extrusive luxation	Intrusive luxation
	동요도 시 splint	원위치 – splint 4W	원위치 – splint	3mm↑ 원위치 – splint 4W
교합조정	교합조정	교합조정	교합조정	교합조정
Vitality check	Vitality check	Vitality check	Vitality check	Vitality check
EPT(–) 시 Endo	EPT(–) 시 Endo	EPT(–) 시 Endo	EPT(–) 시 Endo	EPT(–) 시 Endo
X-ray follow-up	X-ray follow-up	X-ray follow-up	X-ray follow-up	X-ray follow-up

Total avulsion 시 고려사항

Open apex	Open apex	Closed apex	Closed apex
1 hr 이내	1 hr 이상	1 hr 이내	1 hr 이상
	Endo Tx.		Endo Tx.
원위치 – splint	원위치 – splint 4W	원위치 – splint	원위치 – splint 4W
교합조정	교합조정	교합조정	교합조정
Vitality check		다음 주 Endo Tx.	
X–ray follow–up	X–ray follow–up	X–ray follow–up	X–ray follow–up

의외로 splint를 얼마나 해야 하는지에 대하여 헷갈려 하는 경우가 종종 있다.

Splint 시기

- 1~2주: 대부분의 외상
- 4주: 치근파절(middle 1/3, apical 1/3)
  측방 탈구–치조골 파괴가 동반되었을 가능성
  함입 시 외과적 정출술을 시행한 경우
  완전탈구 시 구강 외 건조 1시간 이상인 경우
  치조골파절
- 4개월: Coronal root fracture

증례 7 ››› 초등학교 3학년 어린이가 아침에 등교하다 넘어져서 치아가 파절된 상태로 내원하였다.

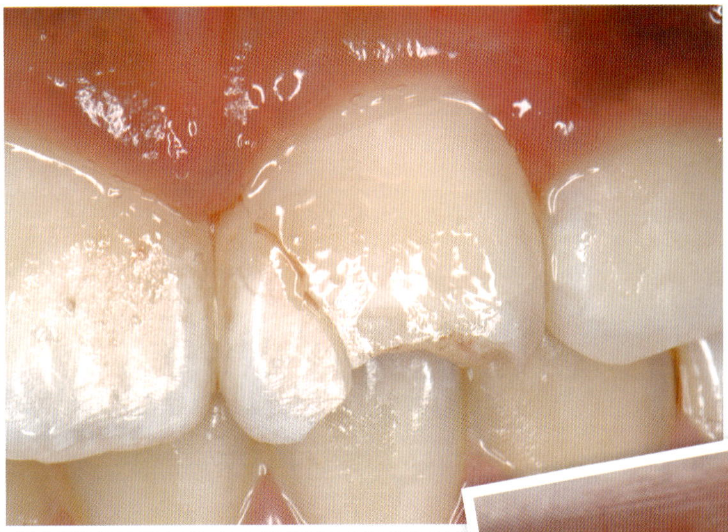

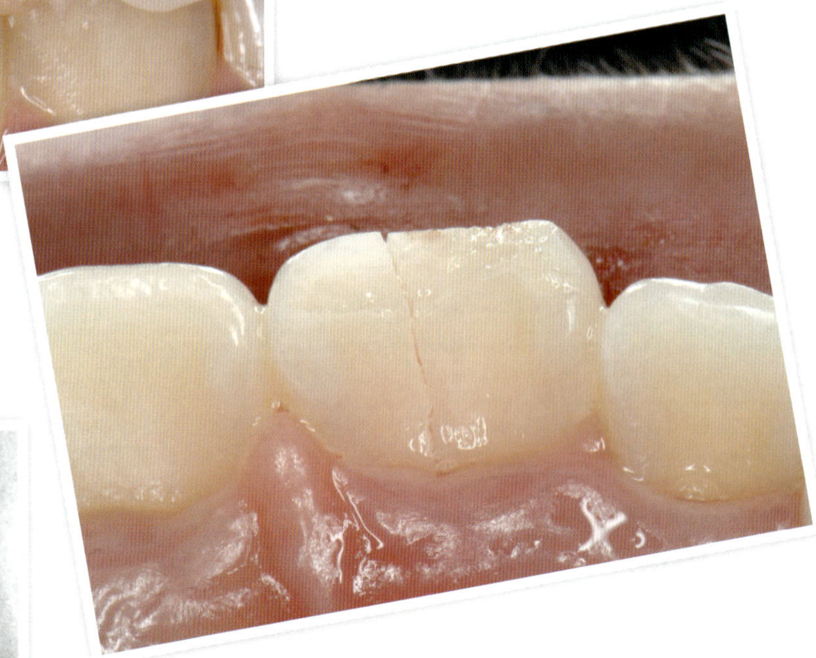

그림 3-83, 3-84

내원 당시의 임상 사진이다. 순측에서는 치경부 쪽으로 약간 사선으로, 설측에서는 치아 중앙 쪽으로 파절선이 관찰된다.

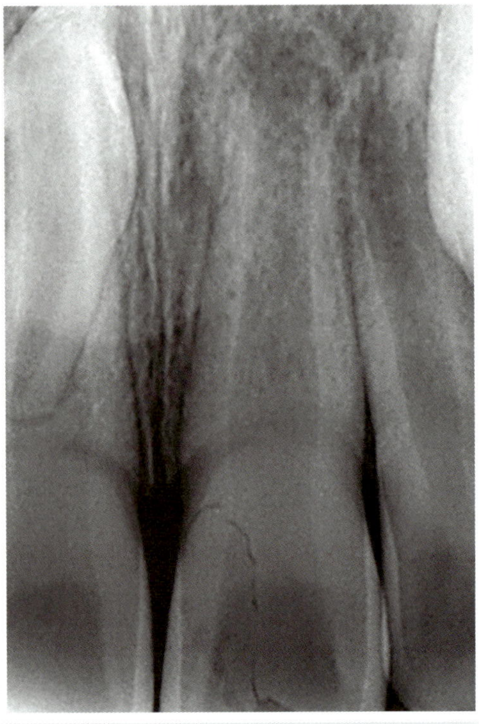

그림 3-85

초진 방사선 사진. 치수 노출을 동반한 치관 치근파절 상태였다.
치근단은 미완성 상태였다.
치료계획은 vitality가 있는 잔존 치수조직이 치근단을 완성하도록 만들어 주는 것이 목표이기 때문에 오염되었을 것으로 판단되는 coronal pulp tissue를 일부 제거하고 MTA나 $Ca(OH)_2$를 적용하여 치근단 완성을 관찰하는 것으로 계획하였다.

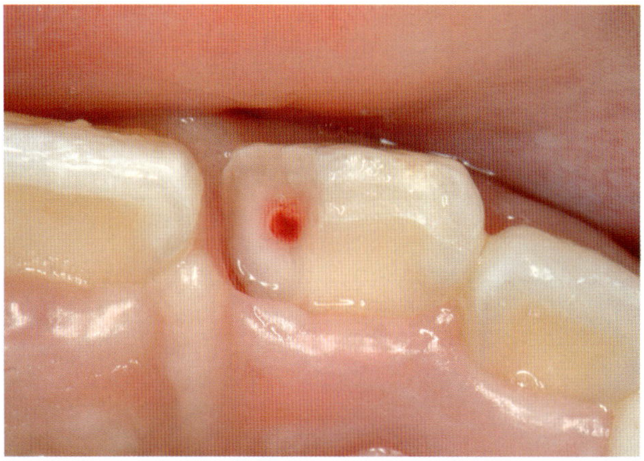

그림 3-86

치관부 파절편을 제거했더니 치수 노출이 관찰된다.

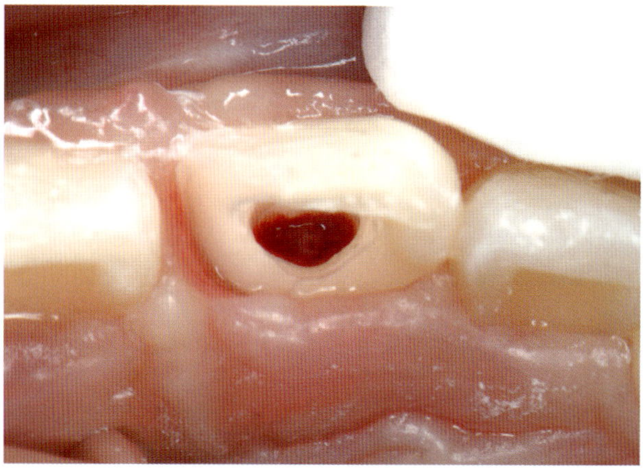

그림 3-87

일반적으로 치수가 외상을 당한 지 24시간 이내에는 치수조직 2~3mm 정도까지 세균 침입이 될 수 있기 때문에 shallow pulpotomy를 시행하고, 72시간 정도 지나면 orifice까지 세균 침입이 될 수 있기 때문에 full pulpotomy를 시행하는 것으로 알려져 있다.
필자의 경우 혹시나 감염 조직을 남기지 않을까 하는 마음에 한 단계 더 깊게 치수조직을 제거하는 편이다.
Access opening을 시행하고 대구치로 비유하자면 orifice 2~3mm 하방까지 치수조직을 제거하였다.

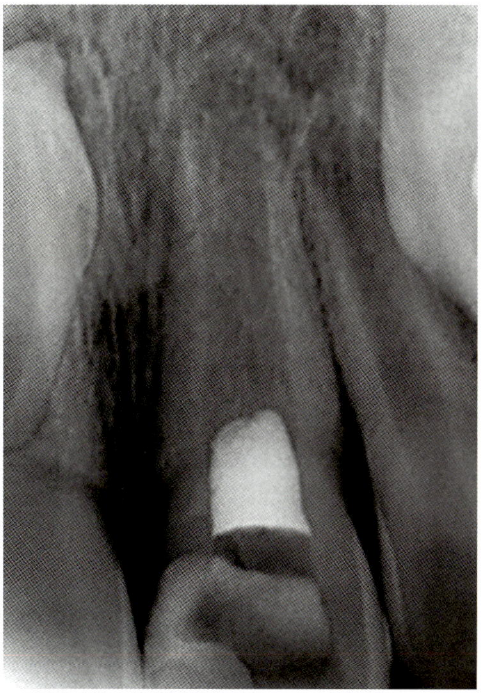

그림 3-88

제거된 치수조직 위에 MTA를 충전하고 bleeding control이 가능한 상황이라 레진 충전을 시행한 후 방사선 사진을 촬영하였다.

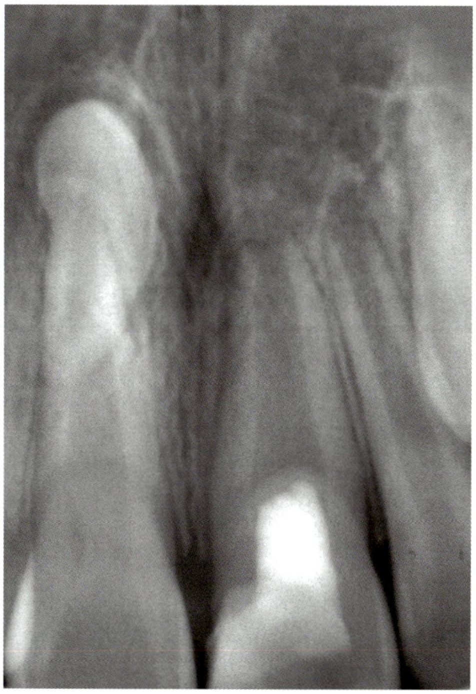

그림 3-89

약 7개월 후 재내원하였을 때 방사선 사진. MTA 하방으로 calcific barrier가 관찰되고 치근단 부위도 조금씩 완성되어 가는 양상을 관찰하였다.

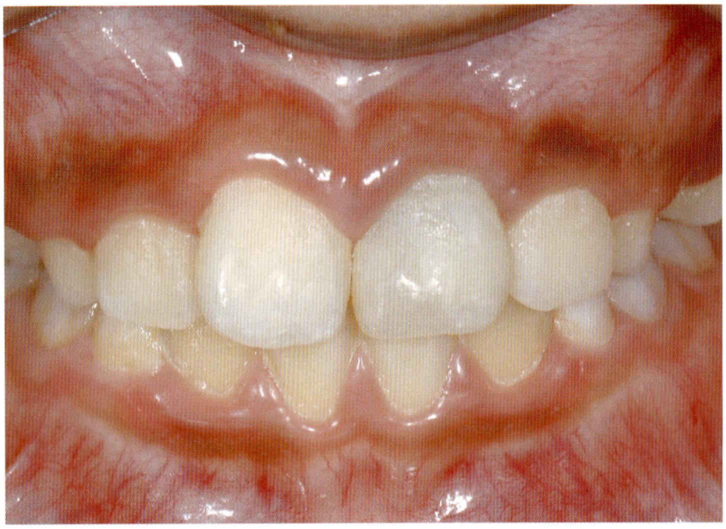

그림 3-90

임상 사진으로 plaque control이 잘 안 되고 있으며, 약간의 변색도 관찰된다.

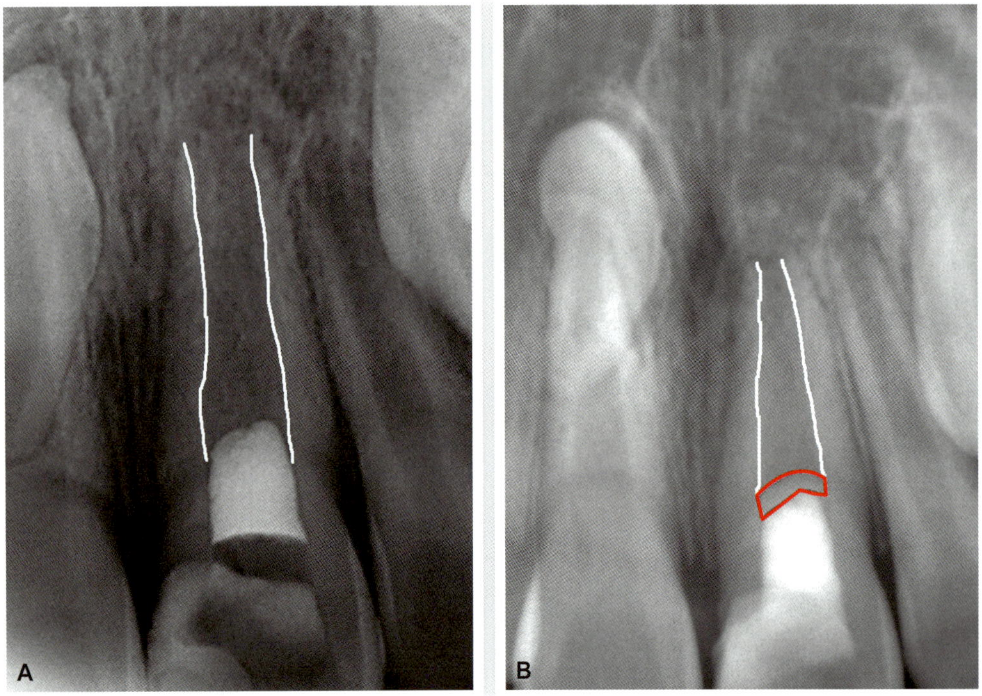

그림 3-91, 3-92

공동 개원을 하다가 나오게 되면서 치근단 완성까지 확인 못한 것이 아쉽지만, 약 7개월 후 어느 정도 치근단이 완성되고 있는 상태를 비교해 볼 수 있었다. **A,** 치료 직후 방사선 사진. **B,** 7개월 후 방사선 사진.

4 Revascularization

우선 용어에 대한 정의를 먼저 간략하게 살펴보도록 하자. 과거에 Dens evaginatus처럼 치근단이 완성되지 않았는데, 치수 괴사로 인해 동통이나 부종이 생겨 근관치료를 해야 하는 경우 근관 내 치수조직을 모두 제거하고 근단부에 수산화칼슘을 충전하여 apical barrier가 형성되는 것을 관찰하고, 이후에 수산화칼슘을 제거하여 그 자리에 GP를 충전하는 술식을 치근첨 형성술(apexification)이라고 한다.

이 과정에서 수산화칼슘이 apical barrier를 만드는 데 많은 시간이 걸리고, 환자 협조도 등 여러 가지 어려움이 있으므로 수산화칼슘 대신 하루면 굳을 수 있는 MTA를 이용하여 apical barrier 역할을 하게 한 후에 그 위를 GP로 채우는 술식을 1 visit apexification이라고 한다.

이와는 달리 앞서 본 것처럼 치근단이 완성되지 않았지만 vitality가 있는 경우 몸에서 스스로 치근단을 완성할 수 있도록 감염 치수조직을 제거하고 수산화칼슘이나 MTA를 적용하여 치근단이 완성되도록 해 주는 술식을 치근단 형성술(apexogenesis)이라고 한다.

Revascularization은 두 가지 술식 중 중간 정도의 단계라고 이해하면 될 것 같다.

2000년 초에 문헌으로 발표된 revascularization은 치수 괴사 및 치근단 농양이나 치근단 치주염 등의 상태로 치근단 병소의 open apex를 가진 치아에서도 감염 조직과 세균을 제거하여 살아 있는 치수조직이 scaffold로 작용하여 치근을 완성시키는 술식이라고 이해할 수 있다.

과거에는 괴사 치수조직이라고 판단하면 apexification으로 진행했지만, 최근에는 revascularization 술식을 통해 치근단을 완성시켜 좋은 결과를 얻을 수 있다. 그러나 이렇게 해도 완성이 안 된다면 apexification 술식을 이용하여 근관치료를 마무리한다고 보면 될 것 같다.

증례 8 ››› 단일 치아로는 최장 기간 치료했던 경우로 환자 협조도가 중요하다는 것을 느끼게 해 준 증례이다.
초등학생이 #30 통증을 주소로 내원하였으며, 약을 먹고 통증이 가라앉았다고 하였다.
#35의 Dens evaginatus가 관찰되었지만 며칠 지켜보기로 하였다.
며칠 뒤 심한 통증으로 재내원하였다.

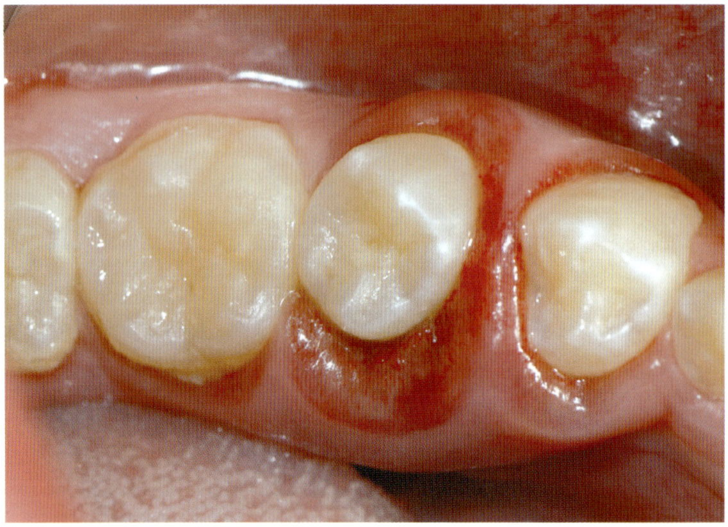

그림 3-93

초진 임상 사진으로 심한 동요도와 함께 협·설로 종창이 관찰되었다.

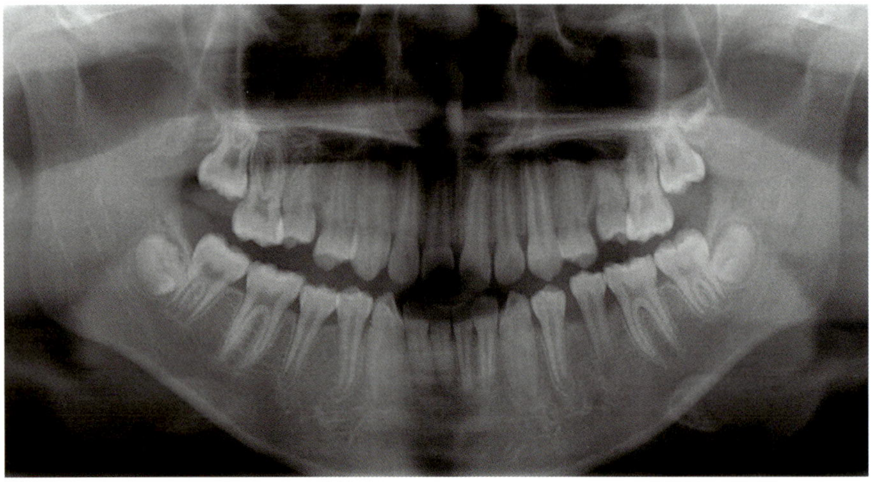

그림 3-94

파노라마 촬영 결과 #35 치근단이 완성되지 못한 상태가 관찰되며, 반대측 #45에서도 유사한 양상이 관찰되었다.

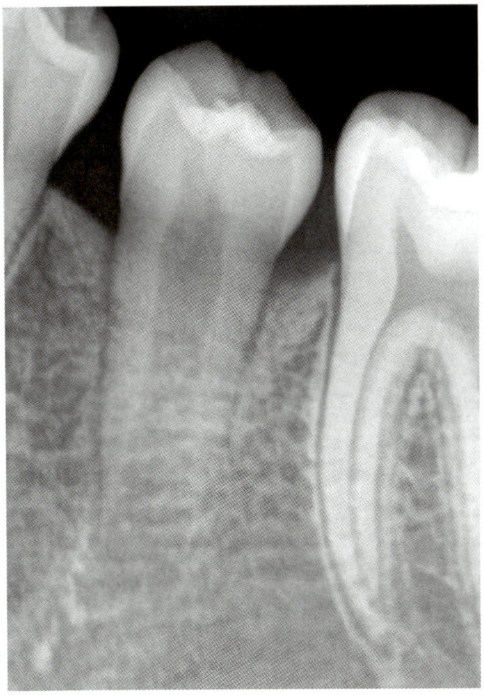

그림 3-95

치근단 방사선 사진 및 임상 검사를 통해 #35의 pulp necrosis에 의한 swelling으로 판단하고 revascularization을 시행하기로 설명하였으며, 반대측 #45은 resin build up을 통해 뾰족한 cusp 부위를 보호하는 술식을 진행한다고 설명하였다.

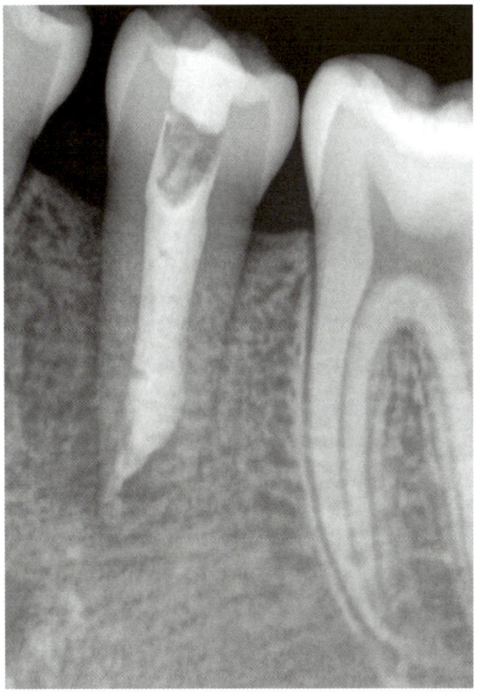

그림 3-96

Opening 시 pus가 올라오는 상태였으며, 무마취하에 통증을 느끼는 부위까지 근관장을 측정하고, 그 길이까지 감염 치주조직을 제거하고 NaOCl irrigation을 시행하였다.

근단부까지 MTA를 채워야 하는 상황이라 자칫 revascularization이 실패할 경우 MTA를 제거하기가 쉽지 않을 것으로 판단하여 그나마 제거가 용이할 것으로 판단되는 수산화칼슘을 첩약하고 임시 가봉을 시행하였다.

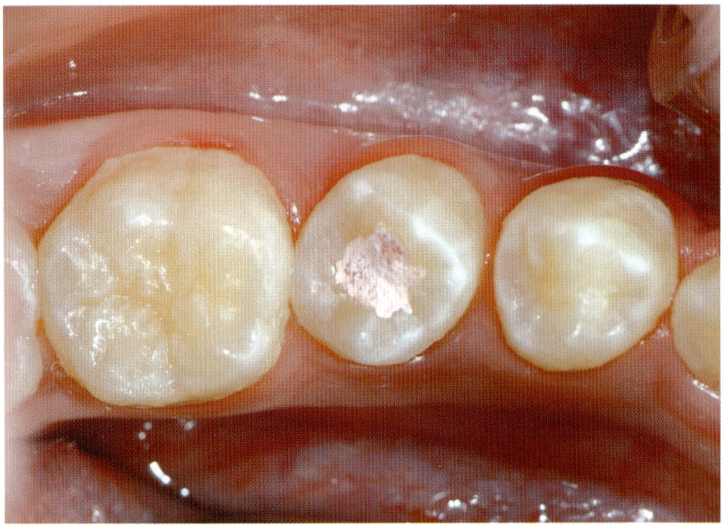

그림 3-97

다음 내원 시 협·설 부종이 줄어든 것을 관찰할 수 있었다.

장기간 follow-up이 필요하여 임시 가봉재를 제거하고 GI filling을 시행하였으며, 3개월 단위로 re-call check 하기로 하였으나 내원이 이루어지지 않았다.

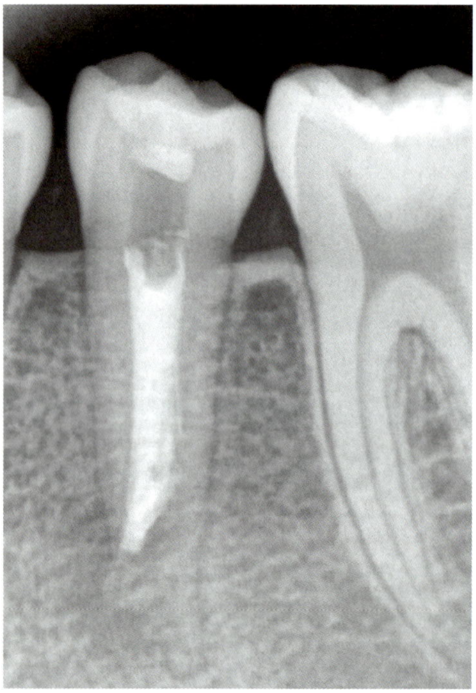

그림 3-98

1년 만에 내원하였으며 증상은 없는 상태이지만 치근단 부위에 애매한 양상을 관찰할 수 있었다. 치근단 원심 쪽으로는 일부분 치근단이 형성되었지만 근심 쪽으로는 병소가 형성되어 있는 양상을 보였다. 다시 irrigation을 시행한 후 수산화칼슘을 첩약, 재평가하기로 하였다. 그 후로 내원이 이루어지지 않았다.

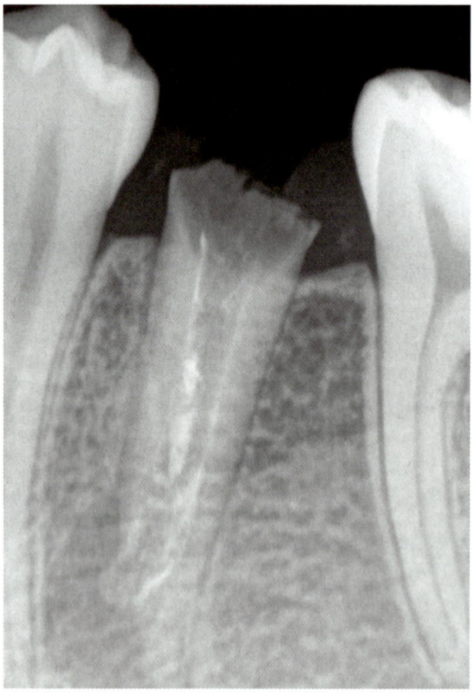

그림 3-99

다시 2년 만에 내원하였으며, CC는 "이가 부러졌어요." 였다. 아마도 GI가 깨지고 나서 와동 내로 음식이 끼고 다시 우식이 진행되어 치경부 쪽에서 우식에 의한 치관 파절이 일어난 것으로 판단된다.
발치하는 것이 나을 수 있겠지만 중학생인 관계로 일단 공간 확보를 위해 다음 내원 시 forced eruption을 통해 수복이 가능하다면 일단 유지하고, 성인이 된 후 임플란트를 계획하였다. 그러나 또다시 내원이 이루어지지 않았다.

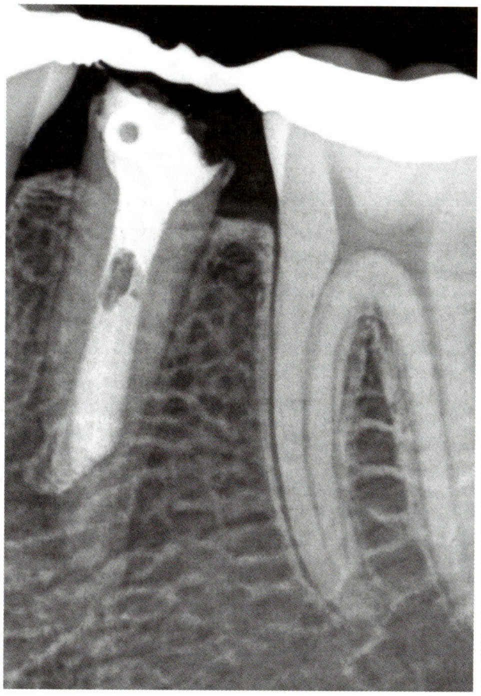

그림 3-100

다시 1년 만에 내원하였으며, 이제는 더 이상 도리가 없어 발치를 권했지만 이제부터라도 잘 내원하겠다고 하였고, 더 이상의 revascularization은 큰 의미가 없을 것으로 판단되어 MTA 충전 후 forced eruption을 시행하기로 하였다.

아직 근심 쪽으로는 치근단 병소가 존재하는 상태였지만 증상은 없었던 관계로 MTA 충전을 시행하였다.

2주 후 elastic chain을 교체하기로 하였으나 그 이후에도 내원은 잘 이루어지지 않았으며, 6개월 동안 elastic chain이 끊어지면 음식이 껴서 내원을 반복하였다.

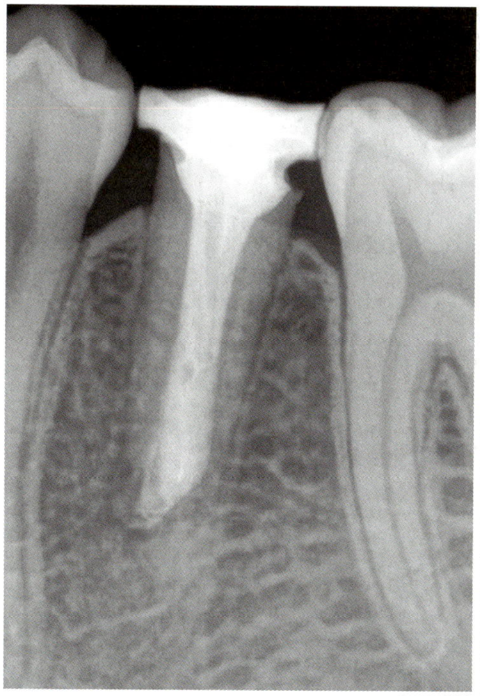

그림 3-101

결국 치아와 주변 골조직까지 같이 eruption되어 ferrule을 얻기가 부족하였고 간신히 fiber post & resin core로 공간을 유지하는 것으로 마무리했던 증례이다. 그나마 다행인 것은 6개월 후 방사선 사진상 근심 쪽에 있던 병소가 어느 정도 줄고 있는 양상을 관찰할 수 있었다.

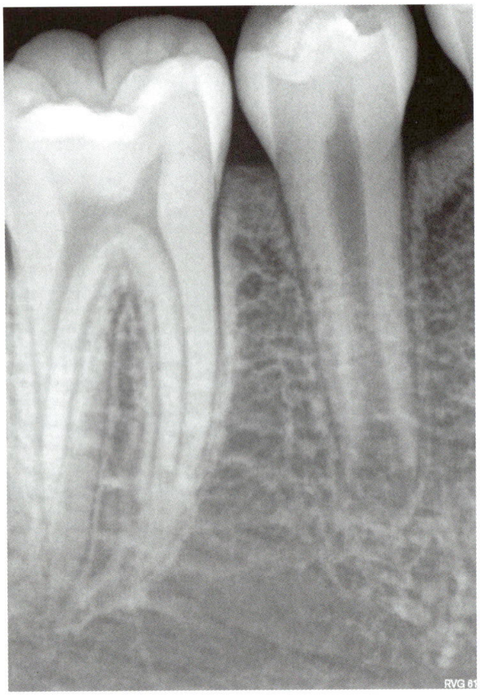

그림 3-102

동일 환자의 #45도 Dens evaginatus가 존재하여 cusp를 보호하기 위하여 주변에 resin build up을 시행하기로 하였다. 다행히 #45 치료는 #35 부종이 사라지고 바로 시행하여 vitality를 유지할 수 있었던 증례로 초진 방사선 사진이다.

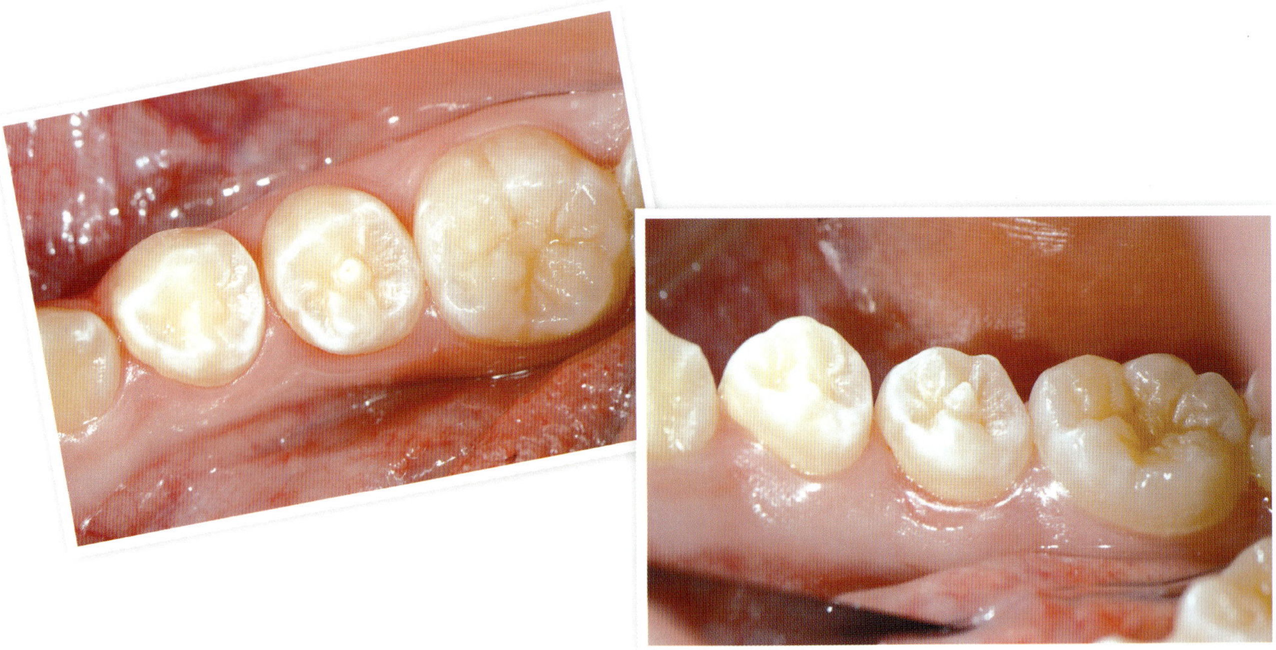

그림 3-103, 3-104

교합면 측면 임상 사진으로 돌출된 cusp이 관찰된다.

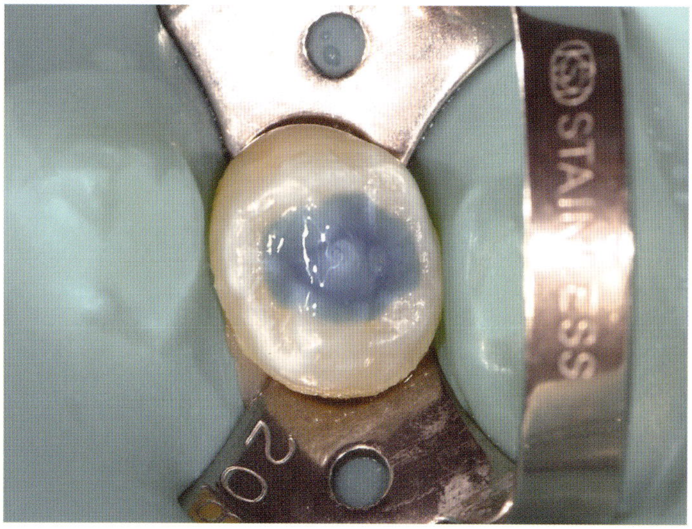

그림 3-105

러버댐 방습을 시행하고 etching을 시행하였다.

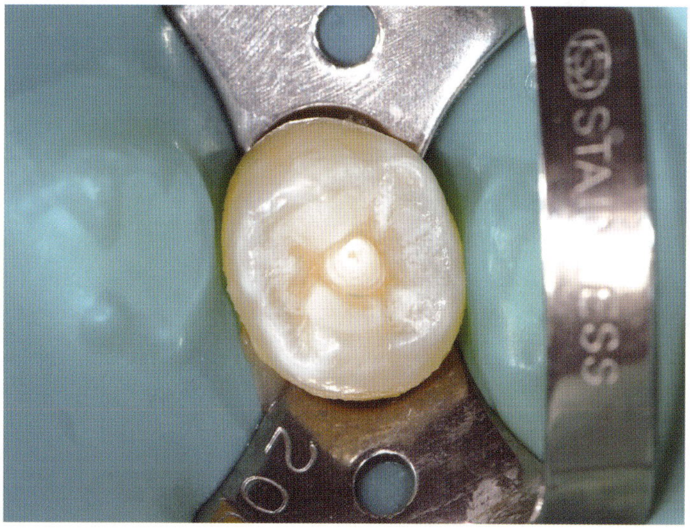

그림 3-106

수세 및 건조를 시행한 상태이다.

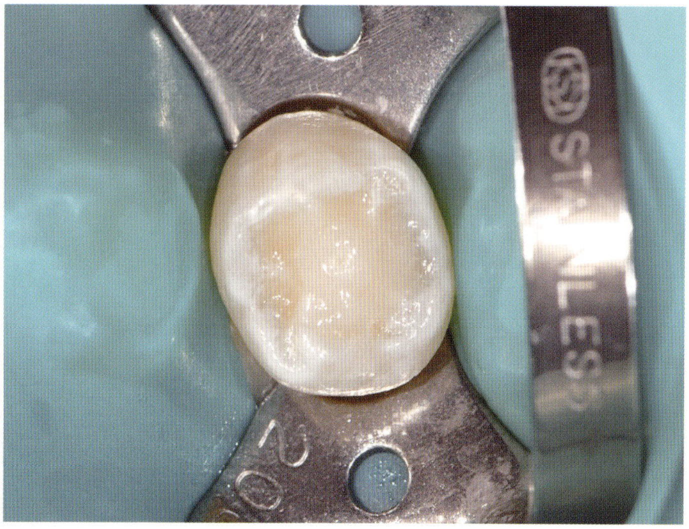

그림 3-107

Prime & Bond® NT 및 flowable resin을 적용한 후 광조사를 시행하였다.

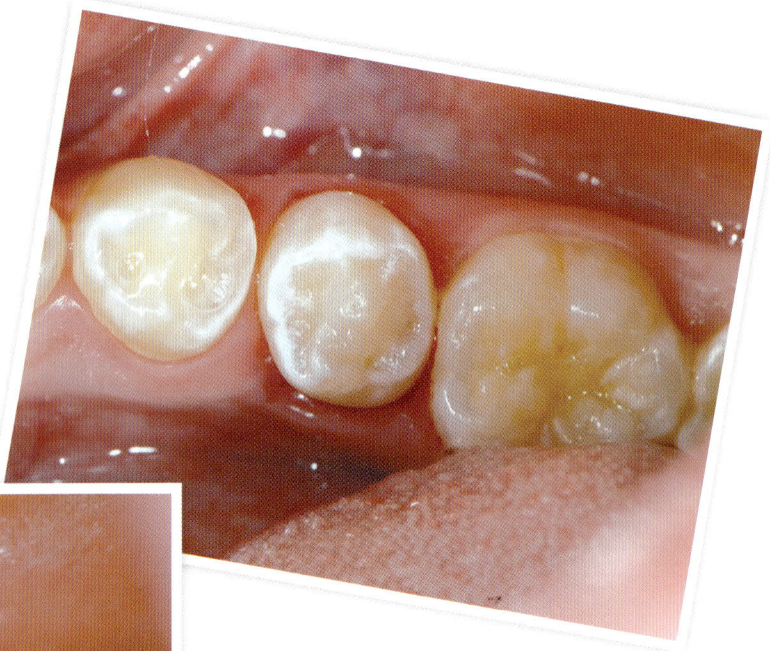

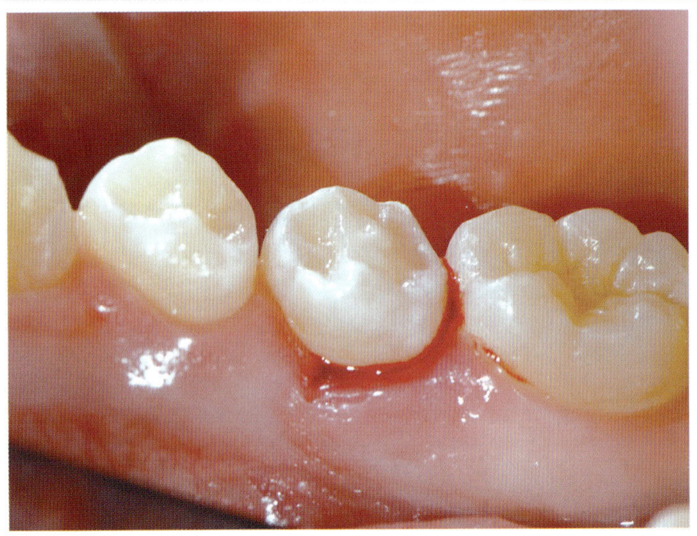

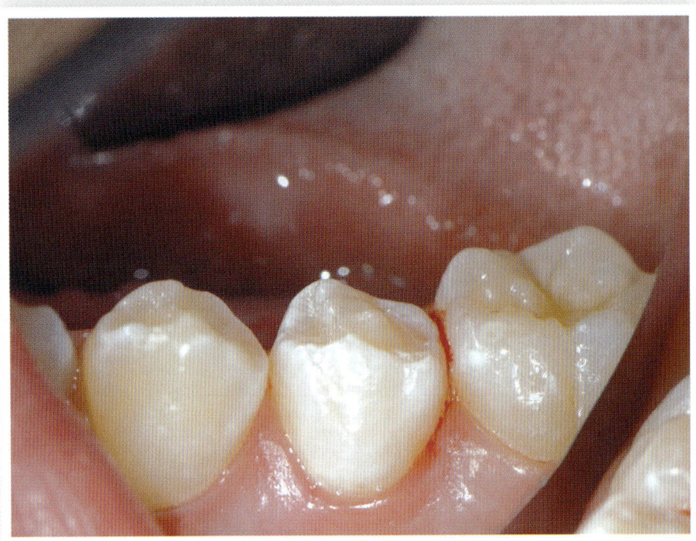

그림 3-108~3-110

Flowable resin을 이용하여 cusp이 파절되지 않도록 cusp 주변을 둘러싸는 형태로 충전하였다.

증례 9 »» 치근단이 두꺼워지고 길이 성장이 이루어진 증례가 부족한 관계로 필자가 속해 있는 APEX 근관치료연구회 이동균 원장님의 증례를 추가하였다. [자료 제공: 이동균 원장님.]

12세 어린이로 초진 시 자발통을 호소하였고 타진에 양성 반응이었다.

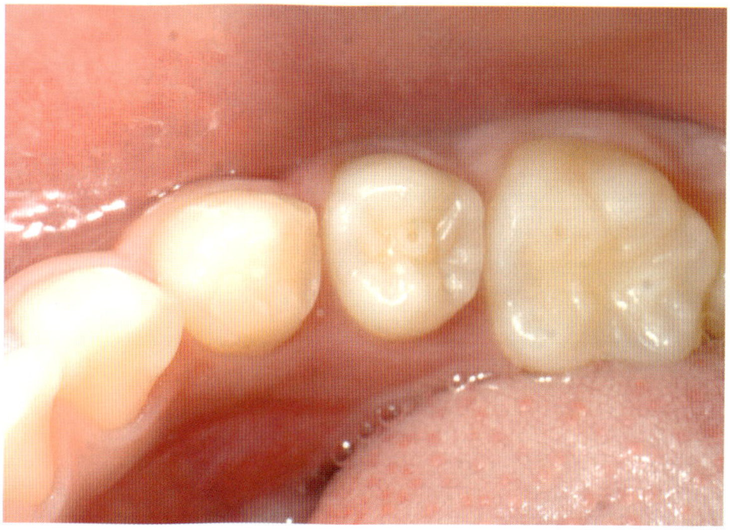

그림 3-111

초진 시 치아 상태.

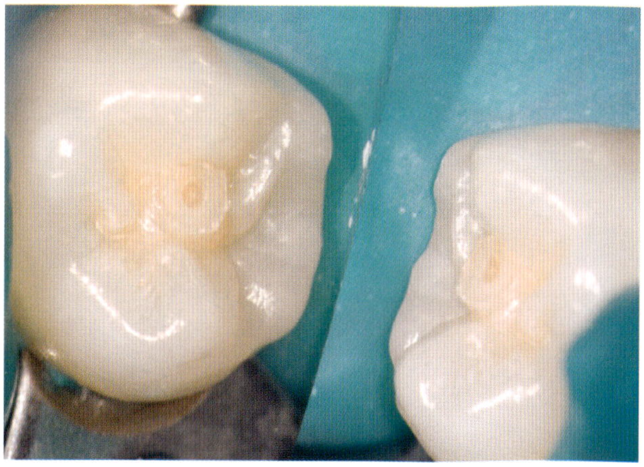

그림 3-112

Dens evaginatus의 교모된 교합면.

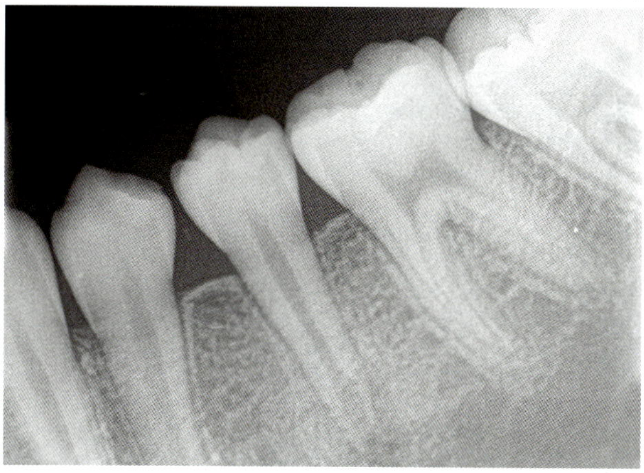

그림 3-113

초진 방사선 사진. 치근단이 완성되어 있지 않은 상태이며, radiolucency가 관찰된다.

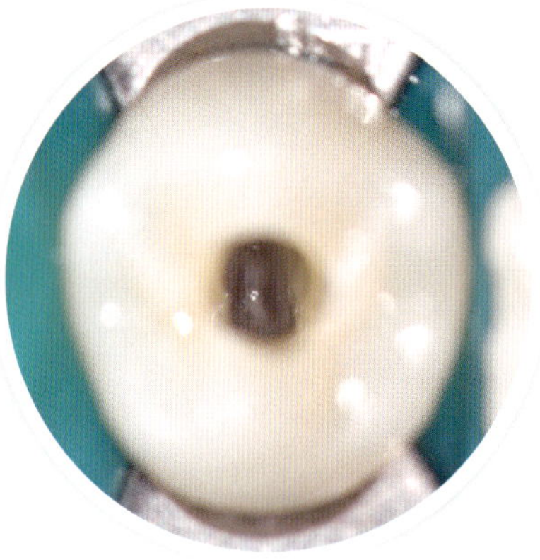

그림 3-114

근관 내 괴사된 치수의 임상 사진.

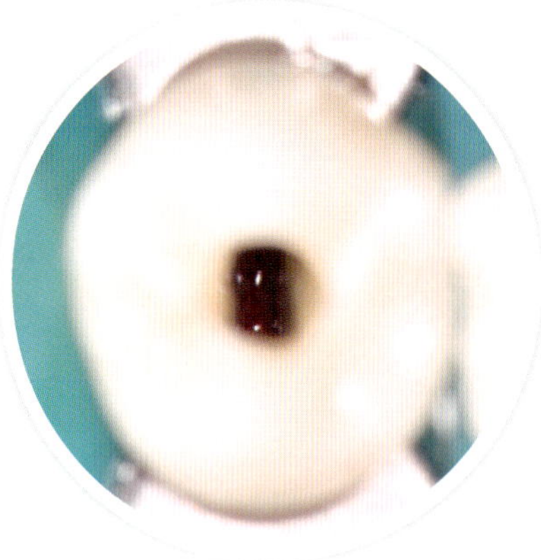

그림 3-115

Coronal 부위의 치수조직 제거 후 출혈이 보인다.

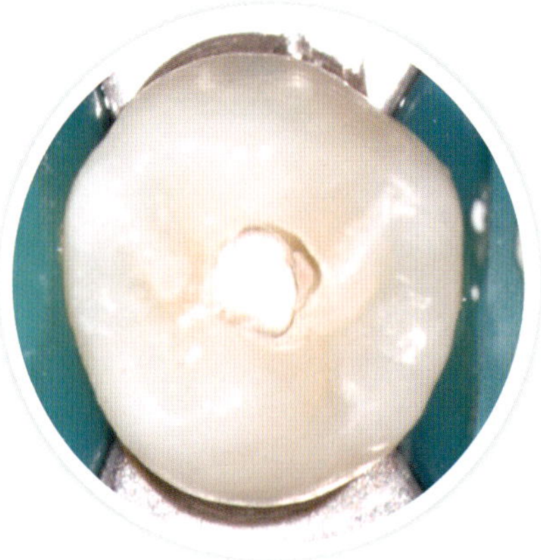

그림 3-116

충분한 NaOCl 세척 후 수산화칼슘을 근관 내에 적용하였다.

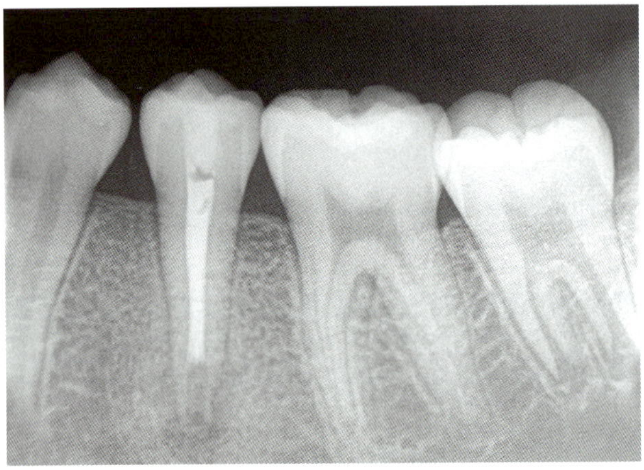

그림 3-117

수산화칼슘을 적용한 후 방사선 사진.

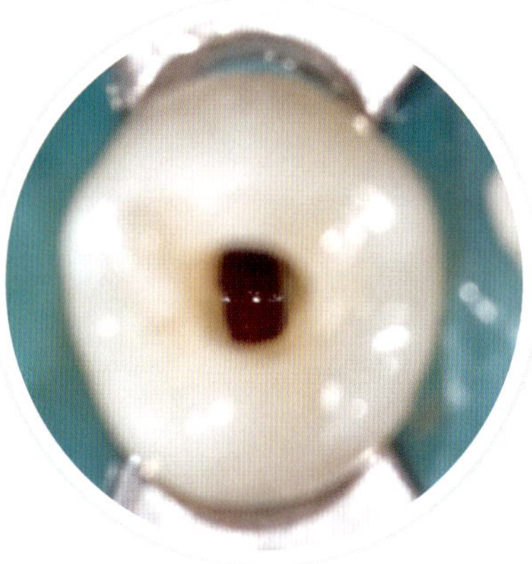

그림 3-118

증상 소실 후 근관 충전을 준비하는 과정. 수산화칼슘을 제거하고 EDTA를 적용한다. 그리고 하방의 조직에서 출혈을 유도하여 혈병을 만든다.

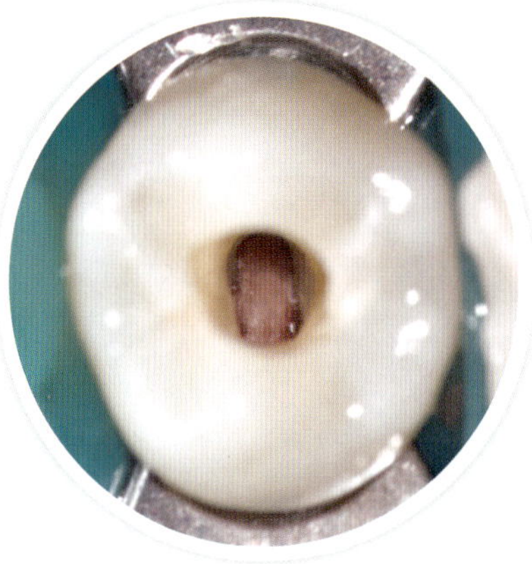

그림 3-119

Collatape를 적용한다.

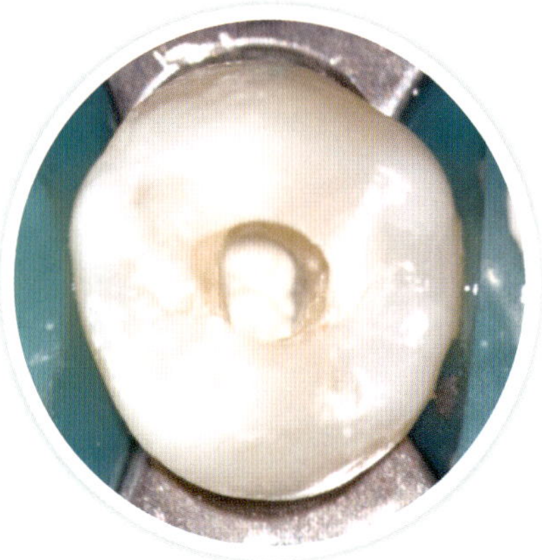

그림 3-120

MTA를 이용하여 barrier를 만든다.

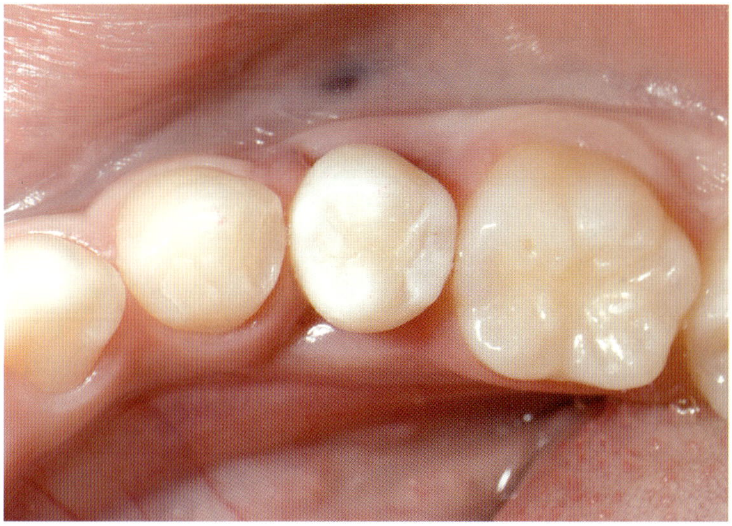

그림 3-121

복합레진으로 영구수복하였다.

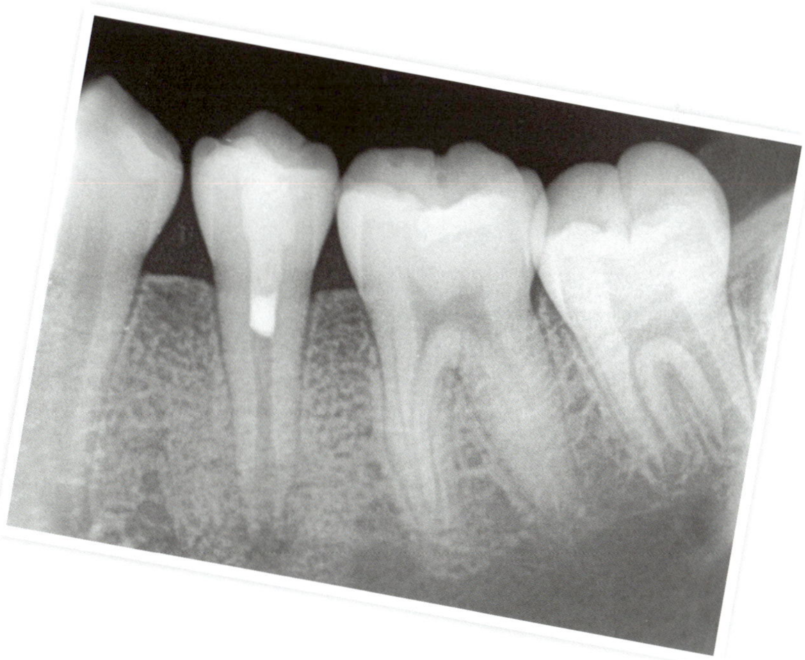

그림 3-122

영구수복 후 방사선 사진.

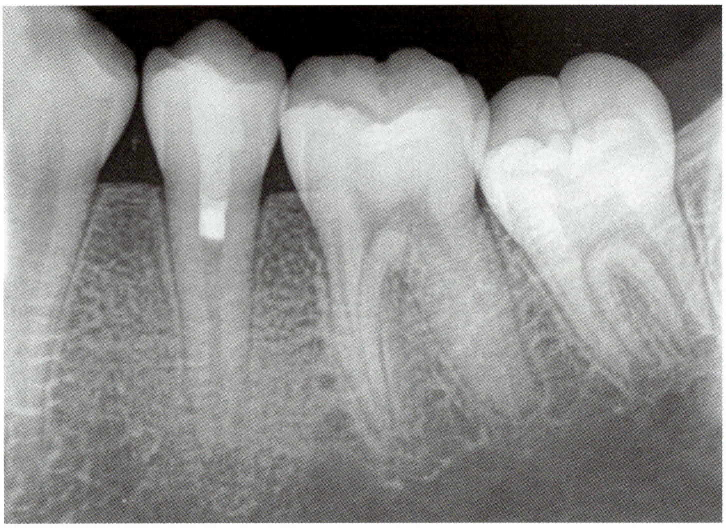

그림 3-123

6개월 follow-up 방사선 사진.

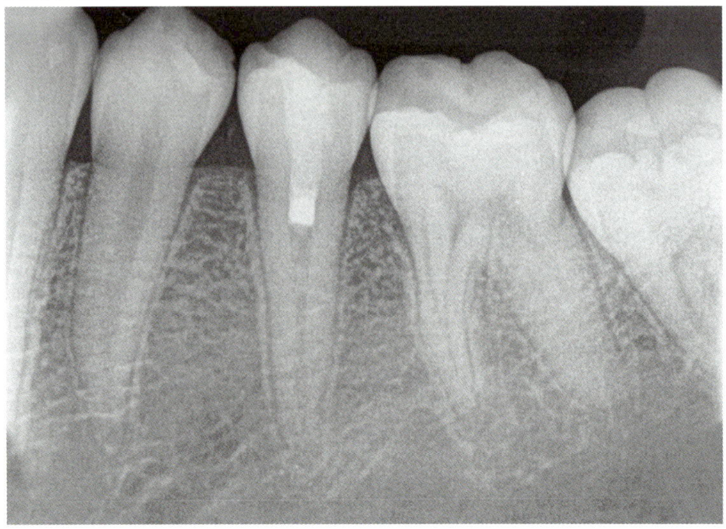

그림 3-124

1년 follow-up 방사선 사진.
초진과 비교하여 치근 길이도 길어졌고 방사선 투과상도 소실되었다.

Regenerative procedure에 관한 AAE(Association of American Endodontics)의 임상적 고려사항

증례 선택

1. Open apex를 가진 괴사된 치아
2. 치관이 많이 손상되지 않은 치아(post/core나 final restoration이 필요하지 않은 치아)
3. 협조적인 환자와 보호자
4. 항생제나 투약에 알러지가 없는 환자

환자 동의

2회(2회 내지는 그 이상)의 내원

항균제의 사용

발생할 수 있는 부작용: 치아의 변색, 치료에 무반응, 통증/감염

대안: MTA apexification, No Tx., 발치(살릴 방법이 없다고 판단될 때)

첫 내원 시

1. 국소마취를 시행하고 러버댐을 장착한 다음에 access opening을 시행한다.
2. 20mL의 NaOCl과 치근단 쪽으로 세척액이 넘어갈 위험성을 최소화할 수 있는 세정 기구(예: 첨단이 막힌 side-vent needle, EndoVac)를 이용하여 충분히, 조심스럽게 세척을 시행한다.
3. 낮은 농도의 NaOCl을(1.5% NaOCl) 20mL(근관당, 5분) 적용하고 나서 치근단에 존재하는 stem cell의 세포 독성을 최소화하기 위해 치근단 1mm 상방에 위치시킨 후 saline이나 EDTA(20mL/근관당, 5분)로 세척을 시행한다.
4. Paper point로 근관을 건조시킨다.
5. 수산화칼슘이나 저농도의 3-mix anti paste 첩약을 시행한다.
   만일 3-mix anti paste를 사용한 경우
   a. 변색을 최소화하기 위해 dentin bonding agent로 pulp chamber를 밀봉하도록 한다.
   b. Ciprofloxacin : Metronidazole : Minocycline을 1 : 1 : 1의 비율로 농도가 0.1mg/mL가 되도록 한다.
6. Syringe를 이용하여 근관 내에 적용한다. 3-mix anti paste를 사용한 경우 변색을 최소화하기 위해 CEJ 하방에 위치하도록 해야 한다.
7. Cavit, IRM, GI 또는 다른 임시 가봉재를 사용하여 3~4mm 깊이로 임시 가봉을 시행한다.
8. 1~4주 정도 지켜본다.

››› 두 번째 내원 시(첫 번째 내원 1~4주 후)

1. 첫 내원 시 치료에 대해 평가한다.

   만일 지속적인 감염의 sign/symptom이 있다면 항균제나 다른 대체 항균제를 이용한 부가적인 치료 기간을 고려해야 한다.

2. 혈관수축제를 포함하지 않는 3% mepivacaine으로 국소마취를 시행하고 러버댐을 장착한다.
3. 17% EDTA 20mL를 이용하여 충분히 조심스럽게 세척한다.
4. Paper point로 근관을 건조시킨다.
5. Endo file이나 endo explorer 등으로 over-imstrumenting(pre-curved된 K-file을 치근단공 2mm 넘어서 회전시켜서 CEJ 부위까지 혈액이 찰 수 있도록 함)을 시켜서 근관 내에 bleed-ing을 유발시킨다.
6. 3~4mm의 수복 재료 두께를 부여하기 위한 level에서 지혈시킨다.
7. Capping material인 MTA를 적용한다. 필요하다면 CollaPlug, Collacote, CollaTape와 같은 흡수성 매트릭스나 다른 재료를 blood clot 위에 적용하기도 한다.
8. 3~4mm 두께의 GI를 MTA 위에 충전하고 40초간 광중합한다.

   MTA는 변색과 관련이 있어 왔기 때문에 심미성이 고려되어야 하는 부위에서는 RMGI나 bio-dentine 같이 MTA를 대체할 수 있는 재료의 사용도 고려해야 한다.

››› Follow-up

임상 및 방사선 검사

1. 통증이나 연조직 종창, sinus tract이 없어야 한다(첫 번째와 두 번째 내원 사이에 종종 관찰)
2. 치근단 방사선 투과상의 감소(치료 후 6~12개월에 관찰)
3. Root wall 폭의 증가(이것은 대개 치근 길이 증가 전에 관찰되며, 치료 후 12~24개월에 관찰)
4. 치근 길이의 증가
5. 치수 생활력 검사에서 양성

››› EDTA 사용 시

1. Hoshino's triple antibiotic paste를 제거하기 위해 17% EDTA 10mL를 사용한다.

   단, 근관 내 적용 시 2분 이상 두지 않는다.

2. Bleeding이 되지 않는다면 17% EDTA를 근첨부에 15초간 적용한 후 건조시킨다.
3. EDTA를 사용함으로써 상아질로부터 growth factor를 유리시킨다.

5 Retro-filling

일반적으로 apicoectomy, intentional replantation, transplantation, root amputation 등의 술식에서 retro-preparation을 시행하고 MTA를 이용한 retro-filling을 시행한다.

기본 원칙은 간단하다.
근관 내 accessory canal의 90% 이상이 치근단 3mm에 존재하기 때문에 치근단 3mm를 잘라내어 오염원이 근관 내로 들어올 수 있는 통로의 대부분을 제거한 후 3mm 이상 retro-prep을 시행한 다음 역충전 재료를 채워 넣으면 된다.

증례 10 ››› 치과의사인 환자가 #47의 불편감을 주소로 내원하였다.

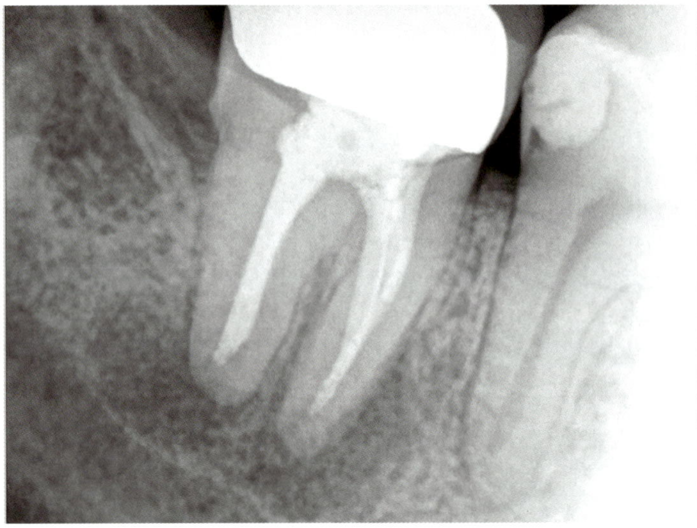

그림 3-125

초진 시 방사선 사진. Re-treatment로 진행할 것인지, intentional replantation으로 진행할 것인지 선생님과 둘이서 고민하다가 일단 re-treatment로 진행하기로 결정하였다.

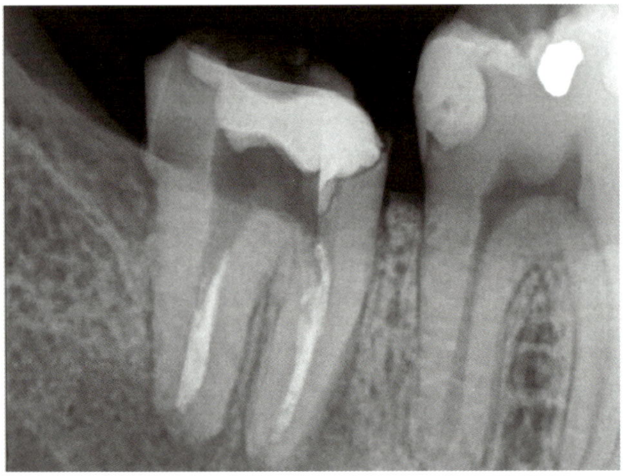

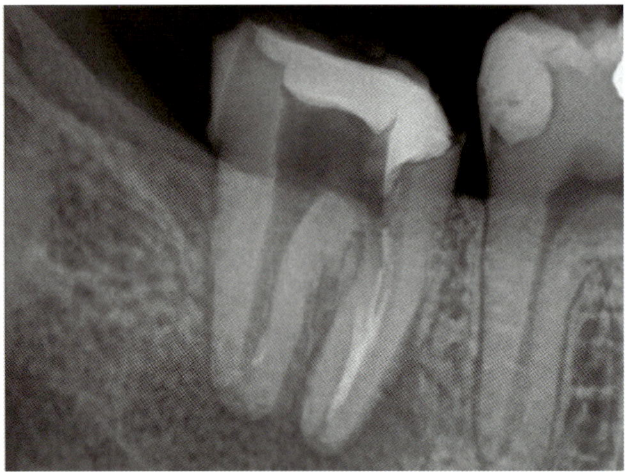

그림 3-126, 3-127

내원 일자 맞추기도 쉽지 않고, 치료 중에 외국에 나갔다가 아파서 고생을 좀 하였으며, 두세 번의 내원을 하였지만 기존의 GP가 쉽게 제거되지 않아 intentional replantation으로 진행하기로 결정하였다.

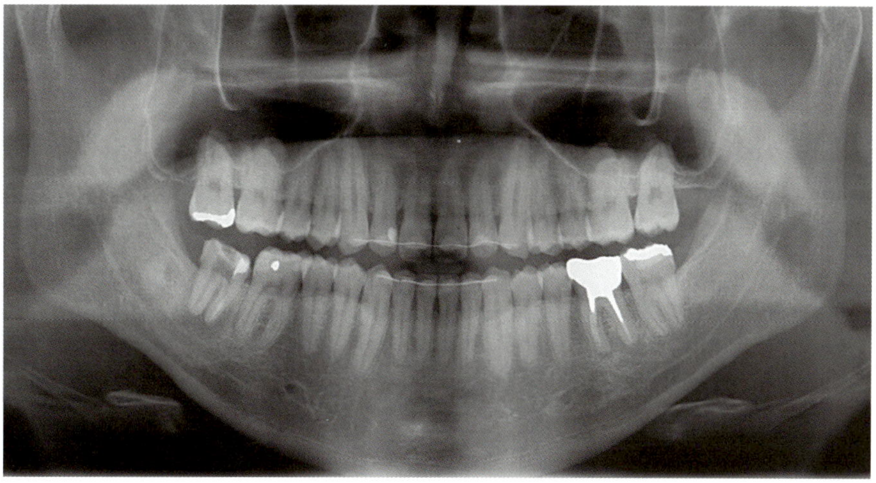

그림 3-128

수술 직전 파노라마 사진.

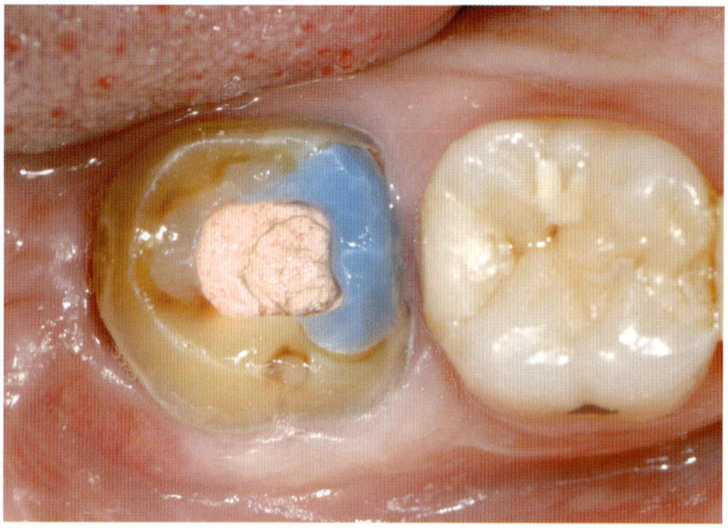

그림 3-129

발치 직전의 임상 사진.

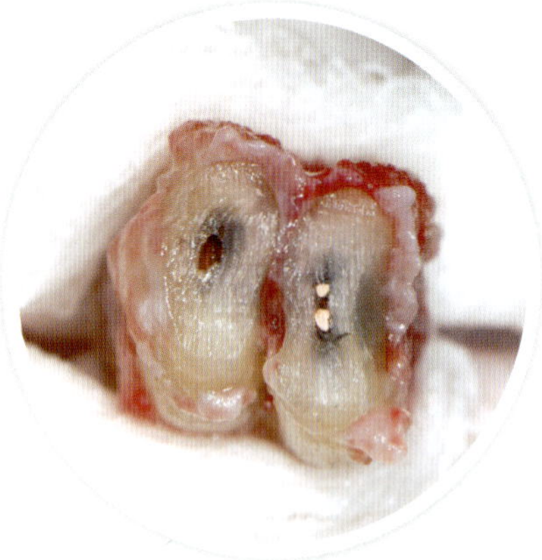

그림 3-130

발치 후 치근단 3mm 정도를 제거한 사진으로 근심면에 isthmus 사이로 오염된 상태가 관찰된다.

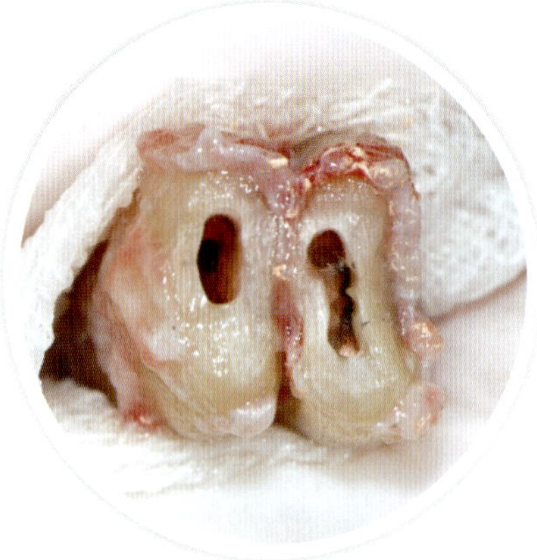

그림 3-131

근관의 장축을 따라 3mm 깊이로 preparation을 시행하였다. 이때 ultrasonic device를 사용할 수도 있겠지만 시간 절약상 #330 bur를 이용하여 와동을 형성하였다.

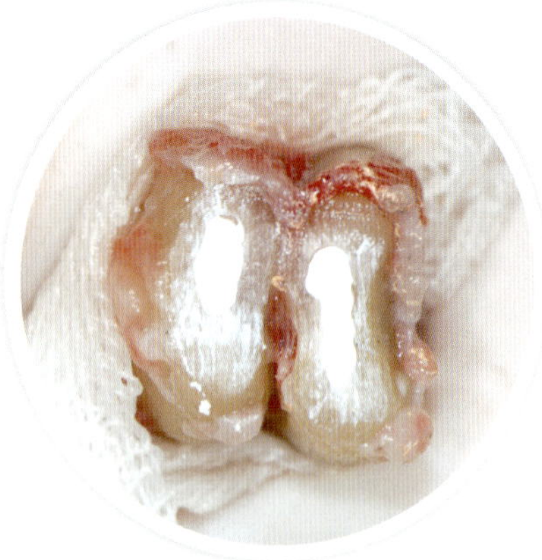

그림 3-132

IRM을 이용하여 retro-filling을 시행하였다. MTA로 충전하는 방법도 동일하다. Retro-prep.된 와동 내로 MTA를 다져 넣으면 된다.

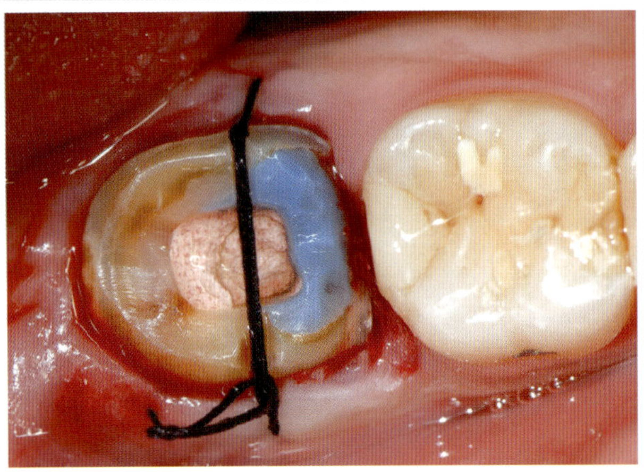

그림 3-133

발치와에 치아를 재식시키기 전에 suture를 먼저 해 놓는 것이 편하다. 치아를 식립하고 suture를 하려고 하면 공간이 부족해서 잇몸이 찢어질 수 있기 때문이다. 그 이후 재식을 하고 나서 suture를 시행한다.

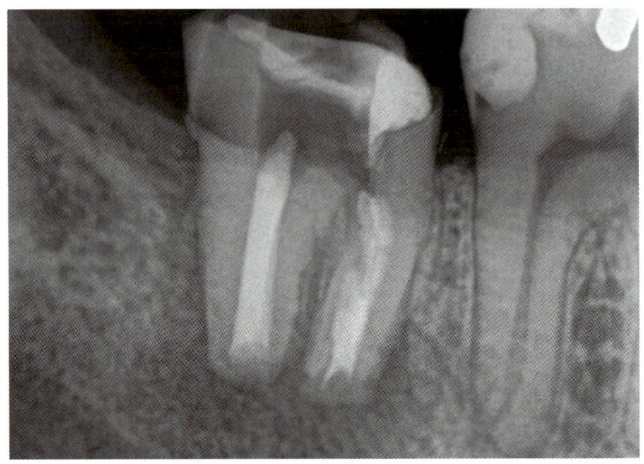

그림 3-134

재식 직후 방사선 사진.

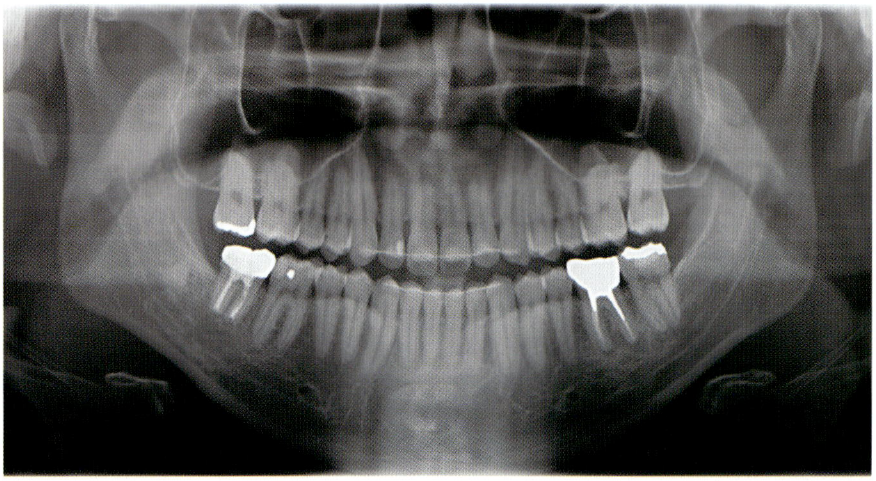

그림 3-135

Follow-up 사진을 찍으러 오라고 하기 애매해서 사진을 받고 있다. 재식 15개월 후 파노라마 사진.

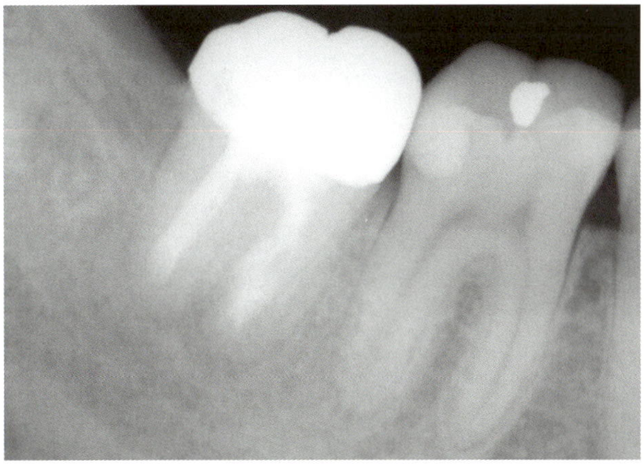

그림 3-136

재식 3년 후 표준 사진.

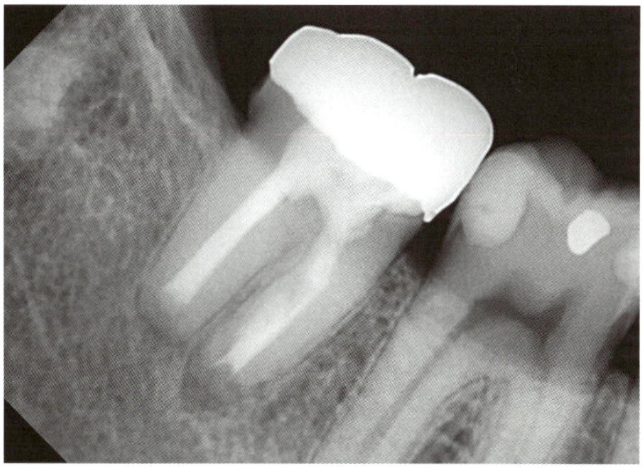

그림 3-137

재식 3년 6개월 후 표준 사진. 치근단 부위의 radiolucency는 조금 남아 있는 것으로 관찰되지만 저작 시 불편감이나 증상은 없는 상태이다.

증례 11 ››› 근관치료 중 통증이 해결되지 않아 의뢰된 환자다.
근관치료를 시작한 지 20년이 넘어가지만 이 환자처럼 통증의 원인을 모르는 경우는 처음이라 '아직도 근관치료라는 것을 알려면 멀었구나.'라는 생각이 들게 된 증례였다.

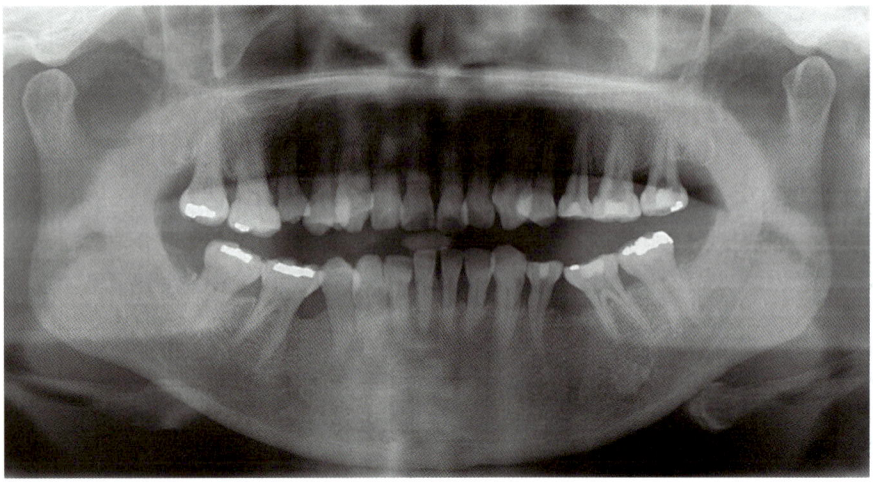

그림 3-138

초진 방사선 사진. 의뢰 당시 #25, 26, 27, 34, 36의 근관치료가 진행된 상태였다.

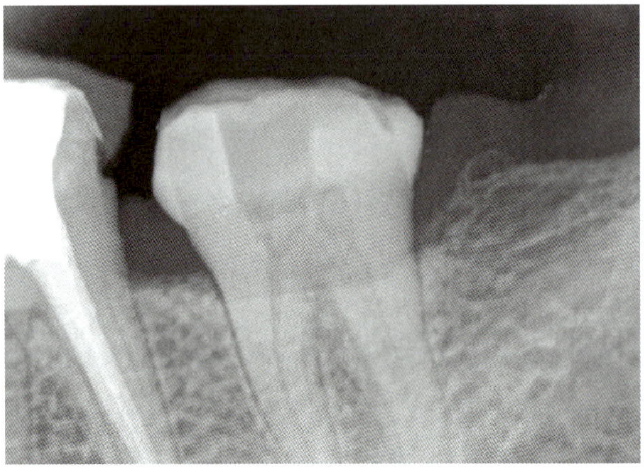

그림 3-139

다른 치아들의 근관치료 도중 #37의 통증을 호소하여 잇몸 치료도 병행하였지만 호전되지 않아 근관치료를 시작했던 증례이다. Pulp stone이 많아 floor의 높이를 확인하기 위해 촬영한 방사선 사진이다.

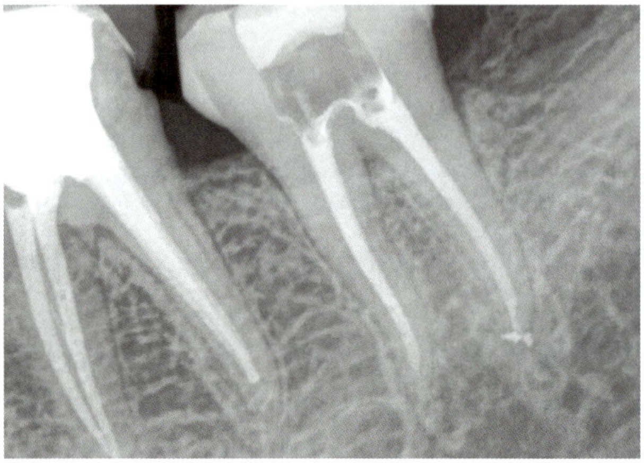

그림 3-140

근관 충전 직후 방사선 사진. 다른 치아들의 근관치료를 받으러 내원하는 기간 중 #37 잇몸 부위가 불편하고 저작 시 통증이 있다고 하였다.

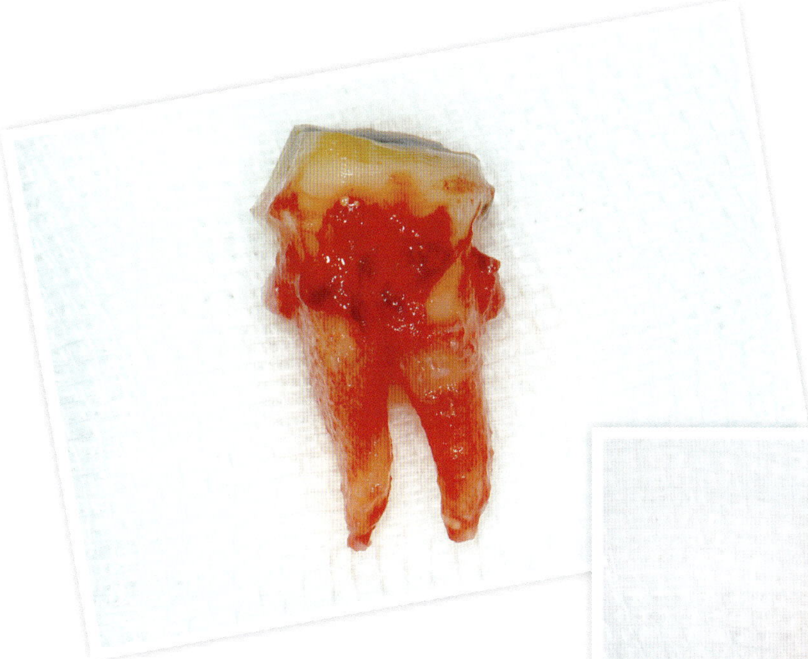

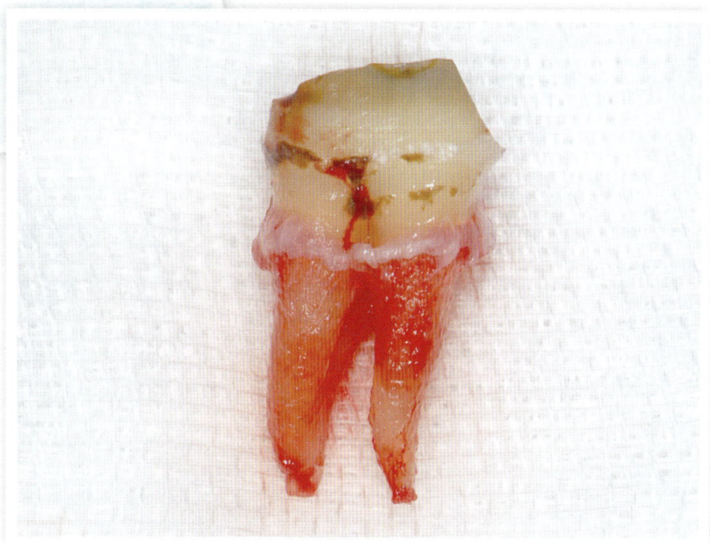

그림 3-141, 3-142

5개월 정도 지켜보다가 도저히 안 되어서 intentional replantation을 시행하였다. 발치 직후 임상 사진이다. Crack line이나 특이한 소견이 발견되지는 않았다.

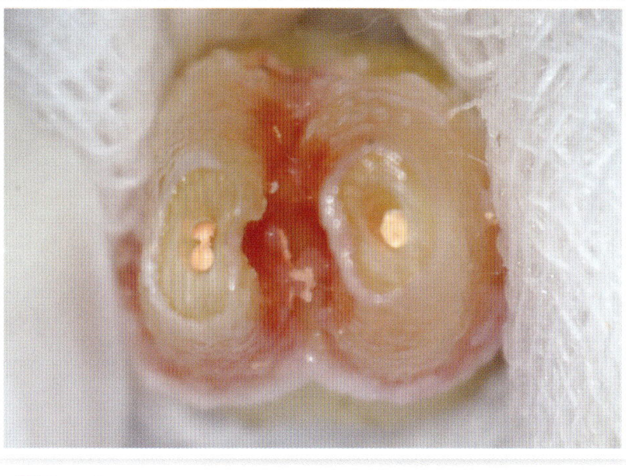

그림 3-143

치근단 3mm 삭제 후 retro-prep 3mm를 시행한 임상 사진.

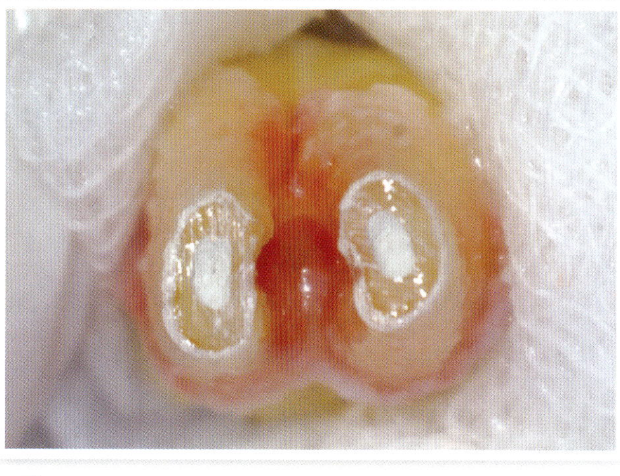

그림 3-144

EndoCem MTA를 이용하여 역충전을 시행하였다.

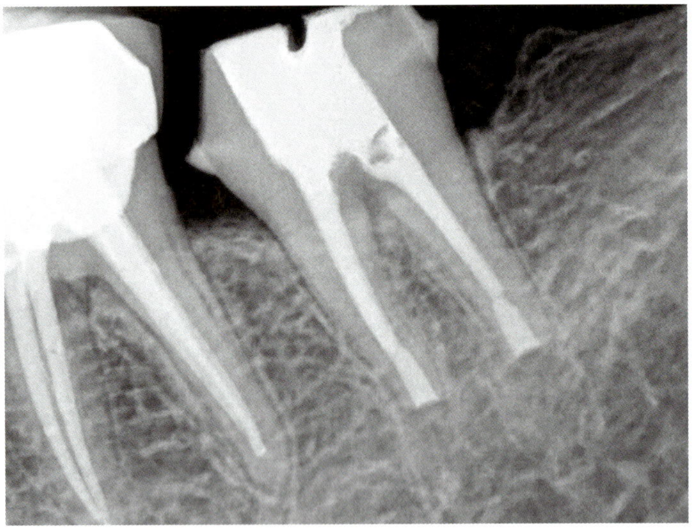

그림 3-145

재식 후 방사선 사진.

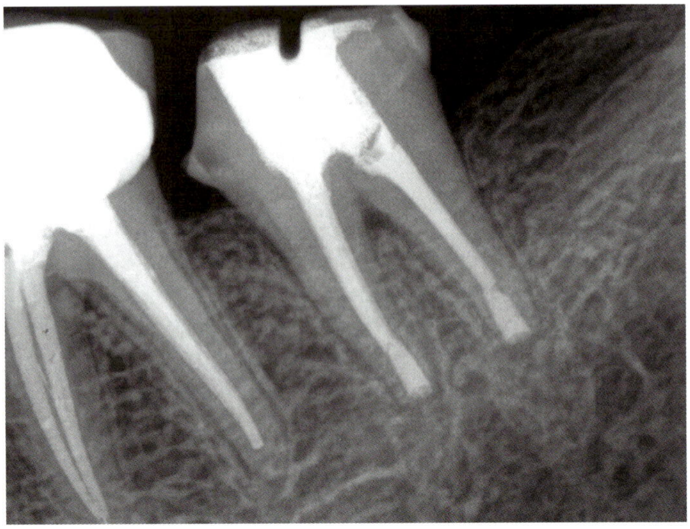

그림 3-146

그 이후에도 불편감이 잔존하여 2개월 정도는 지켜보기로 하였다. 의도적 재식술 3개월 후 방사선 사진.

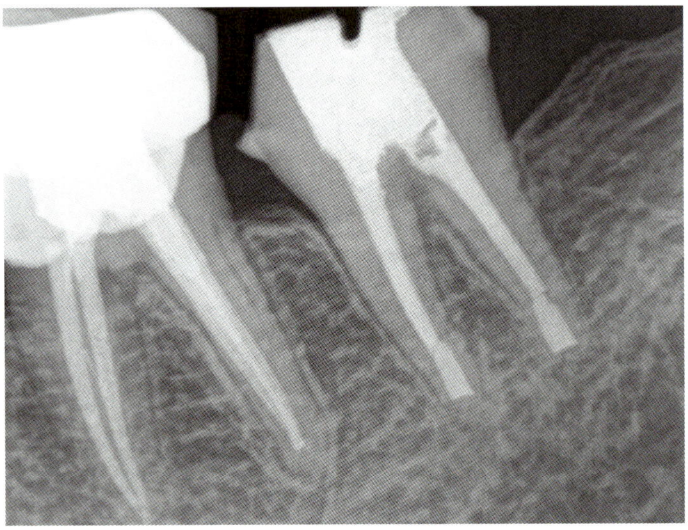

그림 3-147

의도적 재식술 6개월 후 방사선 사진. PDL space나 방사선학적으로는 이상 소견이 관찰되지 않는다. 그럼에도 계속 불편하다고 하였다.

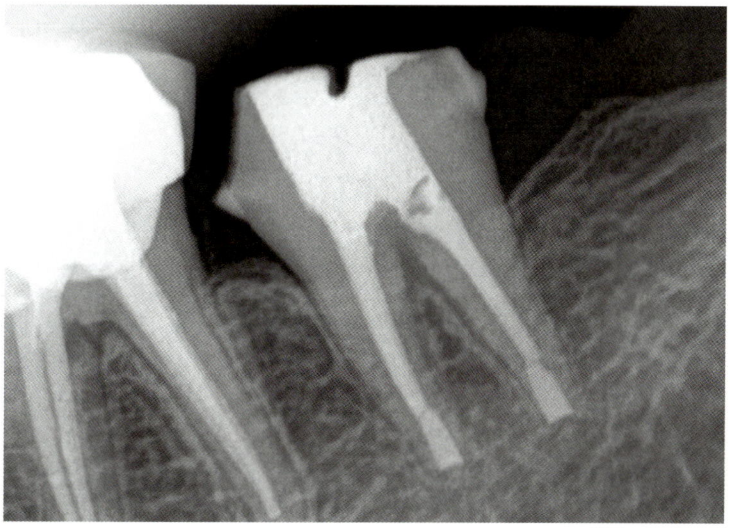

그림 3-148

의도적 재식술 9개월 후 방사선 사진. PDL space나 방사선학적으로는 이상 소견이 관찰되지는 않는다. 그럼에도 여전히 계속 불편하다고 한다.

의도적 재식술을 시행한 지 1년이 지났지만 여전히 불편하다고 해서 불가피하게 발치를 결정했다. 발치 직전에도 동요는 없었고 cotton pellet 저작 시 통증을 느끼는 정도였다. 아직도 이 환자의 통증 원인을 정확히 알 수가 없다.

간혹 치과의사들이 임상에서 '에라, 모르겠다. 정 안 되면 재식을 해 보지 뭐.' 이런 생각을 가지더라도 해결이 안 되는 경우가 있을 수 있다는 것을 명심해야 할 것 같다.

6 Canal Filling

2015년 대한치과보존학회에서 MTA(Mineral Trioxide Aggregates) 근관 충전에 관한 입장을 명시했다.

전문 중에서 MTA와 관련된 내용을 발췌해 보면 다음과 같다.

MTA의 적응증

MTA는 원칙적으로 근관 충전재로 볼 수 없으며, 따라서 현재 근관 충전재로 사용하고 있는 거타퍼챠를 대체할 수 없고, 제한적인 경우에 거타퍼챠를 대신해서 사용할 수 있다.
① 근관치료 시 근관의 천공(perforation) 발생
② 미성숙 영구치의 근첨 open
③ 치근단 염증으로 인한 치근흡수로 근첨 open
④ 치근단 수술 시의 역충전 재료
앞과 같은 경우 특이적으로 MTA를 근관 충전재로 사용할 수 있다고 기술되어 있다.
분명히 좋은 재료인 것은 사실이지만 남발하지 않고 필요한 곳에 적절히 사용하는 것이 중요하다고 할 수 있다.

개인적으로 다음에 해당하는 경우에는 MTA를 이용하여 근관 충전을 시행하고 있다.
① Apical constriction이 없거나 부족한 경우
② 외흡수나 미완성 치근단처럼 오히려 근단부가 더 넓은 경우
③ Apical transportation으로 인해 기존의 GP로의 충전이 불가능한 경우
④ Apical width가 oval shape보다 큰 long oval, flattening shape의 경우(소구치 등)
⑤ 현미경상에서 apical constriction이 넓게 확인된 경우(C-chaped canal 등)
⑥ MAF가 너무 커서 GP로의 충전이 어렵거나 불가능한 경우

증례 12 ››› 아침에 출근하자마자 우리 병원 staff가 "원장님, 오늘 예약 환자 보기 전에 저 먼저 봐 주세요."라고 이야기했다. 코 아래 안면 부위가 약간 부어 있었다.

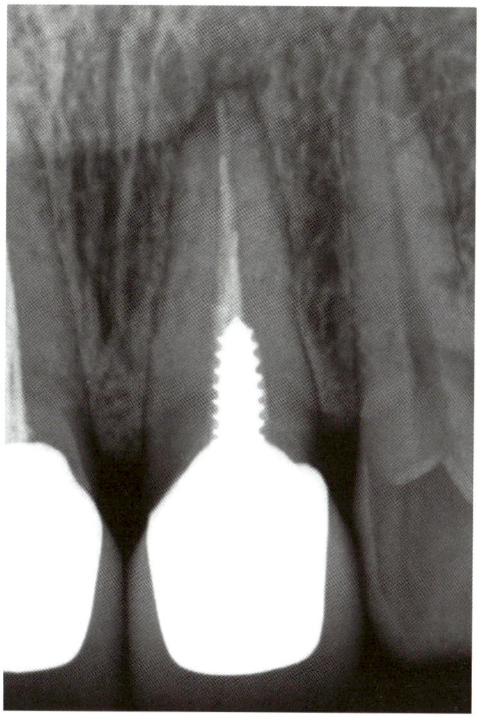

그림 3-149

방사선 사진상 근단부 병소가 관찰되며, screw post가 짧게 관찰된다.

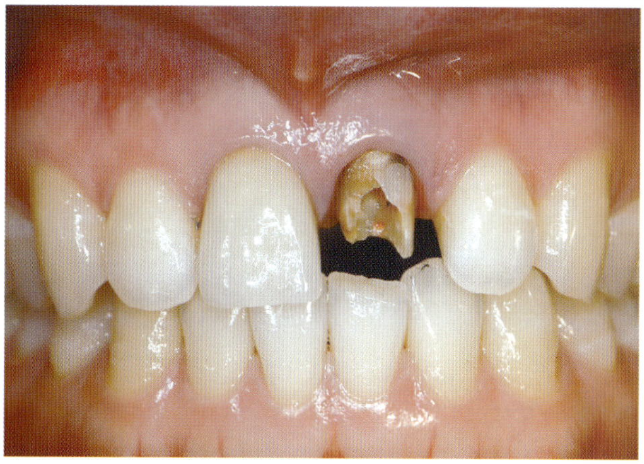

그림 3-150

수복물을 제거한 임상 사진.

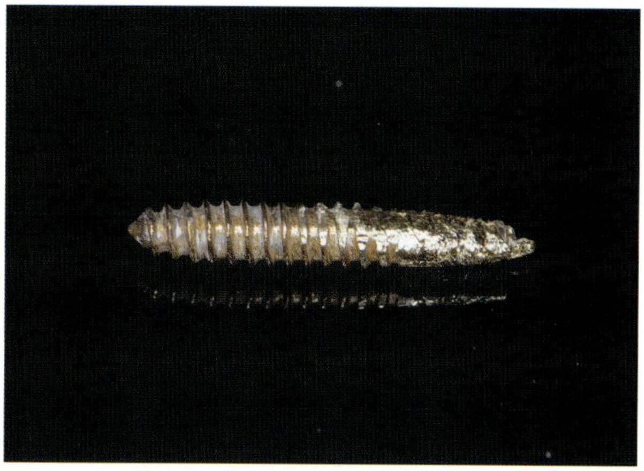

그림 3-151

제거된 post의 모습. 가느다란 scaler tip으로 시계 반대 방향으로 회전을 주다 보면 느슨해져서 kelly로 제거하였다.

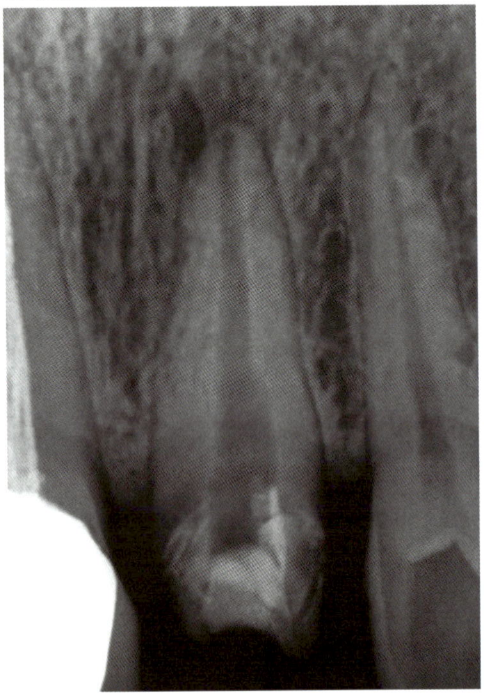

그림 3-152

근관 내 GP를 모두 제거하였다.

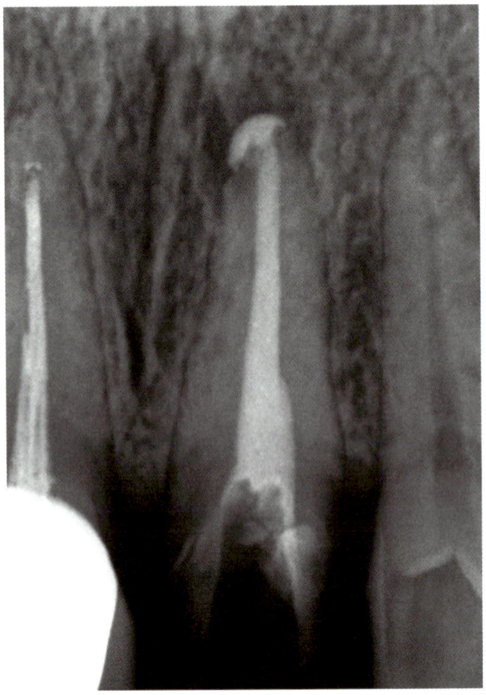

그림 3-153

근관장 측정 및 성형 세척을 시행하고 수산화칼슘을 첩약하였다.

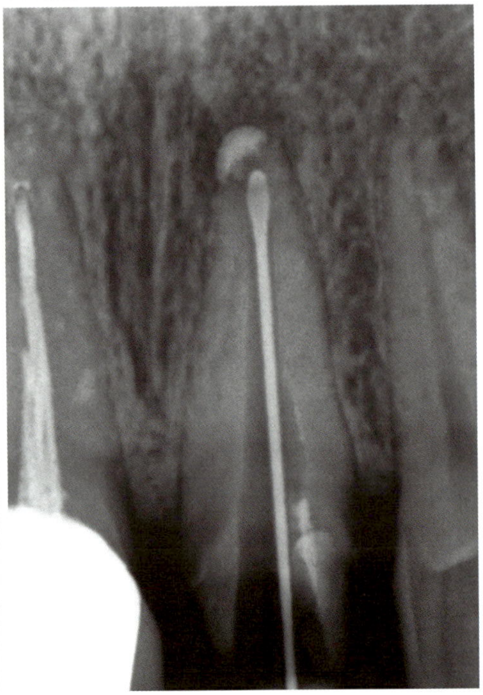

그림 3-154

근관 충전을 시행하기 위해 수산화칼슘을 제거하고 최종적으로 MAF를 확인하였다. 그런데 생각보다 MAF가 좀 크게 느껴졌다. LSX file #80도 들어가는 상태였다.

Apical stop이 부족한 곳에 GP를 이용한 CWT를 시행하다가 자칫 over될 수도 있을 거 같아 dipping method로 충전할지, MTA로 충전할지 고민하다 dipping method로 근관 충전을 시행하였다.
최근에 이러한 정도로 MAF가 (#70 이상)큰 경우라면 MTA를 더 선호하는 편이다.
소량의 MTA가 over되어도 치근단조직에 자극을 주지 않기 때문에 오히려 GP보다는 MTA를 더 선호한다. Over된 GP를 제거하는 것은 정말 어렵거나 불가능하기 때문이다.

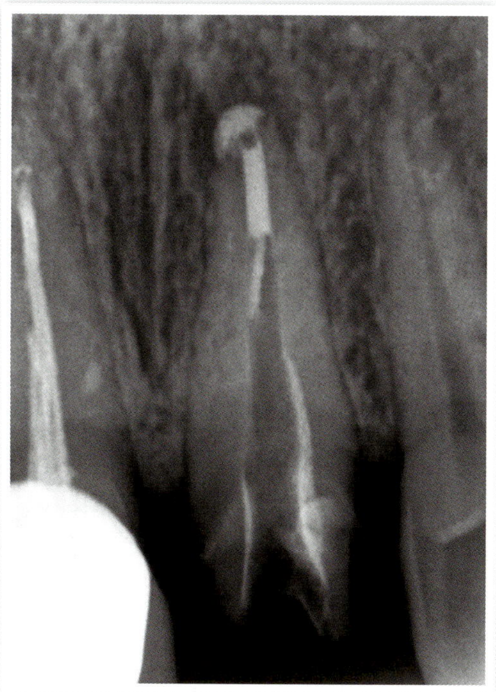

그림 3-155

MAF가 큰 경우에는 CWT를 이용하여 근단부 3mm 정도를 남겨 놓고 condensation을 한 후 over-filling이 되지는 않았는지, 근단부의 밀폐 정도는 괜찮은지 확인한다.

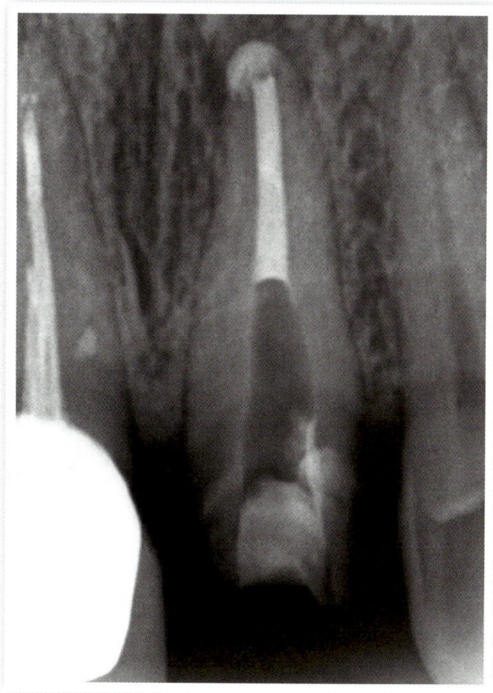

그림 3-156

이 증례에서는 fiber-post를 계획했기 때문에 fiber-post 공간을 제외한 나머지 부분을 back-filling으로 충전하였다.

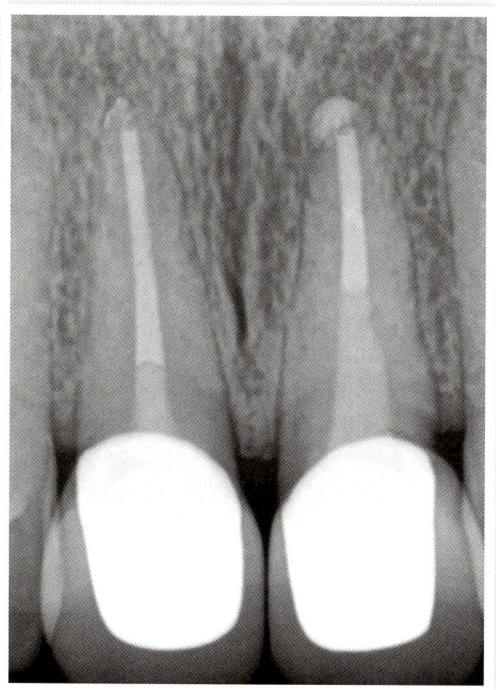

그림 3-157

최종 보철 final setting 후의 방사선 사진.

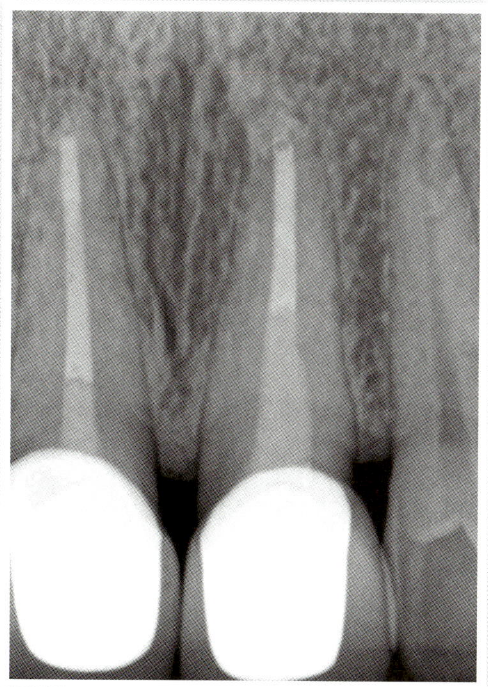

그림 3-158

15개월 후의 방사선 사진.

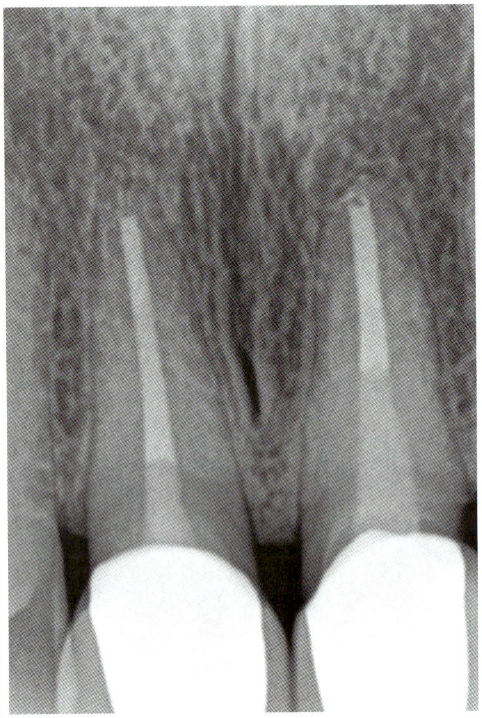

그림 3-159

6년 후의 방사선 사진(현재는 결혼 후 퇴사했지만 남편분 치료로 가끔씩 놀러온다).

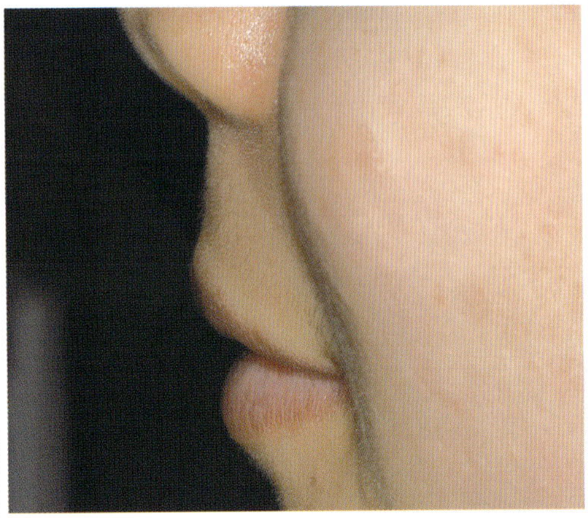

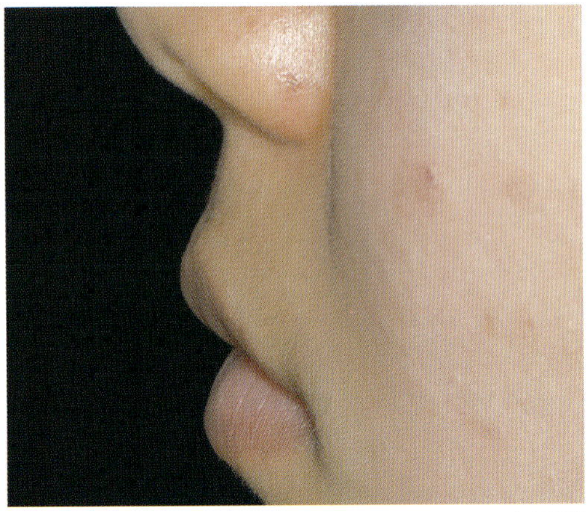

그림 3-160, 3-161

안면 부종이 있는 상태와 최종 보철물을 setting 한 측면 사진.

그런데 부었던 것인지 아닌지 잘 모르겠다. 환자인 staff는 통증이 가라앉자 "원장님이 아침에 제일 먼저 근관치료 안 해 주셨으면 딴 병원 갈려고 했어요."라고 한마디 하였다.

필자의 staff들은 오랜 시간 같이 근무하였기 때문에 필자가 임상 사진과 방사선 사진 촬영을 나름 열심히 하는 것을 안다.

본인의 얼굴이 부었어도 사진을 찍으라고 카메라를 들고 오는 센스 만점의 행동을 보여 주었다.

MTA를 이용한 근관 충전 방법

① 일단 소량의 MTA를 MTA gun에 담아서 근관 내로 주입한다. 조금 퍽퍽하기 때문에 대부분의 MTA가 근관 입구에 위치하게 된다.

② 두꺼운 paper point를 이용하여 근관벽 쪽으로 대고 근단부로 MTA를 밀어 내린다.

③ 어느 정도 MTA가 근단부에 위치하게 되면 MAF 크기보다 약간 작은 크기의 condenser를 근관장보다 1mm 정도 짧게 rubber stop을 설정한 다음 다진다.
Condenser의 크기가 클수록 빨리 다질 수 있겠지만 MTA와 닿는 면적이 넓기 때문에 근단부로 잘 다져 넣기가 어려울 수도 있다.
하이힐과 구두 뒷굽의 면적을 생각해 보면 이해가 좀 쉬울 것 같다. 그렇다고 무작정 가는 condenser로 다지게 되면 하루 종일 다지게 될 수도 있다.

④ 다시 ①~③의 과정을 반복하다 보면 어느 순간 MTA가 근단부에 채워져서 더 이상 밀려 내려가지 않는 순간이 생긴다.

⑤ 한 번 더 앞의 과정을 반복하여 condenser가 reference point에서 1mm 이상 들어가지 않으면 이때 방사선 사진 촬영을 한다.

⑥ 처음에 condenser의 rubber stop을 근관장보다 1mm 짧게 설정하여 다졌고, 이후에 reference point보다 condenser의 rubber stop이 1mm 짧게 위치하게 되면 결국 근단부에 2mm 정도의 MTA가 충전되어 있는 상태이다.

⑦ 이때 방사선 사진을 촬영하여 근단부의 밀폐 정도를 확인하고 충전 상태가 양호하다면 그 이후에 상부에 MTA를 충전하는 것이 좋다.
도중에 이 단계를 뛰어 넘으면 나중에 근관 입구까지 다 채운 다음 방사선 사진상에 근단부가 잘 채워지지 않았을 경우 MTA 전체를 제거해야 하는 번거로움을 겪을 수 있기 때문이다.

증례 13 ››› 전체적으로 치료가 많이 필요한 젊은 남성이다. 일단 충치가 심한 #47 치료에 먼저 들어갔다.

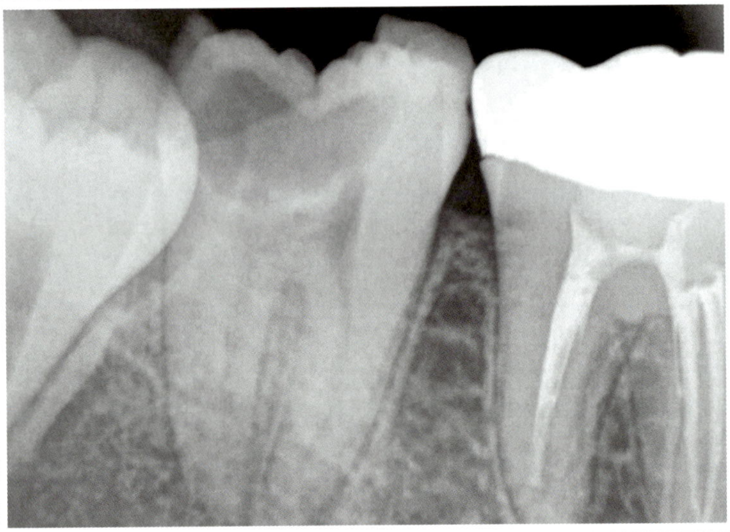

그림 3-162

초진 방사선 사진. 전형적인 C-shaped canal일 것으로 판단되었다.

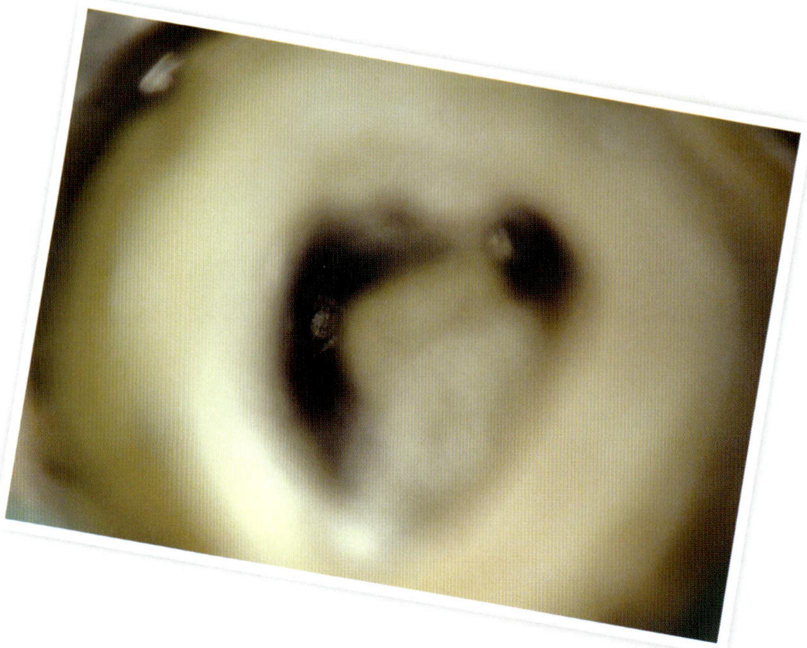

그림 3-163

Access opening된 임상 사진. 근관장 측정, 근관 성형까지 마무리하고 현미경을 이용하여 근단부를 관찰하는데, 짧은 부메랑처럼 apical width가 상당히 길어 보인다.

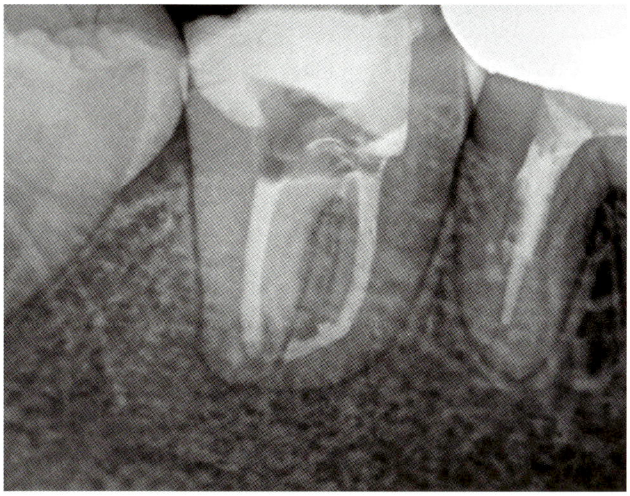

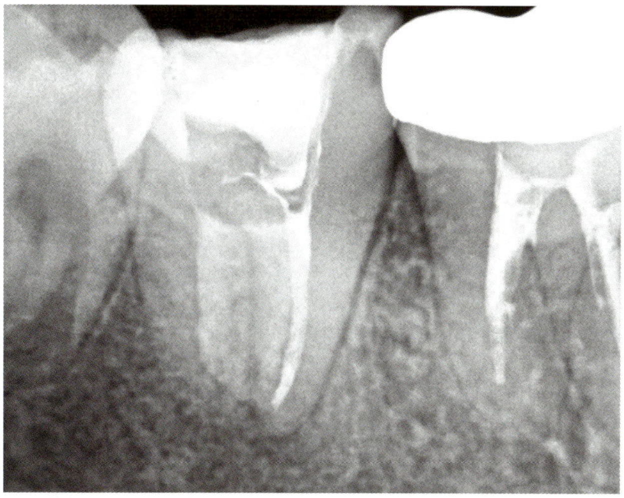

그림 3-164, 3-165

기존의 GP와 sealer를 이용해서 저 넓은 근단부를 잘 채우기 어려워 보였기 때문에 MTA로 근관 충전을 시행하였다. ML canal은 기존 방식대로 GP와 sealer를 이용한 CWT로 마무리하였다.

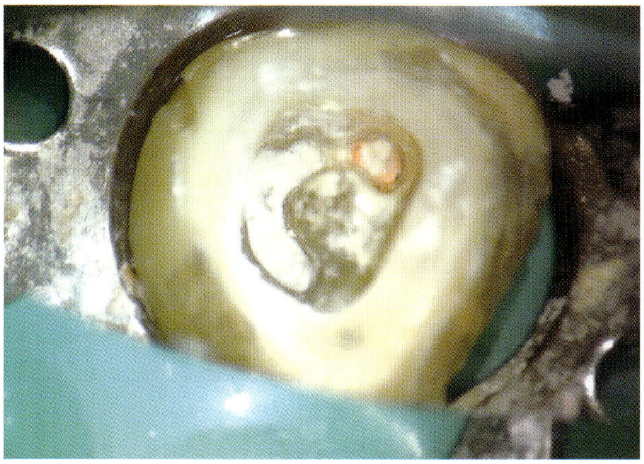

그림 3-166

근관 충전 후 임상 사진.

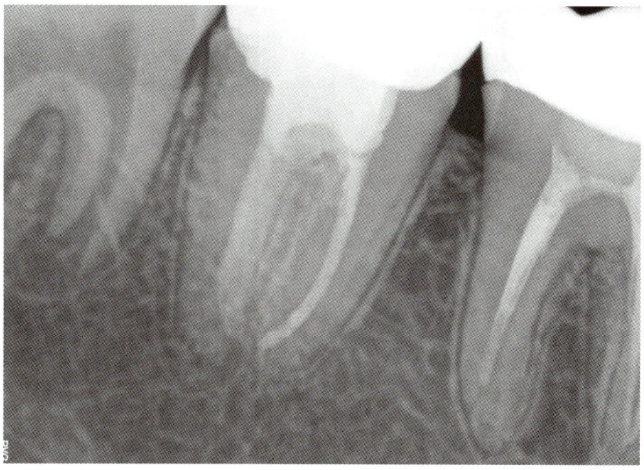

그림 3-167

1년 후 방사선 사진. PDL space widening이나 특이한 임상 소견은 없는 상태이다.

증례 14 ››› 근관치료 중에 근관을 못찾겠다고 의뢰된 환자이다. 특별히 통증은 없는 상태이다.

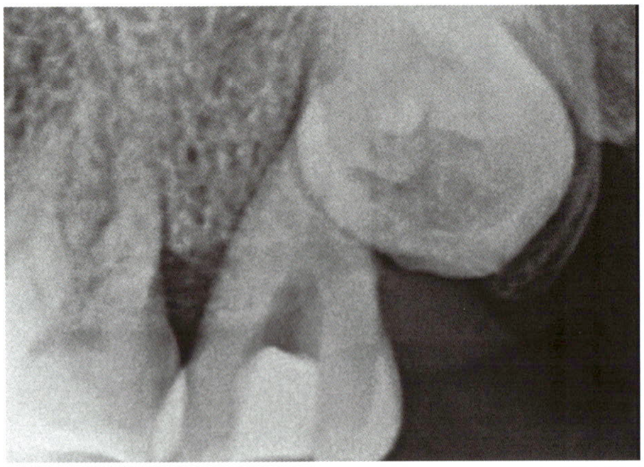

그림 3-168

초진 방사선 사진상 #28이 #27 치근단과 겹쳐 있는 상태로 외흡수의 가능성을 고려하여 CBCT로 확인해 보기로 하였다.

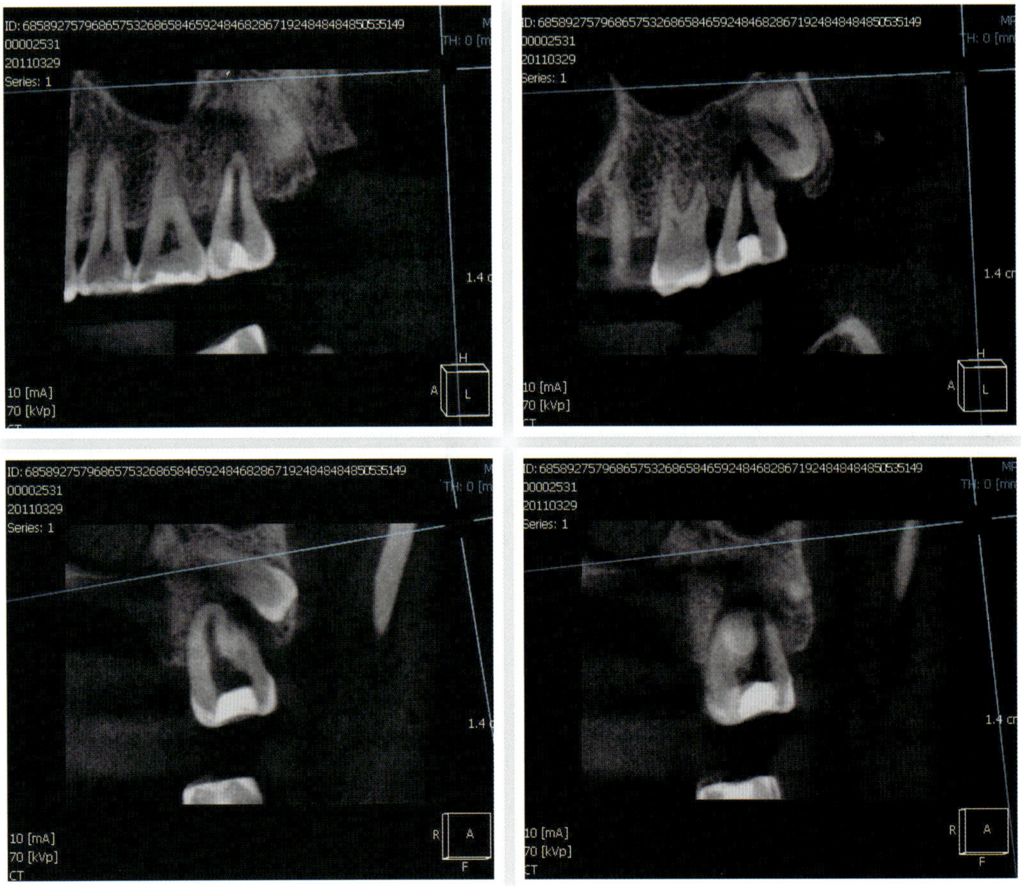

그림 3-169~3-172

CBCT 촬영 결과 #28이 #27 치근단 부위의 외흡수를 유발한 것으로 판단하였고, 근관은 협측, 구개측 2개의 근관이 존재하였다.

그림 3-173~3-175

근관장 측정 및 근관 성형 후에 치근단 부위의 외흡수로 인해 기존의 GP와 sealer로 충전 시 over-filling될 가능성이 높기 때문에 MTA를 이용하여 근관 충전을 시행하였다.

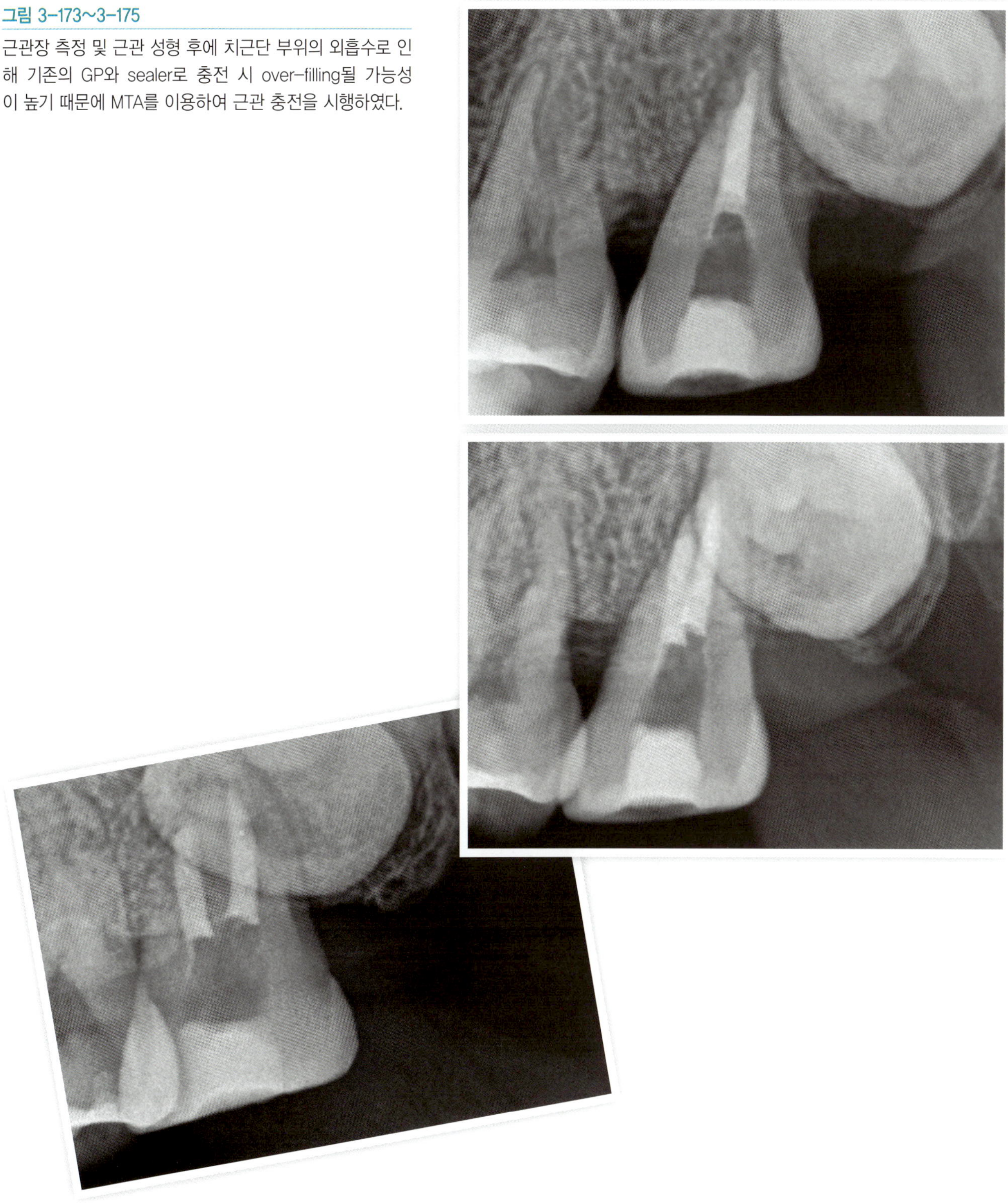

증례 15 ››› 심한 통증은 없지만 불편감을 주소로 의뢰된 환자다.

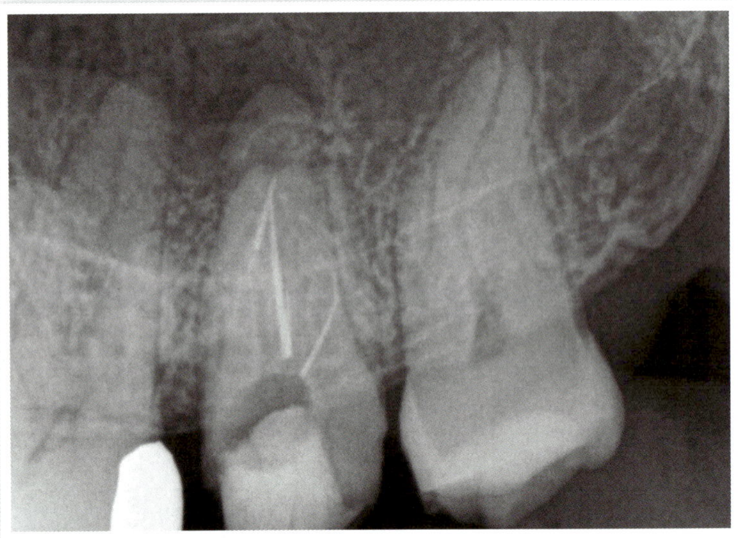

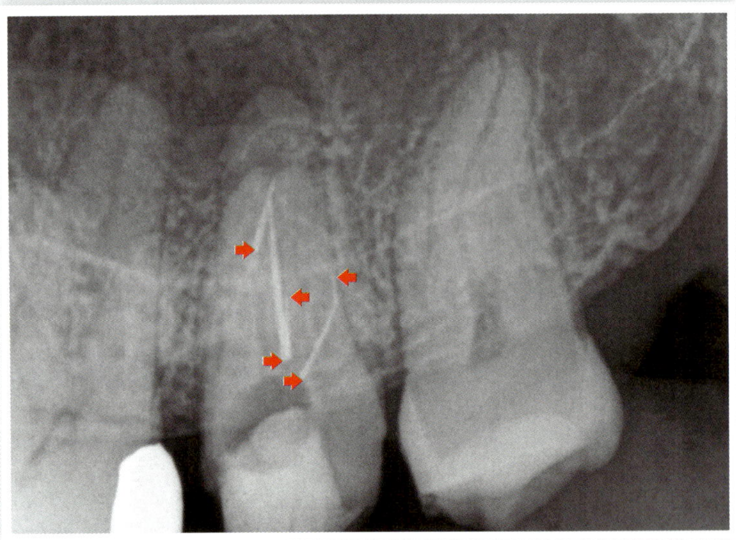

그림 3-176, 3-177

초진 방사선 사진. 최소한 4~5개의 file이 근관 내에 존재한다. 첫 내원 시 구개 근관의 file 2개를 제거하였다.

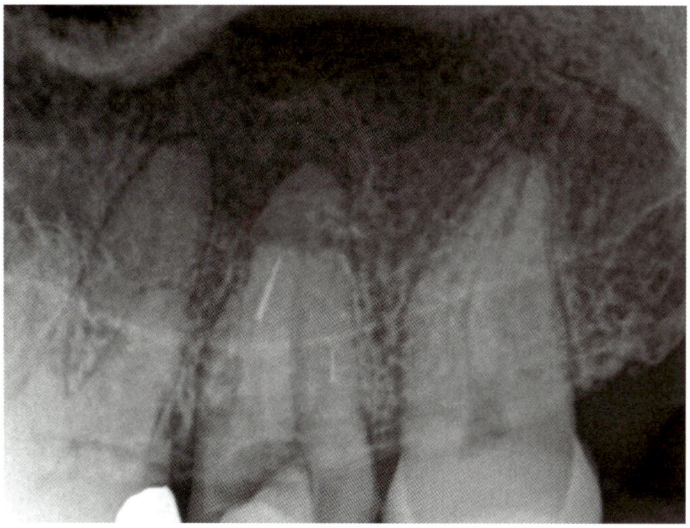

그림 3-178

다음 내원 시 ultrasonic으로 원심 근관 file 주변을 삭제하여 file이 제거는 되었는데 조금 짧아 보여 방사선 촬영을 해 보니 근단부에 file이 남아 있었다.

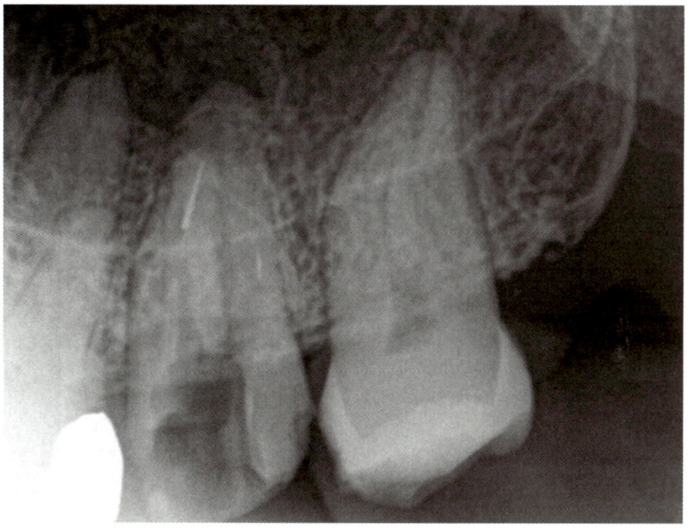

그림 3-179

원심 근관에 남아 있는 file에 ultrasonic을 적용시키는데, file이 부러지면서 다시 방사선 촬영을 해 보니 아직 근단부에 file이 남아 있는 상태이다.

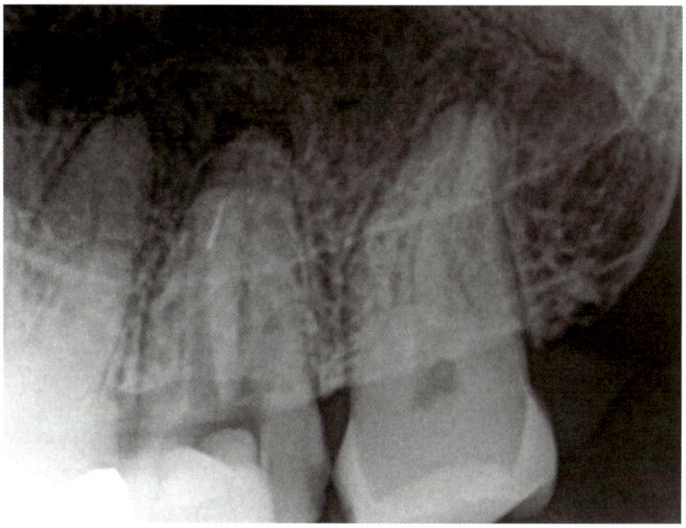

그림 3-180

조금 더 접근해서 원심 근관 근단부에 잔존하는 file을 제거하였다. 근심 근관의 file 제거를 위해 또다시 ultrasonic을 적용했으나 원심 근관과 마찬가지로 부러지기 시작하였다.

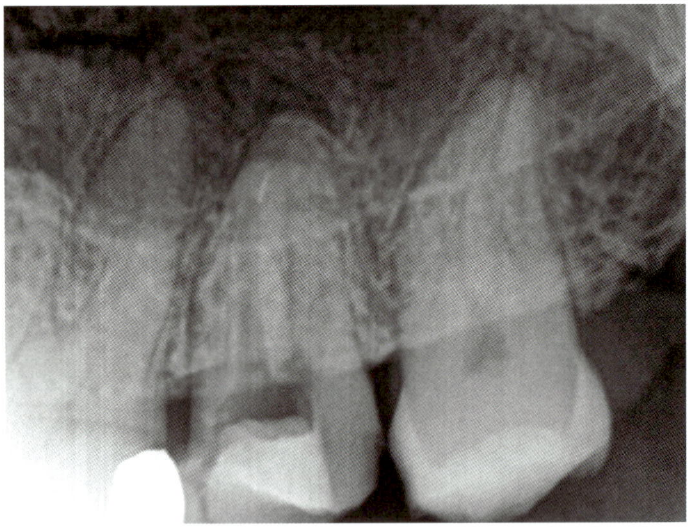

그림 3-181

File의 상태를 확인하기 위해 방사선 촬영을 하였으나 여전히 근단부에 file이 남아 있는 상태이다.

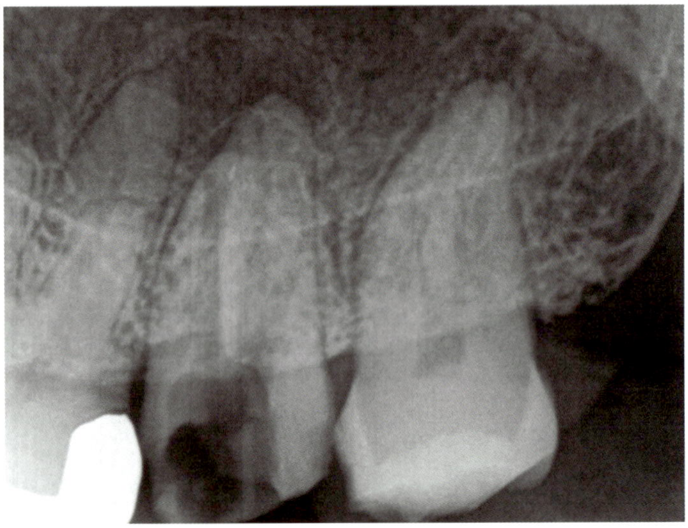

그림 3-182

Ultrasonic으로 계속 file을 제거하였지만 아직도 근단부에 1mm 정도 file이 남아 있는 상태이다.

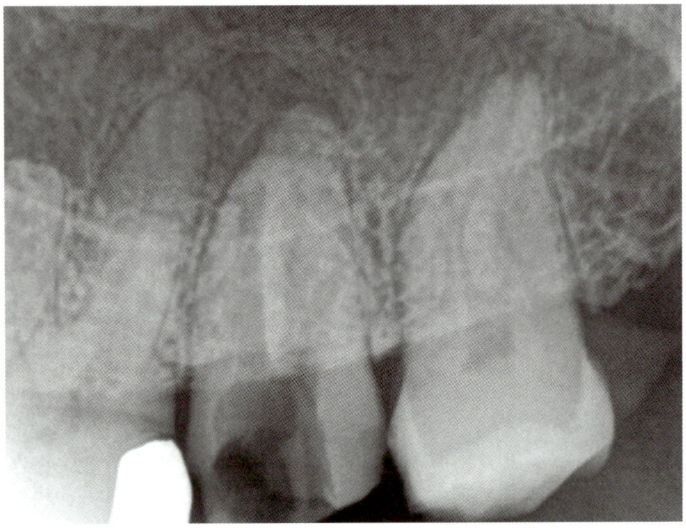

그림 3-183

근관 내 잔존하던 file이 근단부로 넘어가지 않을까 하는 걱정을 하면서 다시 ultrasonic으로 삭제해서 결국 file을 제거하였다.

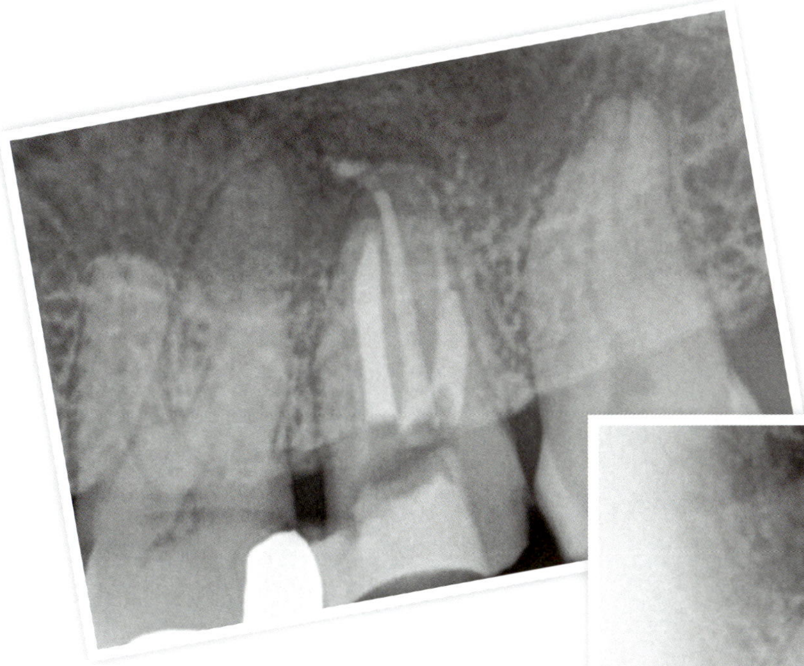

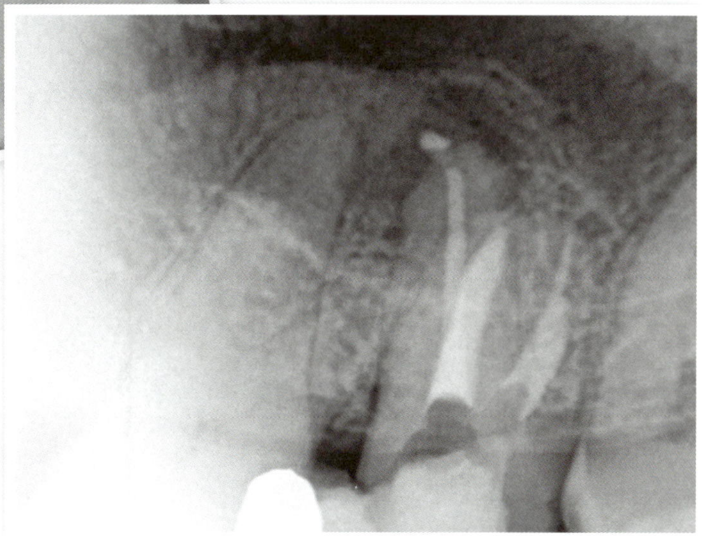

그림 3-184, 3-185

원심 근관과 구개 근관은 통상의 CWT로 마무리하였고, 근심 근관은 ultrasonic의 과도한 사용으로 인해 master cone fit을 얻지 못해 MTA를 이용하여 근관 충전을 시행하였다.

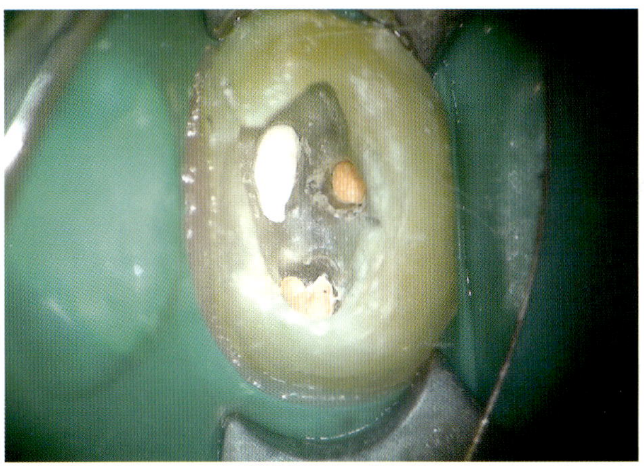

그림 3-186

근관 충전된 임상 사진.

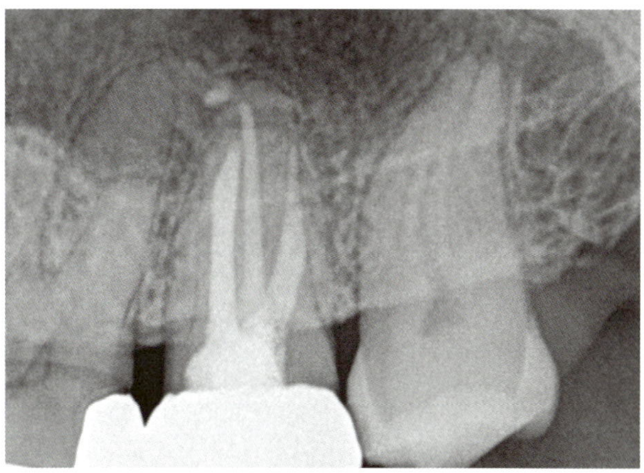

그림 3-187

8개월 후 follow-up 방사선 사진으로 구개측에 존재하던 병소도 소실된 상태이고 증상은 없는 상태이다.

저자 약력

최 성 백

원광대학교 치과대학 졸업
경희대학교 치과대학 부속 치과병원 보존과 수련
경희대학교 대학원 치의학 석·박사
경희대학교 치과대학 외래교수
대한치과근관치료학회 기자재이사
대한현미경치과학회 기획이사
APEX 근관치료연구회
파스텔치과 원장

저서

근관치료 기초 다지기. (주)예낭아이앤씨, 2011.
8인 8색 근관치료이야기(공저). (주)예낭아이앤씨, 2015.
카톡 엔도. 대한나래출판사, 2015.

장 석 우

서울대학교 치과대학 졸업
서울대학교 치과병원 인턴, 보존과 레지던트
서울대학교 치의학대학원 치과보존학 석·박사
원광대학교 치과보존학교실 전임강사
성균관대학교 삼성서울병원 치과학교실 조교수
경희대학교 치의학전문대학원 보존학교실 조교수
현, 경희대학교 치의학전문대학원 보존학교실 부교수
　대한치과보존학회 수련고시 실행이사
　대한치과근관치료학회 재무이사

역서

근관치료의 문제와 해법(공역), 제5판. 대한나래출판사, 2014.

MTA 쉽게 배워 바로 쓰기

발행일 2016년 9월 5일
저 자 최성백·장석우
발행인 최용원
편 집 이은의
표 지 이은의
교 정 염정혜
발행처 **대한나래출판사**
등 록 제2012-000051호(1994.6.10)

주 소 서울특별시 성동구 성수이로 147 (성수동2가 289-319번지)
아이에스비즈타워 903호
전 화 (02) 922-7080
팩 스 (02) 922-0841
이메일 nrpub@naver.com

ISBN 978-89-5741-474-3 **정가 60,000원**